"十三五"卫生高等职业教育校院合作"双元"规划教材

供护理、助产及相关专业用

# 传染病护理学

**主　编**

朱青芝　黄艳华

**副主编**

陆一春　陈玉红　陈　姝

U0257497

编　　委（按姓名汉语拼音排序）

陈　姝（遵义医药高等专科学校）　　　陆一春（江苏护理职业学院）

陈玉红（菏泽医学专科学校）　　　　　吴婧梅（广州卫生职业技术学院）

黄建梅（漳州卫生职业学院）　　　　　杨　杰（四川护理职业学院）

黄　新（青海大学附属医院）　　　　　殷存静（遵义医药高等专科学校）

黄艳华（湖南环境生物职业技术学院）　周秀琼（遵义医药高等专科学校附属医院）

金秀珍（青海卫生职业技术学院）　　　朱青芝（青海卫生职业技术学院）

刘杨武（湖南环境生物职业技术学院）　朱　婷（湖南环境生物职业技术学院）

北京大学医学出版社

CHUANRANBING HULIXUE

图书在版编目（CIP）数据

传染病护理学 / 朱青芝，黄艳华主编 . —北京：北京大学
医学出版社，2019.8（2024.8重印）
ISBN 978-7-5659-1993-0

Ⅰ . ①传…　Ⅱ . ①朱…②黄…　Ⅲ . ①传染病–护理学
Ⅳ . ①R473.51

中国版本图书馆CIP数据核字（2019）第107323号

---

**传染病护理学**

主　　编：朱青芝　黄艳华
出版发行：北京大学医学出版社
地　　址：（100191）北京市海淀区学院路 38 号　北京大学医学部院内
电　　话：发行部 010-82802230；图书邮购 010-82802495
网　　址：http://www.pumpress.com.cn
E-mail：booksale@bjmu.edu.cn
印　　刷：北京瑞达方舟印务有限公司
经　　销：新华书店
责任编辑：刘云涛　　责任校对：靳新强　　责任印制：李　啸
开　　本：850 mm×1168 mm　1/16　印张：14.75　字数：420 千字
版　　次：2019 年 8 月第 1 版　2024 年 8 月第 4 次印刷
书　　号：ISBN 978-7-5659-1993-0
定　　价：35.00 元

　　《国务院办公厅关于深化医教协同进一步推进医学教育改革与发展的意见》要求加快构建标准化、规范化医学人才培养体系，全面提升人才培养质量。明确指出要调整优化护理职业教育结构，大力发展高职护理教育。《国家职业教育改革实施方案》指出要促进产教融合育人，建设一大批校企"双元"合作开发的国家规划教材。新时期的护理职业教育面临前所未有的发展机遇和挑战。

　　高质量的教材是实施教育改革、提升人才培养质量的重要支撑。为深入贯彻《国家职业教育改革实施方案》，服务于新时期高职护理人才培养改革发展需求，北京大学医学出版社在教育部、国家卫生健康委员会相关机构和职业教育教学指导委员会的指导下，经过前期广泛调研、系统规划，启动了这套"双元"数字融合高职护理教材建设。指导思想是：坚持"三基、五性"，符合最新的国家高职护理类专业教学标准，结合高职教学诊改和专业评估精神，突出职业教育特色和专业特色，与护士执业资格考试大纲要求、岗位需求对接。体现以人为本、以患者为中心的整体护理理念，强化技能训练，既满足多数院校教学实际，又适度引领教学。实践产教融合、校院合作，打造深度数字融合的精品教材。

**教材的主要特点如下：**

**1. 全国专家荟萃**

　　遴选全国近 40 所院校具有丰富教学经验的骨干教师参与建设，力求使教材的内容和深浅度具有全国普适性。

**2. 产教融合共建**

　　吸纳附属医院或教学医院的临床护理双师型教师参与教材编写、审稿，学校教师与行业专家"双元"共建，保证教材内容符合行业发展、符合多数医院护理实际和人才培养需求。

### 3. 双重专家审定

聘请知名护理专家审定教材内容，保证教材的科学性、先进性；聘请知名职教专家审定教材的职教特色和规范。

### 4. 教材体系完备

针对各地院校课程设置的差异，部分教材实行"双轨制"。如既有《正常人体结构》，又有《人体解剖学》《组织学与胚胎学》；既有《护理学基础》，又有《护理学导论》《基础护理学》，便于各地院校灵活选用。

### 5. 职教特色鲜明

结合护士执业资格考试大纲，教材内容"必需、够用，图文并茂"。以职业技能和岗位胜任力培养为根本，以学生为中心，贴近高职学生认知，采用布鲁姆学习目标，加入"案例/情景""知识链接""小结""实训""自测题"等模块，提炼"思维导图"。

### 6. 纸质数字融合

将纸质教材与二维码技术相结合，融PPT、图片、微课、动画、护理技能视频、模拟考试、护考考点解析音频等于一体，实现了以纸质教材为核心、配套数字教学资源的融媒体教材建设。

本套教材的组织、编写得到了多方面大力支持。很多院校教学管理部门提出了很好的建议，职教专家对编写过程精心指导、把关，行业医院的临床护理专家热心审稿，为锤炼精品教材、服务教学改革、提高人才培养质量而无私奉献。在此一并致以衷心的感谢！

本套教材出版后，出版社及时收集使用教材院校师生的质量反馈，响应《关于推动现代职业教育高质量发展的意见》，按职业教育"岗课赛证"融通教材建设理念及时更新教材内容；对照《高等学校课程思政建设指导纲要》《职业教育教材管理办法》等精神要求，自查自纠、深入贯彻课程思政教学要求，更新数字教学资源；力争打造培根铸魂、启智增慧，适应新时代要求的精品卫生职业教育教材。

希望广大师生多提宝贵意见，反馈使用信息，以臻完善教材内容，为新时期我国高职护理教育发展和人才培养做出贡献！

湛蓝天空映衬昆明湖碧波粼粼，湖畔长廊蜿蜒诉说历史蹉跎，万寿山风清气爽，昂首托起那富贵琉璃的智慧海、吉祥云。护理融有科学、技术、人文及艺术特质，其基本任务是帮助人维持健康、恢复健康和提升健康水平。护士被誉为佑护健康与生命的天使。在承载这崇高使命的教育殿堂，老师和学生们敬畏生命、善良真诚、严谨求实、德厚技精。

再览善存之竖版护理教材——《护病新编》（1919 年，车以轮等译，中国博医会发行），回想我国护理教育发展历程，尤其 20 世纪 80 年代以来，在护理和教育两个领域的研究与实践交汇融合中，护理教育经历了"医疗各科知识＋护理、各科医学及护理、临床分科护理学或生命周期分阶段护理"等三个阶段。1985 年首开英护班，1991 年在卫生部相关部门支持下，成立全国英护教育协作会，从研究涉外护理入手，进行护理教育改革；1989 年始推广目标教学，建立知识、技能、态度的分类目标，使用行为动词表述，引导相应教学方法的改革；1994 年开始推进系统化整体护理；1997 年卫生部颁布护理专业教学计划和教学大纲，建构临床分科护理学课程体系，新开设精神科护理、护士礼仪等六门课程。2000 年行业部委院校统一划转教育部管理，为中高职护理教育注入了现代职业教育的新鲜"血液"。教育部组织行业专家制定了专业目录，将护理专业确定为 83 个重点建设专业之一，并于 2003 年列入教育部技能型紧缺人才培养培训工程的 4 个专业之一，在国内首次采用了生命周期模式，开始推进行动导向教学；2018 年高职护理专业教学标准（征求意见稿）再次采纳了生命周期模式。客观地看，在一个历史阶段，因为教育理念和教学资源等差异，院校可能选择不相同的课程模式。

当前，全国正在落实《"健康中国 2030"规划纲要》和《国家职业教育改革实施方案》，在人民群众对美好生活的向往和护理、职业教育极大发展的背景下，护理教育教学及教材的改革创新迫在眉睫。北京大学医学部是百余年前中国政府依靠自己的力量开办的第一所专门传授现代医学的国立学校，历经沧桑，文化厚重，对中国医学事业发展有着卓越贡献。北京大学医学出版社积极应对新时期、新任务和新要求，组织全国富有教学与实践经验的资深教师和临床专家，共同编写了本套高职护理专业教材，为院校教改与创新提供了重要保障。

教材支撑教学，辅助教学，引导学习。教学过程中，教师需要根据自己的教学设计对教材进行二次开发。现代职业教育不是学科化课程简版，不应盲目追求技术操作，不停留在零散碎片的基本知识或基本技能的"名义能力"层面，而是从工作领域典型工作任务引导学习领域课程搭建，以工作过程为导向，将知识和操作融于工作过程，通过产教融合和理实一体，系统地从工作过程出发，延伸到工作情境、劳动组织结构、经济、使用价值、质量保证、社会与文化、环境保护、可持续发展及创新等方面，培养学生从整体角度运用相对最佳的方法技术完成工作任务。这些职业教育需达成的基本能力维度与护理有着相近的承载空间，现代职教理念和方法对引导我国护理教育深化与拓展具有较大的意义。

本套教材主编、编者和出版社老师们对课程体系科学建构，教学内容合理组织，字里行间精心雕琢，信息技术恰当完善。本套教材可与情境教学、项目教学、PBL、模块教学、任务驱动教学等配合使用。新技术的运用丰富了教学内容，拓展了学生视野，强化了教学重点，化解了教学难点，提示了护考要点，将增强学生专业信心，提高学生学习兴趣。

教材与教学改革相互支撑，相辅相成，它们被人类社会进步不断涌现的新需求、新观念、新理论、新方法、新技术引导与推动，永远不会停步。它是朝阳，充满希望；是常青树，带给耕耘者硕果累累。

当前，国家推动"健康中国 2030"和"职业教育实施方案"工作的落实，护理教育提升质量、深化改革迫在眉睫。为了保证护理、助产等专业教学改革与专业发展，北京大学医学出版社邀请专家，组织编写了这本《传染病护理学》教材。

本教材内容以护理工作任务为基本框架，以国家护理专业人才培养目标和高职院校人才培养方案为基本依据，以常见病、多发病为重点，以护士执业资格考试要求为底线，适度介绍前沿知识和技能，配合课堂教学，引导高职护理专业学生运用传染病防治的知识，独立思考、分析、解决问题。

本教材在技术层面具有以下特点：一是充分运用信息化技术，在教材中嵌入了音频和视频内容，并与纸质文字内容相辅相成，使学习立体化；二是用案例引导教学，理论联系实际，基础与临床相结合，再现护理任务，引导学生思考，激发学习兴趣，拓展教学内容；三是插入了表格、图片，使传染病的典型特征展示清晰直观，形象易懂；四是在正文中加入了知识链接，开阔视野、扩大知识面，增强学生学习兴趣；五是在每一节后附自测题，便于学生自主学习。

我国幅员辽阔，各地区传染病发病情况不尽相同，授课教师结合本地区传染病发病情况选择讲授。

本教材力求内容丰富、简单明了、实用性强，反映传染病学新进展，具有传染病护理特色，以供高等职业教育护理、助产等专业以及成人教育专科教学使用，也供在职临床护理人员自学参考。

本教材的编写得到了北京大学医学出版社、各位编者及所在单位的大力支持，在此表示诚挚感谢。由于编写水平有限，时间仓促，教材中难免存在不足之处，衷心希望同行专家及广大读者提出宝贵意见。

朱青芝

# 二维码资源索引

| 资源名称 | 资源类型 | 页码 |
| --- | --- | --- |
| 传染病的特征 | 音频 | 5 |
| 传染病的诊断、治疗和预防 | 音频 | 10 |
| 传染病的隔离和消毒 | 音频 | 12 |
| 传染病的护理评估、诊断 | 音频 | 16 |
| 病毒性肝炎 | 音频 | 21 |
| 流行性乙型脑炎 | 音频 | 31 |
| 肾综合征出血热 | 音频 | 38 |
| 狂犬病 | 音频 | 44 |
| 艾滋病 | 音频 | 49 |
| 传染性非典型肺炎 | 音频 | 56 |
| 流行性感冒 | 音频 | 62 |
| 麻疹 | 音频 | 69 |
| 水痘 | 视频 | 74 |
| 流行性腮腺炎 | 视频 | 78 |
| 手足口病 | 视频 | 82 |
| 伤寒 | 音频 | 88 |
| 细菌性痢疾 | 音频 | 94 |
| 细菌性食物中毒 | 音频 | 100 |
| 霍乱 | 音频 | 106 |
| 流行性脑脊髓膜炎 | 音频 | 112 |
| 布鲁菌病 | 音频 | 117 |
| 猩红热 | 音频 | 122 |
| 白喉 | 音频 | 127 |
| 百日咳 | 音频 | 131 |

| 资源名称 | 资源类型 | 页码 |
| --- | --- | --- |
| 鼠疫 | 视频 | 136 |
| 流行性斑疹伤寒和地方性斑疹伤寒 | 音频 | 144 |
| 恙虫病 | 音频 | 146 |
| 恙虫病案例 | 音频 | 147 |
| 钩端螺旋体病 | 音频 | 151 |
| 莱姆病 | 音频 | 157 |
| 阿米巴病 | 音频 | 161 |
| 疟疾 | 音频 | 167 |
| 日本血吸虫病 | 视频 | 173 |
| 钩虫病 | 视频 | 180 |
| 并殖吸虫病 | 音频 | 185 |
| 华支睾吸虫病 | 音频 | 190 |
| 肠绦虫病 | 音频 | 194 |
| 囊尾蚴病 | 音频 | 198 |
| 棘球蚴病 | 音频 | 203 |

# 目　录

第一章　总论 ·········································································· 1

第一节　感染与免疫 ······························································· 1

第二节　传染病的流行过程和影响因素 ····································· 4

第三节　传染病的特征 ··························································· 5

第四节　传染病的诊断与治疗原则 ············································ 8

第五节　传染病的预防 ··························································· 10

第六节　传染病的隔离和消毒 ·················································· 12

第七节　传染病患者的护理 ····················································· 16

第二章　病毒感染性疾病 ························································ 21

第一节　病毒性肝炎 ······························································ 21

第二节　流行性乙型脑炎 ························································ 31

第三节　肾综合征出血热 ························································ 38

第四节　狂犬病 ···································································· 44

第五节　艾滋病 ···································································· 49

第六节　传染性非典型肺炎 ····················································· 56

第七节　流行性感冒 ······························································ 62

　　附　人感染高致病性禽流感 ················································ 66

第八节　麻疹 ······································································ 69

　　附　风疹 ········································································ 74

第九节　水痘 ······································································ 74

第十节　流行性腮腺炎 ··························································· 78

第十一节　手足口病 ······························································ 82

第三章　细菌感染性疾病 ························································ 87

第一节　伤寒 ······································································ 87

第二节　细菌性痢疾 ······························································ 94

第三节　细菌性食物中毒 ························································ 99

第四节　霍乱 ······································································ 106

第五节　流行性脑脊髓膜炎 ····················································· 111

第六节 布鲁菌病 ……………………………………………………… 117
第七节 猩红热 ………………………………………………………… 122
第八节 白喉 …………………………………………………………… 126
第九节 百日咳 ………………………………………………………… 131
第十节 鼠疫 …………………………………………………………… 135

## 第四章 立克次体感染性疾病 …………………………………… 141
第一节 流行性斑疹伤寒 …………………………………………… 141
第二节 地方性斑疹伤寒 …………………………………………… 144
第三节 恙虫病 ………………………………………………………… 146

## 第五章 钩端螺旋体感染性疾病 ………………………………… 151
第一节 钩端螺旋体病 ……………………………………………… 151
第二节 莱姆病 ………………………………………………………… 157

## 第六章 原虫感染性疾病 …………………………………………… 160
第一节 阿米巴病 …………………………………………………… 160
第二节 疟疾 …………………………………………………………… 167

## 第七章 蠕虫感染性疾病 …………………………………………… 173
第一节 日本血吸虫病 ……………………………………………… 173
第二节 钩虫病 ………………………………………………………… 180
第三节 并殖吸虫病 ………………………………………………… 185
第四节 华支睾吸虫病 ……………………………………………… 190
第五节 肠绦虫病 …………………………………………………… 194
第六节 囊尾蚴病 …………………………………………………… 198
第七节 棘球蚴病 …………………………………………………… 203

## 附录一 常用消毒方法 …………………………………………… 208

## 附录二 主要传染病的潜伏期、隔离期及接触者检疫观察时间 ……… 211

## 附录三 自测题参考答案 ………………………………………… 213

## 中英文专业词汇索引 ……………………………………………… 216

## 主要参考文献 ……………………………………………………… 219

# 第一章

# 总 论

## 学习目标

1. 叙述感染过程的5种表现。
2. 描述传染病流行过程的基本条件。
3. 解释传染病的基本特征及临床特征。
4. 会应用所学的传染病预防知识对常见传染病作出预防计划。
5. 理解隔离、消毒基本知识，并会在传染病护理工作中正确执行隔离、消毒措施。
6. 运用护理程序对传染病患者实施整体护理。
7. 运用所学知识，深刻理解同呼吸共命运，勇敢逆行的医者精神。

传染病（communicable diseases）是由病原体感染人体后产生的具有传染性的疾病。常见的病原体有病毒、细菌、立克次体、衣原体、支原体、螺旋体、真菌、原虫、蠕虫等。其中由原虫和蠕虫感染人体后所引起的疾病又称寄生虫病。上述病原体引起的疾病均属于感染性疾病，但感染性疾病不一定有传染性，有传染性的疾病才称为传染病，它可在人群中传播并造成流行。

在我国，虽然传染病已不再是引起死亡的首要原因，但仍然有很多传染病广泛存在，如病毒性肝炎、流行性出血热等；某些传染病如霍乱、血吸虫病、结核病等近年来的发病率又呈上升趋势；还有一些新的传染病陆续出现，如传染性非典型肺炎、甲型H1N1流行性感冒等，所以防治传染病的任务仍然十分艰巨，传染病的护理是传染病防治工作的重要组成部分。

## 第一节　感染与免疫

### 一、感染的概念

感染（infection）是病原体侵入人体后，与人体相互作用、相互斗争的过程。当人体免疫功能正常时，机体有足够的防御能力使病原体被消灭或排出体外，当人体免疫功能低下时，病原体便在人体内生长、繁殖，使人生病。

病原体进入人体后可引起相互之间的作用。由于适应程度不同，在双方相互斗争的过程中可产生各种不同的表现，出现明显临床表现的感染只占全部感染的一部分，大多数病原体感染都以隐性感染（无临床表现的感染）为主，如甲型肝炎病毒、乙型脑炎病毒、结核分枝杆菌等的感染。但有些病原体感染则以显性感染（有临床表现的感染）为主，如汉坦病毒、麻疹病毒、水痘病毒和流行性腮腺炎病毒等的感染。

## 二、感染过程的表现

病原体通过各种途径进入人体后就开始了感染的过程。在感染过程中，由于病原体的致病力和人体的免疫功能不同，产生不同的表现。

### （一）病原体被清除

病原体被清除是指病原体进入人体后，人体通过非特异性免疫或特异性免疫，将病原体消灭或排除，不产生病理变化，也不引起任何临床症状。

### （二）隐性感染

隐性感染又称亚临床感染或不显性感染，是指病原体进入人体后，仅引起机体发生特异性免疫应答，不发生或只发生轻微组织损伤，临床上无明显症状、体征，只有通过免疫学检查才能发现。大多数传染病以隐性感染常见，如脊髓灰质炎、流行性乙型脑炎、流行性脑脊髓膜炎等。隐性感染后，大多数感染者可获得不同程度的特异性主动免疫，病原体被清除，少数人病原体可持续存在于体内而转变为病原携带状态，成为病原携带者，成为重要的传染源。

### （三）显性感染

显性感染又称临床感染，是指病原体侵入人体后，不但引起机体发生免疫应答，而且通过病原体本身的作用或机体的变态反应，导致组织损伤和病理改变，出现临床特有的症状、体征。在大多数传染病中，显性感染只占一小部分，只有少数传染病以显性感染为主，如麻疹等。显性感染过程结束后，病原体可被清除，并可获得稳定而持久的免疫力而不再被感染，但也有的传染病感染后免疫力不巩固，易再感染而发病，如细菌性痢疾。少部分患者成为病原携带者，成为传染源。

### （四）潜伏性感染

潜伏性感染是指病原体感染人体后，寄生在机体中某些部位，由于机体免疫功能足以将病原体局限化而不引起显性感染，但又不能将病原体清除，病原体便可长期潜伏在机体内。当机体免疫功能下降时，潜伏于人体内的病原体趁机繁殖，导致机体发病。常见的潜伏性感染有单纯疱疹、带状疱疹、疟疾、结核等。潜伏性感染期间，病原体一般不排出体外，故不会成为传染源，这是和病原携带状态的不同之处。

### （五）病原携带状态

病原携带状态指病原体侵入人体后，在人体内生长繁殖并不断排出体外，而不出现临床症状。在乙型肝炎、伤寒、霍乱、痢疾等许多传染病中，病原携带者成为重要的传染源。按病原体种类不同，分为带病毒者、带菌者和带虫者；按发出的时期不同分为潜伏期病原携带者、恢复期病原携带者、健康病原携带者。

除病原体被清除外，上述感染的其他四种表现形式在不同传染病中各有侧重。一般来说，隐性感染最常见，病原携带状态次之，显性感染所占比重最低，而且一旦出现，容易识别。上述感染的五种表现形式不是一成不变的，在一定条件下可相互转变。

## 三、感染过程中病原体的作用

病原体侵入人体后能否引起疾病，取决于病原体的致病力和机体的免疫能力这两个因素。其中病原体的致病力在传染过程中起重要作用，主要包括以下四个方面：

### （一）侵袭力

侵袭力（invasiveness）是指病原体侵入机体并在机体内扩散的能力。有些病原体，如钩端螺旋体、钩虫丝状蚴等，可直接侵入人体；有些病原体，如霍乱弧菌需要先黏附于肠黏膜表面才能定植下来分泌肠毒素；有些病原体，如破伤风梭菌、狂犬病病毒等侵袭力较弱，需经伤口进入人体。

### （二）毒力

毒力（virulence）由毒素和其他毒力因子组成。毒素包括外毒素和内毒素。前者以白喉棒状杆菌、破伤风梭菌和霍乱弧菌毒素为代表，后者以伤寒沙门菌、痢疾志贺菌毒素为代表。外毒素通过与靶细胞受体结合，进入细胞内发挥作用。内毒素通过激活单核巨噬细胞，释放细胞因子起作用。毒力因子中，有些具有穿透能力，如钩虫丝状蚴；有些具有侵袭能力，如志贺菌；有些具有溶组织能力，如溶组织内阿米巴原虫。

### （三）数量

在同一种传染病中，入侵病原体的数量（quantity）与致病能力一般成正比关系。在不同的传染病中，能引起显性感染的最低病原体数量差别可以很大，如同为经口途径感染，10 个菌体引起细菌性痢疾发病，而伤寒发病则需 10 万个菌体。

### （四）变异性

变异性（variability）是指病原体可因环境改变、遗传、药物作用等影响而发生变异。变异的结果是可使病原体的毒力增强或减弱。

## 四、感染过程中机体免疫应答的作用

机体的免疫应答对感染过程的表现和转归起着重要的作用。免疫应答分保护性免疫和变态反应两大类。保护性免疫应答有利于机体抵抗病原体入侵与破坏，变态反应促进病理生理过程及组织损伤。保护性免疫应答分为非特异性免疫和特异性免疫两类。变态反应均为特异性免疫应答。

### （一）非特异性免疫

非特异性免疫（nonspecific immunity）又称先天性免疫或自然免疫，其在抵御感染的过程中首先发挥作用，是人体对入侵的各种病原体及其他异物的一种清除机制。

**1. 天然屏障**　有外部屏障和内部屏障。外部屏障包括皮肤、黏膜及其分泌物，如气管黏膜上的纤毛、溶菌酶等；内部屏障如血脑屏障及胎盘屏障等。

**2. 吞噬作用**　单核巨噬细胞系统具有非特异性吞噬功能，可清除体液中的颗粒状病原体，包括血液中游走的大单核细胞和肝、脾、淋巴结及各种粒细胞等。

**3. 体液因子**　包括存在于体液中的补体、溶菌酶和各种细胞因子。与非特异性免疫应答有关的细胞因子有白细胞介素、肿瘤坏死因子、干扰素及粒细胞 - 巨噬细胞集落刺激因子等。这些因子能直接或通过免疫调节作用而清除病原体。

### （二）特异性免疫

特异性免疫（specific immunity）又称获得性免疫，是人体接触某种抗原后产生的仅针对此种抗原的免疫反应。由于不同病原体所具有的抗原绝大多数是不同的，故特异性免疫通常只针对一种病原体。感染和疫苗接种均能产生特异性免疫，其通过细胞免疫和体液免疫的相互作用而产生免疫应答，分别由 T 淋巴细胞与 B 淋巴细胞来介导。

**1. 细胞免疫**　主要通过 T 淋巴细胞完成。抗原进入机体，刺激 T 淋巴细胞致敏，致敏的 T 细胞与相应抗原再次相遇时，发生分化、增生，通过细胞毒性作用和释放多种淋巴因子来杀伤病原体及其所寄生的细胞。在对细胞内寄生的病原体（伤寒沙门菌、立克次体、结核分枝杆菌、疱疹病毒等）的感染中起重要作用。此外，T 淋巴细胞还有调节体液免疫的功能。

**2. 体液免疫**　是 B 淋巴细胞在抗原刺激下产生的一种特异性免疫。致敏的 B 淋巴细胞受抗原刺激后，转化为浆细胞，并产生能与相应抗原结合的抗体，即免疫球蛋白（Ig）。抗体主要作用于细胞外的微生物，其在化学结构上可分为 5 类，即 IgM、IgG、IgA、IgD、IgE，各具不同功能。在感染过程中 IgM 最早出现，但持续时间较短，是近期感染的标志，在疾病的早期诊断中具有十分重要的意义。IgG 在临近恢复期时出现，持续时间较长。IgA 主要是呼吸道和消化道黏膜上的局部抗体。IgE 主要作用于原虫和蠕虫。

# 第二节　传染病的流行过程和影响因素

传染病的流行过程就是传染病在人群中发生、发展和转归的过程。流行过程的发生需要有三个基本条件，即传染源、传播途径和易感人群。流行过程受社会因素和自然因素的影响。

## 一、传染病流行过程的基本条件

### （一）传染源

传染源（source of infection）是指病原体已在体内生长、繁殖并能将其排出体外的人和动物。将传染源排放病原体所能波及的范围称为疫源地。通常把小的疫源地称为疫点，将疫点相互连接融合形成的大的疫源地称为疫区。

1. **患者**　是重要传染源，包括急性期及慢性期患者，尤其是轻型患者数量多、症状轻，且不易发现，故作为传染源意义更大。

2. **隐性感染者**　在某些传染病如脊髓灰质炎等中，隐性感染者是重要传染源。

3. **病原携带者**　由于病原携带者无任何症状和体征而不易被发现，但可长期排出病原体，是重要的传染源。

4. **受感染的动物**　某些传染病可由动物体内排出病原体，导致人类发病，如鼠疫、狂犬病等，称为动物源性传染病。

### （二）传播途径

传播途径（route of transmission）是指病原体从传染源排出后，侵入另一个易感者体内所经历的途径。主要有以下几种：

1. **呼吸道传播**　主要见于呼吸道传染病，如麻疹、流行性脑脊髓膜炎等，当患者讲话、咳嗽、喷嚏时，含有病原体的飞沫和痰液坠落于地，干燥后随尘埃飞扬于空气中，易感者通过呼吸而感染。

2. **消化道传播**　主要见于消化道传染病，如伤寒、痢疾等。易感者因进食被病原体污染的水或食物而感染，蝇等可通过机械性携带病原体污染食物和水。此外，某些传染病可通过接触疫水，病原体经皮肤或黏膜侵入人体导致感染，如血吸虫病、钩端螺旋体病等。

3. **接触传播**　主要通过接触了被病原体污染的餐具或日常生活用品等而感染。既可传播消化道传染病，如痢疾等，也可以传播呼吸道传染病，如白喉等。

4. **虫媒传播**　见于吸血的节肢动物（蚊、蚤、白蛉等），通过在患病动物和人之间叮咬、吸吮血液传播疾病，如蚊子传播乙脑、虱子传播斑疹伤寒。

5. **血液、体液、血制品传播**　含有病原体的血液、体液、血制品通过血液进入人体而感染，见于乙型肝炎、丙型肝炎、艾滋病等。

6. **母婴传播**　某些传染病，在母亲妊娠期间，病原体可通过胎盘感染胎儿，引起宫内感染，或新生儿通过产道时以及出生后在与母亲密切接触中受到感染，称为母婴传播，如乙型肝炎、艾滋病等。

7. **土壤传播**　易感者接触被病原体的芽孢（破伤风梭菌、炭疽芽孢杆菌）、幼虫（钩虫）、虫卵（蛔虫）污染的土壤而感染。

### （三）易感人群

对某种传染病缺乏特异性免疫力的人称为易感者（susceptible person），易感者在某一特定人群中的比例决定该人群的易感性。易感人群越多，传染病越容易发生。普遍推行人工主动免疫，可把易感者水平降到最低，使流行不再发生。

## 二、影响流行过程的因素

传染病流行过程的三个基本条件为传染病的流行提供了可能性，但是否流行及流行的程度则受自然因素和社会因素的制约，其中社会因素起主导作用。

### （一）自然因素

主要是地理、气候及生态条件等，对传染病流行过程的发生和发展有重要的影响。如长江流域某些湖沼地区有适合钉螺孳生的地理、气候环境，这就形成了血吸虫病的地区分布特点。自然因素可通过降低机体的非特异性免疫力而促进流行过程的发展，如寒冷可减弱呼吸道黏膜抵抗力，使呼吸道传染病多发生于冬春季节；炎热的夏季使人体胃酸分泌减少，而有利于消化道传染病的发生与流行。某些自然生态环境为传染病在野生动物之间传播创造了良好条件，如鼠疫、恙虫病、钩端螺旋体病等，人类进入这些地区时可受感染，称为自然疫源性传染病，存在这种疾病的地区称为自然疫源地。

### （二）社会因素

包括社会制度、经济和生活条件以及文化水平等，对传染病流行过程有决定性的影响，其中社会制度起主导作用。新中国成立以来，我国各级医疗卫生机构贯彻"预防为主"的方针，大力宣传卫生知识和执行计划免疫工作，使许多传染病被控制，近年来，在国民经济日益发展的同时，因人口流动，生活方式、饮食习惯的改变和环境污染等，有可能使某些传染病的发病率升高，这应引起我们的重视。

# 第三节 传染病的特征

## 一、基本特征

传染病与其他疾病的主要区别在于具有下列四个基本特征：

### （一）有病原体

每一种传染病都是由特异性的病原体所引起的，临床上检出病原体对诊断有重要意义。

### （二）有传染性

这是传染病与其他感染性疾病的主要区别。病原体从宿主通过某种途径感染另一个宿主的特性，称为传染性。传染病患者具有传染性的时期称为传染期，不同传染病，其传染程度不等，传染期长短不一。传染病的传染期是决定患者隔离期的重要依据。

音频：
*传染病的特征*

### （三）有流行病学特征

**1. 有流行性（epidemicity）** 在一定条件下，传染病能在人群中广泛传播蔓延的特征称为流行性。按其强度可分为散发、流行、大流行和暴发流行。散发是指某传染病在某地每年都有一定数量的病例。流行指某种传染病的发病率显著高于当地一般发病水平。大流行是指某传染病的流行超出国界或洲界。暴发流行是指传染病病例发病时间的分布高度集中于某一地区或某一单位，短时间内突然有大量病例发生。

**2. 有季节性（seasonal）** 某些传染病的发生和流行受季节的影响，在每年的一定季节出现发病率升高的现象称为季节性。如冬春季节，呼吸道传染病发病率升高；夏秋季节，消化道传染病发病率升高；虫媒传染病有明显季节性，与媒介节肢动物活跃季节相一致。

**3. 有地方性（endemicity）** 由于受自然因素或社会因素的影响，某些传染病仅局限在一定地区内发生，这种传染病称为地方性传染病，如血吸虫病多发生在长江以南地区。

## （四）有感染后免疫

人体感染病原体后，无论是显性还是隐性感染，都能产生针对病原体及其产物（如毒素）的特异性免疫，从而阻止病原体的侵入或限制其在体内生长繁殖或消灭病原体。感染后免疫属于主动免疫。由于病原体的种类不同，感染后所获免疫持续时间的长短和强弱也不同。

## 二、临床特征

### （一）病程发展具有阶段性

急性传染病的发生、发展和转归，通常可分为四个时期。

1. **潜伏期** 从病原体侵入人体后至受感染者出现临床症状之前的一段时间，称为潜伏期（incubation period）。各种传染病的潜伏期长短不一，但每种传染病的潜伏期都有一个范围（最短、最长），通常相当于病原体在体内繁殖、转移、定位、引起组织损伤和功能改变导致临床症状出现之前的整个过程。了解潜伏期有助于传染病的诊断和流行病学调查，是确定检疫期限的重要依据。

2. **前驱期** 从起病至症状明显开始为止的时期称为前驱期（prodromal period）。在此期的临床表现通常是非特异性的，如头痛、发热、疲乏、食欲缺乏、肌肉酸痛等，为许多传染病所共有，一般持续 1 ～ 3 天。起病急骤者，则无前驱期。

3. **症状明显期** 在症状明显期（period of apparent manifestation）出现某种传染病特有的症状、体征，如具有特征性的皮疹、肝脾大和脑膜刺激征、黄疸等。病情逐渐加重，达到顶峰，此期又可分为上升期、极期和缓解期。此期传染性强，易产生并发症。

4. **恢复期** 机体免疫力增长到一定程度，体内病理生理过程基本终止，患者症状及体征基本消失，临床上称为恢复期（convalescent period）。在此期间内可能还有残余病理改变或生化改变，病原体还未完全清除，许多患者的传染性还要持续一段时间，但食欲和体力均逐渐恢复，血清中的抗体效价逐渐上升至最高水平。恢复期结束后较长时间内机体功能不能恢复正常时，称为后遗症，多见于中枢神经系统传染病，如乙脑、脊髓灰质炎等。

某些传染病患者在恢复期后，已稳定退热一段时间，由于潜伏于体内的病原体再度繁殖到一定的程度，使初发的症状再次出现，称为复发（relapse）。如患者进入恢复期，体温尚未稳定下降至正常，又再发热时，称为再燃（recrudescence）。

### （二）常见症状及体征

各种传染病临床表现各异，但常表现出一些共同的症状、体征，如发热、皮疹、黄疸及除发热以外的毒血症症状如头痛、全身不适、疲乏、关节肌肉疼痛、食欲减退及恶心等，严重者可出现意识障碍、呼吸衰竭及感染性休克。由于传染病的特殊性，患者还常常产生心理障碍，出现焦虑、抑郁等症状。由于病原体及其代谢产物的作用，也可出现单核巨噬细胞系统充血、增生反应，临床上表现为肝、脾和淋巴结肿大。

1. **发热（fever）** 大多数传染病都可引起发热，不同传染病的发热有不同的特点，其热型、热程、发热过程均不同。

（1）热型：

常见热型有：①稽留热，多见于伤寒、斑疹伤寒等；②弛张热，多见于伤寒缓解期、流行性出血热等；③间歇热，多见于疟疾等；④回归热，多见于回归热、布鲁菌病等；⑤不规则热，见于流行性感冒等。

（2）热程：不同传染病发热热程也不同，可用之区分，如流行性脑脊髓膜炎、急性细菌性痢疾，治疗后可迅速退热，故热程较短；伤寒热程为 2 ～ 3 周；黑热病热程较长，可达数月。

（3）发热过程：传染病的发热过程可分为 3 个阶段。①体温上升期：体温骤然上升至 39℃及以上，常伴有寒战、全身不适、肌肉酸痛，见于疟疾、登革热等；也可缓慢上升，呈阶梯曲线，见于伤寒、细菌性痢疾等。②高热持续期：体温上升至一定高度，然后持续数天至数周。患者常自觉灼热、皮肤潮红、呼吸加快。③体温下降期：体温可缓慢下降，几天后降至正常，如伤寒；也可在1天内降至正常，如间日疟，此时多伴有大汗。

**2. 发疹（eruption）** 许多传染病在发热的同时伴有皮疹，称为发疹性传染病。发疹时可出现皮疹，分为外疹和内疹（黏膜疹）两大类。常见的发疹性传染病有水痘、猩红热、麻疹、斑疹伤寒、流行性出血热、流行性脑脊髓膜炎等。不同的发疹性传染病其皮疹的形态、出现时间、先后顺序及分布部位均有所不同。

（1）皮疹的形态：可分为4大类。

1）斑丘疹：为红色充血性，与皮肤表面相平或略高于皮肤表面，见于麻疹、伤寒、猩红热等。

2）出血疹：为点状或片状的皮下出血，压之不褪色，见于流行性脑脊髓膜炎、流行性出血热等。

3）疱疹：多见于水痘、带状疱疹等病毒性传染病，亦可见于立克次体病及金黄色葡萄球菌败血症等。若疱疹液呈脓性，则称为脓疱疹。

4）荨麻疹：多见于急性血吸虫病、病毒性肝炎等。

（2）出疹时间：水痘多于病程的第1日，猩红热多于第2日，麻疹多于第4日，斑疹伤寒多于第5日，伤寒多于第6日出疹等。

（3）出疹的顺序、部位：麻疹自耳后、面部先出疹，然后向躯干、四肢蔓延，并伴有口腔黏膜疹（Koplik斑）；水痘的皮疹多集中于躯干而呈向心性分布；伤寒皮疹数量少，分布在胸腹部。

**3. 中毒症状** 出现毒血症、菌血症、败血症、脓毒血症等。病原体的各种代谢反应，包括细菌毒素在内，可引起除发热以外的多种症状，如乏力、全身不适、厌食、头痛、肌肉关节疼痛等。严重者可有意识障碍、谵妄、脑膜刺激征、中毒性脑病、呼吸循环障碍（感染性休克）等表现，有时还可引起肝、肾损害。

**4. 肝、脾、淋巴结肿大** 由于病原体及其代谢产物的作用，出现单核-巨噬细胞系统充血、增生性反应，临床表现为肝、脾大，淋巴结肿大。

---

💡 **知识链接**

**中毒症状**

1. *毒血症* 即病原体在体内生长、繁殖的过程中，产生外毒素及其他代谢产物，以及细菌裂解时释放出的内毒素等不断进入血流，可引起一系列中毒症状，如发热、头痛、全身不适、疲乏、关节肌肉疼痛、食欲减退及恶心等，严重者可出现中毒性休克。

2. *菌血症* 细菌或其他病原体可存于血液中，但并不繁殖，此期做培养可获病原体。

3. *败血症* 细菌在血液中繁殖，并产生各种毒素，引起严重感染中毒症状。

4. *脓毒血症* 当机体免疫力低下，细菌的数量和毒力特别强时，在患者的其他组织器官中产生转移性化脓灶。

---

**（三）临床类型**

根据传染病临床过程的长短可分为急性、亚急性和慢性型，按病情轻重可分为轻型、典型（中型或普通型）、重型和暴发型。

# 第四节 传染病的诊断与治疗原则

## 一、传染病的诊断原则

早期正确的诊断，不仅可以使传染病患者得到及时有效的隔离治疗，更重要的是能及时发现传染源，及早报告并采取隔离、消毒、预防等措施，防止传染病的传播流行。传染病的诊断应综合分析下列三方面的资料：

### （一）临床资料

临床表现是进行临床诊断的主要依据。全面、准确、详尽地询问病史，进行系统、细致的身体评估，是获取临床资料的主要方法，特别注意不要忽略有诊断意义的特征性临床症状和体征，如麻疹的口腔黏膜斑和皮疹、钩端螺旋体病的腓肠肌压痛，伤寒的稽留热和玫瑰疹，白喉的口腔假膜等。

### （二）流行病学资料

流行病学资料在传染病的诊断中占有重要地位，包括性别、年龄、籍贯、职业、生活习惯、旅居地区、发病季节、旅行史、既往史、接触史及预防接种史等。当地或同一集体中传染病发生情况也有助于诊断。

### （三）辅助检查

实验室检查对传染病的诊断具有非常重要的意义，尤其是病原学检查，是确诊的重要依据。血清免疫学检查也是确诊某些传染病的重要条件。其他实验室及影像学检查，可对许多传染病的诊断提供帮助。

**1. 一般实验室检查** 包括血液、尿液、粪便常规检查和生化检查。

（1）血常规检查：白细胞计数及分类的用途最广，对传染病诊断有一定价值。化脓性细菌感染，如流行性脑脊髓膜炎及猩红热等血白细胞总数及中性粒细胞计数均明显升高；革兰氏阴性杆菌及病毒性感染，如伤寒、流行性感冒、病毒性肝炎等白细胞计数正常或降低。但也有例外，如流行性乙型脑炎、狂犬病，均属病毒感染，但可有白细胞总数增高；疟疾、黑热病等原虫感染时白细胞总数常减少；钩虫病、血吸虫病等蠕虫感染时嗜酸性粒细胞增多，嗜酸性粒细胞减少则见于伤寒。

（2）尿常规：如尿中检出大量蛋白、细胞或管型则有助于流行性出血热及钩端螺旋体病的诊断。

（3）粪便常规：有助于感染性腹泻和蠕虫感染的诊断。如细菌性痢疾患者粪便中有黏液、脓血，并可检出红细胞、白细胞及吞噬细胞；蠕虫病患者可检出虫卵。

（4）生化检查：肝功能检查有助于病毒性肝炎的诊断。另外，脑脊液蛋白质、糖及氯化物含量的不同，可区别不同病原体导致的中枢神经系统感染。

**2. 病原学检查** 是传染病的确诊依据。

（1）直接检出病原体：许多传染病可通过肉眼或显微镜观察，直接检出病原体而确诊，如肉眼可见粪便中的绦虫节片而确诊绦虫病，血悬滴检出微丝蚴确诊丝虫病，皮肤瘀点及脑脊液涂片染色检出脑膜炎双球菌可诊断流行性脑脊髓膜炎，粪便涂片可检出寄生虫虫卵及溶组织内阿米巴原虫等。

（2）病原体分离培养：细菌、螺旋体和真菌等，如伤寒沙门菌、痢疾志贺菌、钩端螺旋体、隐球菌等通常可用人工培养基分离培养。人工培养基分离培养是临床常用的诊断方法。病原体检测标本可选用血液、尿、粪便、皮疹、痰、脑脊液、骨髓等，所采集标本必须新鲜，避免污染，而且采集标本应尽量在病程的早期及应用抗微生物药物治疗前进行。

（3）病原体核酸检查：用分子生物学技术检测病原体特异性 DNA/RNA 对传染病进行诊断，是对传染病诊断的一次重大革新，具有早期确诊价值。

**3. 免疫学检测** 应用已知的病原体抗原或抗体检测血清或体液中的相应抗体或抗原，是最常用的免疫学检测方法。如能进一步鉴定抗体属于 IgM 还是 IgG，则对近期感染或既往感染有鉴别诊断意义。此外，免疫学检测还可用于判断受检者的免疫功能是否正常。

（1）特异性抗体检测：又称血清学检查。特异性抗体检测阳性率较高，尤其在恢复期多为阳性。特异性 IgM 抗体出现最早，且在血中存留时间短，其阳性是现症或近期感染的标志，可用作早期特异性诊断。特异性总抗体或 IgG 抗体，在传染病急性期血清中往往尚未出现或滴度很低，在疾病后期或恢复期才显著升高，因此在急性期及恢复期双份血清检测抗体由阴性转为阳性或滴度升高 4 倍以上往往才具诊断价值。所以其一般用于回顾性诊断或流行病学调查，而不作为早期诊断方法。特异性抗体检测方法很多，包括凝集反应、补体结合反应、酶联免疫吸附试验（enzyme linked immunosorbent assay，ELISA）、放射免疫测定（radioimmunoassay，RIA）等。

（2）特异性抗原检测：病毒特异性抗原检测可以为病原体的存在提供直接证据，其较特异性抗体检测更具诊断意义。目前多用于检测病原体不能分离培养的疾病。如乙型肝炎表面抗原（HBsAg）阳性提示现有乙型肝炎病毒感染，e 抗原（HBeAg）阳性表示有病毒活动复制。目前常用方法为 ELISA 法及 RIA 法。

（3）免疫标记技术：如酶标记技术、免疫荧光技术、印迹术等，均可为传染病的诊断提供依据。

（4）皮肤试验：用特异性抗原做皮内试验，局部出现明显阳性反应者提示有该病感染。

（5）免疫球蛋白检测：用来判断体液免疫功能。免疫功能缺陷者可降低，但慢性肝炎患者可升高。T 淋巴细胞亚群检测，可了解细胞免疫功能状态，常用于艾滋病的诊断。

**4. 其他检查**

（1）影像学检查：X 线检查常用于诊断并殖吸虫病；计算机断层扫描（computerized tomography，CT）及磁共振成像（magnetic resonance imaging，MRI）检查常用于诊断脑囊虫病。

（2）B 型超声检查：用于诊断肝硬化、肝脓肿等。

（3）内镜检查：如纤维结肠镜常用于诊断慢性腹泻、血吸虫病等。

（4）活体组织检查：对某些传染病，如慢性肝炎等确定诊断也有重要的意义。

## 二、传染病的治疗原则

传染病治疗的目的不仅在于治愈患者，还应控制传染源，防止传染病进一步传播。应采取综合治疗的原则，同时加强护理并做好隔离、消毒工作。

### （一）一般治疗

一般治疗包括隔离、护理、心理治疗和支持疗法。应根据不同疾病的过程给予适当的营养物质，保证足够的热量，维持水、电解质、酸碱平衡，以增强患者体质，提高机体的防御能力和免疫功能。

### （二）病原治疗

又称特异性治疗，是针对病原体的治疗措施。既可以清除病原体、控制病情发展、治愈患者，又能控制和消除传染源，是治疗传染病的关键措施。常用的治疗有：

**1. 抗菌治疗** 针对细菌和真菌的药物主要为抗生素及化学制剂。但临床应用时应严格掌握适应证、禁忌证，并且注意用量要适当、疗程要适宜，切忌滥用，同时应密切注意观察药物的疗效和不良反应。

2. **抗病毒治疗** 包括广谱抗病毒药物如利巴韦林、抗 RNA 病毒药如奥司他韦、抗 DNA 病毒药如阿昔洛韦等。

3. **抗寄生虫治疗** 原虫及蠕虫感染的病原治疗常用化学制剂如甲硝唑、吡喹酮等。

4. **抗毒素治疗** 抗毒素属于血清免疫制剂，是应用细菌毒素免疫动物而获得的，注射后可中和患者血液和组织内毒素以达到治疗的目的，如白喉和破伤风抗毒素。但因其可引起人体变态反应，因此在使用前要特别注意详细询问过敏史和做好皮肤过敏试验，同时做好抢救过敏性休克的准备。

### （三）对症治疗

对症治疗不但可以减轻患者症状，还能通过调节患者各系统的功能，达到减少机体消耗、保护重要器官功能，使损伤减少到最低限度的目的。如高热时采取降温措施、抽搐时采取镇静措施、颅内压升高时采取脱水疗法、心力衰竭时采取强心措施、严重毒血症时应用肾上腺皮质激素等，帮助患者度过危险期，促进早日康复。

### （四）免疫治疗

干扰素、胸腺素等药物可参与免疫调节，提高机体免疫力。特异性免疫制剂如乙肝高效价免疫球蛋白等可提高机体特异性免疫功能。

### （五）康复治疗

某些传染病，如脊髓灰质炎、脑炎和脑膜炎等可引起某些后遗症，需要采取针灸治疗、理疗、高压氧疗等康复治疗措施，以促进机体恢复。

### （六）中医治疗

中医中药对调节患者各系统的功能起着相当重要的作用，某些中药如黄连、板蓝根等还有抗微生物的作用。

# 第五节　传染病的预防

传染病的预防是一项非常重要的工作。传染病预防原则是针对传染病流行过程的三个基本环节，采取综合性措施，同时根据不同传染病的流行特点，针对传播的主要环节，重点采取相应的措施，防止传染病继续传播。

## 一、管理传染源

音频：
传染病的诊断、
治疗和预防

### （一）对传染病患者的管理

对患者应尽量做到"五早"即早发现、早诊断、早报告、早隔离、早治疗。传染病报告制度是早期发现传染病的重要措施，必须严格遵守。根据《中华人民共和国传染病防治法》及其实施细则，将法定传染病分为甲、乙、丙三类。

（1）甲类：为强制管理的传染病。包括鼠疫、霍乱，共 2 种。城镇要求于发现后 2 h 内通过传染病疫情监测信息系统上报，农村不超过 6 h。

（2）乙类：为严格管理的传染病。包括传染性非典型肺炎、艾滋病、病毒性肝炎、脊髓灰质炎、人感染高致病性禽流感、麻疹、流行性出血热、狂犬病、流行性乙型脑炎、登革热、炭疽、细菌性和阿米巴痢疾、肺结核、伤寒和副伤寒、流行性脑脊髓膜炎、百日咳、白喉、新生儿破伤风、猩红热、布鲁氏菌病、淋病、梅毒、钩端螺旋体病、血吸虫病、疟疾。2019 年全球很多国家出现的新型冠状病毒肺炎也列为乙类。城镇要求于发现后 6 h 内通过传染病疫情监测信息系统上报，农村不超过 12 h。

（3）丙类：为监测管理的传染病。包括流行性感冒、流行性腮腺炎、风疹、急性出血性结膜炎、麻风病、流行性和地方性斑疹伤寒、黑热病、包虫病、丝虫病，除霍乱、痢疾、伤寒和副伤寒以外的感染性腹泻病，手足口病。2014 年将甲型 H1N1 流感调整为丙类归入流行性感冒。要求于发现后 24 h 内上报。

值得注意的是在乙类传染病中，传染性非典型肺炎（严重急性呼吸综合征）、炭疽中的肺炭疽、人感染高致病性禽流感、脊髓灰质炎和新型冠状病毒肺炎，必须采取甲类传染病的报告、控制措施。

### （二）对传染病接触者的管理

接触者是指曾经与传染源发生过接触的人，可能受到感染而处于疾病的潜伏期。对接触者采取的措施叫检疫。可根据具体情况对接触者分别采取医学观察、留验或卫生处理，并适当给予免疫接种或药物预防。

### （三）对病原携带者的管理

应重点对传染病的接触者、曾患传染病者、流行区居民、某些职业（如托幼机构、饮食服务行业）的从业人员进行定时普查，以便及早发现和检出病原携带者。对病原携带者须隔离治疗、随诊观察，教育其养成良好的卫生习惯，必要时调离工作岗位。

### （四）对动物传染源的管理

如属于有经济价值的动物，应尽可能给予隔离、治疗；如无经济价值的动物则应予以灭杀，动物尸体应焚毁或深埋，尽可能减少污染。

## 二、切断传播途径

切断传播途径是预防传染病的重要措施，尤其是对于消化道传染病、虫媒传染病和寄生虫病，更是起主导作用的预防措施。

### （一）一般卫生措施

应根据传染病不同传播途径采取不同措施：

1. **对消化道传染病**　应重点管理、保护水源；加强饮食卫生和粪便管理；消灭苍蝇、蟑螂及讲究个人卫生等。

2. **对呼吸道传染病**　应加强通风、保持室内空气流通新鲜，必要时还可进行空气消毒，流行期间可减少外出或外出戴口罩等。

3. **对虫媒传染病**　大力开展杀虫（蚊子、苍蝇、跳蚤、虱等）、灭鼠等群众爱国卫生运动对切断虫媒传染病的传播途径有着非常重要的意义。

### （二）消毒

消毒是切断传播途径的重要措施。广义的消毒包括消灭传播媒介在内，狭义的消毒是指消灭污染环境的病原体。针对不同传染病可采用物理消毒法或化学消毒法。

## 三、保护易感人群

保护易感人群主要通过提高人群免疫力来实施，提高人群免疫力可以从两个方面进行。

### （一）提高非特异性免疫力

可以通过改善营养、锻炼身体、养成良好的卫生习惯、生活规律、改善居住条件等措施来增强非特异性免疫力。

### （二）提高特异性免疫力

通过接种特异性抗原或抗体，使机体获得针对某种传染病的特异性免疫力，是预防传染病非常重要的措施。

1. **主动免疫（active immunization）**　通过接种疫苗、菌苗或类毒素等抗原，可使机体获得对病毒、细菌及毒素的特异性主动免疫。免疫力多在预防接种后 1 ~ 4 周内出现，但持续时间较长，可保持数月或数年，根据不同情况可在适当时间进行加强接种。

**2. 被动免疫（passive immunization）** 接种抗毒素、特异性高效价免疫球蛋白、丙种球蛋白后，机体可获得特异性被动免疫。特异性被动免疫见效快，可在注射后立即出现，常用于治疗及对接触者的紧急预防（如狂犬病、病毒性乙型肝炎等），但免疫力持续时间短，仅2～3周。

**（三）药物预防**

在传染病流行区及流行季节，可通过预防服药来预防某些传染病，如疟疾疫区可口服乙胺嘧啶进行预防；流行性脑脊髓膜炎流行时，密切接触者可口服磺胺类药物进行预防。

# 第六节 传染病的隔离和消毒

## 一、传染病的隔离

### （一）隔离的定义

隔离（isolation）是将传染病患者（传染源）与健康人和非传染病患者分开，安置在指定地方，进行集中治疗和护理，防止传染和扩散。

### （二）传染病科设施要求

**1. 传染病科门诊的设置**

（1）传染病科门诊应与普通门诊分开，并设单独的出入口、挂号收费处、药房、治疗室、化验室、观察室等。

（2）传染病科门诊内应按传染病的种类、流行情况等分别设置诊室，如设置消化道传染病、呼吸道传染病等诊室，每个诊室为一个隔离单位，只能诊治一类传染病患者。对少见的传染病可不单设诊室，设共用诊室，使用后经消毒处理方可再用。

（3）可开设传染病咨询门诊，指导及解答患者和亲属提出的传染病相关问题。

**2. 传染病房的设置**

（1）传染病房内有患者生活区与医护人员工作区两部分，由较宽的内走廊将之隔开（图1-1）。患者生活区面向开放式外走廊，其中包括病室、患者洗浴间、厕所，专供患者使用。所有的污染衣服、送检标本、尸体等均由外走廊送去。医护人员工作区包括卫生通过间、医护办公室、治疗室、贮藏室等，供工作人员使用。每个病室均应附设缓冲间，供医护人员穿脱隔离衣、洗手、进出病室使用。每个病室与内走廊之间设置供递送药品和器材用的传递柜，柜门有里外两层，使用后要随时将柜门关闭，以保持内走廊少受污染。每个病室通向外走廊的窗下分别设置传递窗和污衣、标本存放柜。

（2）传染病房内应设有消毒柜、紫外线灯、熏箱等消毒设备，并有污物处理、污水净化装置，以及完善的防蚊、蝇和空调设备。

**3. 传染病房隔离单位设置**

（1）以患者为单位划分：每1位患者都有独立的环境和用具，与其他患者进行隔离。

（2）以病种为单位划分：同种传染病患者，可住同一病室，但应与其他病种传染病患者隔离开。

（3）凡未确诊或发生混合感染或危重患者有强烈传染性时，应住单间隔离室。

**4. 传染病房内的区域划分及隔离要求** 根据污染程度及工作需要，将传染病房划分为清洁区、污染区和半污染区。

（1）清洁区：指未与传染病患者接触、未被病原微生物污染的区域。病区内为更衣室、会议室、值班室、配餐室及库房等，病区外为食堂、药房等。

音频：
传染病的隔离和消毒

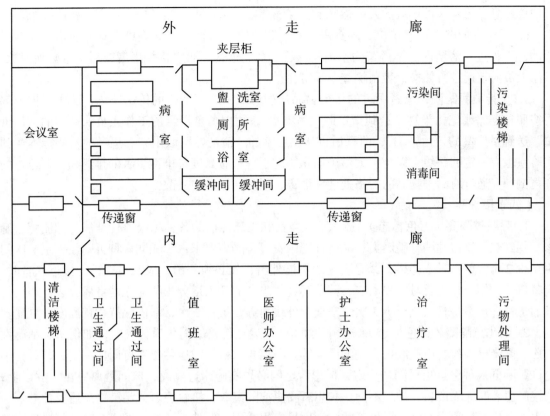

**图 1-1 传染病房平面示意图**

隔离要求：①传染病患者和患者接触过的物品不得进入清洁区；②工作人员不得穿隔离衣、戴口罩、穿隔离鞋进入清洁区。

（2）污染区：指传染病患者直接或间接污染的区域，如病室、患者洗浴间、厕所、外走廊、污物处置室等。

隔离要求：①工作人员进入污染区时需按要求穿隔离衣、戴口罩和帽子、穿隔离鞋；②非单一病种的病房，工作人员需按不同病种穿隔离衣进入病室工作，离开病室时严格消毒双手；③污染区的一切用物必须经严格消毒后方可进入半污染区。

（3）半污染区（潜在污染区）：指有可能被病原微生物污染的区域，如内走廊、治疗室、医护办公室等。

隔离要求：①工作人员进入潜在污染区时一般不穿隔离衣，以减少交叉感染机会；②患者不得进入潜在污染区；③治疗室内已消毒的器械、药品及其他清洁物品要与污染的物品严格区分，分别放置；④由病室带出的物品应消毒后再放入治疗室内一定位置。

**（三）隔离管理制度**

1. 隔离单位应有标记，病室门口挂隔离衣，走廊放置消毒液，一般传染病房门口不需有消毒脚垫，但是收容霍乱患者时门口要有消毒脚垫，并4 h更换一次。

2. 患者不得擅自离开病区，不同病种患者不得相互接触、串门。如需去其他科室检查应有医护人员陪同，并采取相应的隔离措施，以防止病原体的扩散。

3. 按不同病种及传播途径分开使用医疗器械，如体温计、听诊器、叩诊锤等，用完必须消毒。

4. 患者痊愈出院时应进行卫生整顿（淋浴、更衣），病床、被褥、家具等须经彻底清洗、消毒后才能给他人使用。

5. 甲类传染病患者禁止探视，其他传染病患者可定时在指定地点隔栏探视或电视探视。

陪护危重患者的家属可在医护人员指导下，穿隔离衣、戴口罩、帽子进入病室陪护或探视。

6. 工作人员进入隔离单位必须穿隔离衣、戴口罩、戴帽子。穿隔离衣只能在指定范围内活动，不得进入清洁区。不得在病室内坐卧、吸烟、进食。双手接触患者或污染后必须消毒。工作人员应定期进行体检、带菌检查及预防注射。

7. 在传染病医院，患者用过的污染物品从病房取出后有严格的传送路线，医生、护士都要按照这条路线把污染物品送到指定的"污染端"，再由负责消毒的工作人员从病房的"污染端"送到供应室的"污染端"，消毒后再从供应室的"清洁端"取出来。患者的检测标本送到实验室也有一定的路线，以免扩大污染面积。对于一些有高度传染性患者的排泄物，要经过处理再倒掉。通过对污染物品的严格处理和消毒，限制病原体的播散。

### （四）隔离种类

1. **呼吸道隔离（蓝色标志）** 适用于经空气和飞沫传播的各种呼吸道传染病，如流感、麻疹、猩红热、流行性脑脊髓膜炎、流行性腮腺炎等。隔离要求：①相同病种可同住一室，床间距至少 2 m，必要时置屏风；②患者一般不能外出，如必须外出，应戴口罩；③接近患者时，应戴口罩、帽子，必要时穿隔离衣、戴手套；④患者的呼吸道分泌物应先消毒后弃去，痰具每日消毒；⑤病室每日通风至少 3 次，空气紫外线消毒，每日 2 次，室内保持适宜温度、湿度。

2. **消化道隔离（棕色标志）** 适用于经粪 - 口途径传播的消化道传染病，如伤寒、细菌性痢疾、阿米巴痢疾、甲型肝炎、戊型肝炎等。隔离要求：①同病种患者可同住一室，若条件不允许，不同病种患者也可同住一室，但患者之间必须实施床边隔离，床间距离应在 2 m 以上；②接触患者时穿隔离衣，护理不同病种患者要更换隔离衣，接触患者或污染物品后及护理下一个患者前应严格消毒双手；③患者的生活用具专用，用后要消毒。患者的呕吐物及排泄物应随时消毒、然后弃去；④室内设纱窗、纱门，做好防蝇、灭蝇及灭蟑螂工作。

3. **严密隔离（黄色标志）** 适用于甲类传染病或有高度传染性及致死性的传染病，如肺鼠疫、霍乱、咽部白喉、传染性非典型肺炎、人感染高致病性禽流感等。隔离要求：①患者应住单间病室，无条件时，同病种患者可住同一病室，房内物品专用，门窗关闭并禁止随意开放，门外应有"严密隔离"标志，门口应设置用消毒液浇洒的门垫，门把手包有消毒液浸湿的布套，禁止探视和陪住；②凡入室者必须戴帽子、口罩、穿隔离衣及隔离鞋、戴手套。接触患者及污染敷料后护理下一个患者前应严格消毒双手；③污染敷料要装袋，贴签，送消毒处理。患者的分泌物、排泄物及污染品应及时严格消毒处理；④病室每日消毒，患者出院或死亡后，应进行终末消毒。

4. **虫媒隔离** 适用于以昆虫作为媒介的传染病，如流行性乙型脑炎、丝虫病、斑疹伤寒等。隔离要求：①病室要有严密的防蚊、灭蚊设备；②由虱传播的传染病，患者需洗澡、更衣灭虱处理后才能进入病室，患者衣被需灭虱消毒。

5. **接触隔离（橙色标志）** 适用于病原体直接或间接地接触皮肤、黏膜而引起的传染病，如破伤风、狂犬病等。隔离要求：①接触患者时戴口罩、手套、穿隔离衣；②接触患者或污染物品后及护理下一个患者前要洗手，手上有破损者应停止接触此类患者；③污染物品要装袋，贴签，送消毒处理。

6. **血液 / 体液隔离（红色标志）** 适用于由血液、体液及血制品传播的传染病，如乙型肝炎、丙型肝炎、梅毒、艾滋病等。隔离要求：①接触患者或其血液 / 体液时要戴手套、穿隔离衣；若皮肤沾染其血液 / 体液后应立即清洗，必要时消毒液洗手。②工作中注意避免损伤皮肤，用过的针头、注射器应放入防水、耐刺并有标记物和消毒液的容器内，并送中心消毒室做毁形处理。③污染物装袋、贴标签后送出销毁或消毒处理。④血液污染室内物品表面时，要立即用次氯酸钠溶液清洗消毒。

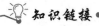

**隔 离 系 统**

1983 年，美国疾病预防控制中心（CDC）提出的隔离系统分为两类，以类别为特征的隔离系统称其为 A 系统，可分为 7 大类，即呼吸道隔离、肠道隔离、严格隔离、接触隔离、结核菌隔离、引流物－分泌物隔离、血液－体液隔离，隔离措施是以切断传播途径为依据；以疾病为特征的隔离系统又称其为 B 系统，B 系统则按照疾病所需选择隔离措施，即"以病选择"，避免隔离措施不全或缺乏针对性，但要求医护人员经过严格训练才能实施。目前，我国大多数医院实行 A 系统隔离法。

## 二、传染病的消毒

### （一）消毒的定义

消毒（disinfection）是指用物理或化学方法消除或杀灭外环境和媒介物上除芽孢以外的所有病原微生物的过程。其目的是消除或杀灭由传染源排到外界环境中的病原体，从而切断传播途。

### （二）消毒种类

1. **疫源地消毒**  疫源地消毒（disinfection of epidemic focus）指对有传染源存在或曾经有过传染源的地点所进行的消毒。按时间又可分为随时消毒和终末消毒。

（1）随时消毒：随时对传染源的排泄物、分泌物以及被污染的物品进行消毒，以便及时杀灭从传染源排出的病原体，防止传播。

（2）终末消毒：是指传染源已离开疫源地所进行的最后一次彻底的消毒措施，以便杀灭残留在疫源地内各种物体上的病原体。如患者出院、转科或死亡后，对其所住的病室和用物等进行的消毒。

2. **预防性消毒**  预防性消毒（preventive disinfection）指对可能受到病原体污染的场所和物品所进行的消毒，以预防传染病的发生，如餐具消毒、饭前便后洗手、病室日常卫生处理等。

### （三）消毒方法

1. **物理消毒法**

（1）机械消毒：常用的方法包括冲洗、刷、擦、抹、扫、铲除、过滤和通风。此类方法只能清除或减少细菌，但不能杀灭病原体，对病毒和立克次体无效。

（2）热消毒：包括煮沸、高压蒸气灭菌、焚烧等方法，可杀灭各种病原体。

（3）辐射消毒：包括紫外线、红外线、日晒法、微波消毒、γ 射线和高能电子束等。紫外线有广谱杀菌作用，但穿透力差，对乙型病毒性肝炎无效。γ 射线可在常温下对不耐热物品灭菌，有广谱杀菌作用，但设备昂贵。

（4）低温等离子灭菌：是将过氧化氢气体灭菌与低温等离子体灭菌结合起来的一种高科技灭菌技术，具有快速、清洁、无毒等优点。主要应用于医疗材质和几何形状都符合要求的医疗器材的灭菌。

2. **化学消毒法**  化学消毒剂可作用于病原体的蛋白质、酶系统或核酸系统，使之氧化、变性、凝固、裂解，从而影响病原体的生理功能，甚至使其结构受到破坏而被杀灭。

（1）氧化消毒剂：如高锰酸钾、过氧乙酸、过氧化氢等，主要靠其强大的氧化能力来灭菌，但有较强的刺激性和腐蚀性。

（2）含氯消毒剂：如含氯石灰（漂白粉）、84 消毒液等，这类消毒剂在水中产生次氯酸，具有强大的杀菌作用，杀菌谱广，作用快，价格低廉，且余氯毒性低，但对金属制品有腐蚀性作用。适用于餐具、水、环境、疫源地等消毒。

（3）醛类消毒剂：常用的有戊二醛、甲醛，具有广谱、高效、快速的杀菌作用，适用于内镜、精密仪器的消毒。

（4）碘类、醇类消毒剂：如 2.5% 碘酊、0.5% 聚维酮碘（碘附）、75% 乙醇等，具有广谱、快速杀菌作用，可供皮肤、食具和医疗器械的消毒。

（5）杂环类气体消毒剂：主要有环氧乙烷、环氧丙烷等，为一种广谱、高效消毒剂，常用于医疗器械、精密仪器和皮毛类消毒。

# 第七节　传染病患者的护理

音频：
传染病的护理评估、诊断

## 一、传染病护理工作特点

传染病有很多不同于其他疾病的特点，故对传染病患者的护理有其特殊性，特别是由于传染病具有传染性，在一定条件下可以造成传播，故对传染病患者的护理除做好常规护理外，还要做好消毒、隔离工作。传染病护理工作特点是：

1. **执行严格的消毒、隔离制度和管理方法**　严格的消毒、隔离制度和管理方法是传染病护理工作的重点，因传染病院（科）是传染病患者集中的场所，易造成院内、外交叉感染，为了有效地控制传染病的传播，要求医护人员、患者及家属必须严格执行隔离、消毒制度。为了做好这一工作，传染病院（科）的工作人员必须了解各种病原体的性质、各种传染病流行过程的三个环节，掌握各种隔离技术和消毒方法。各种管理制度如传染病院（科）的组织设施、探视及陪住制度等也要严格按照消毒、隔离的原则进行。

2. **密切观察病情变化**　由于大多数传染病发病急骤、病情危重、变化快、并发症多，故传染科护理人员应以高度的责任感密切、细致、准确地观察病情，及时发现病情变化，配合医生分秒必争地采取抢救措施，挽救患者生命。

3. **传染病流行前应做好准备工作**　由于某些传染病具有季节性特征，每当流行高峰患者数量增多，危重患者增加，故须根据传染病不同病种，在每次流行高峰前做好充分准备。

4. **护理工作范围广泛**　作为传染科护士不仅要参加治疗和护理患者工作，还要指导患者、家属、工作单位做好消毒、隔离工作，并要进行预防传染病的健康教育。护理人员在做好患者护理的同时还应重视个人防护。

## 二、传染病的常见症状及护理程序

### （一）发热

#### 1. 护理评估

（1）病史：对于发热患者应询问，①起病缓急、发热程度、热程、热型；②伴随症状：如有无皮疹、腹泻、黄疸、意识障碍、头痛、食欲缺乏、呕吐、体重减轻等；③原因及诱因：医疗诊断为何种疾病，有无受凉、劳累等诱因；④处理经过：所应用的针对病原的治疗、退热药物及降温措施的名称、用法及效果等；⑤有无因发热引起的心理反应：如恐惧、紧张、不安，或由于持续高热诊断不明确所引起的焦虑，或有无因住院经济负担过重造成的心理压力；⑥有无传染病接触史。

（2）身体评估：重点评估生命体征、营养状况、意识状态、面色、有无皮疹、皮肤弹性有无减退、全身浅表淋巴结有无肿大、扁桃体大小及有无分泌物、颈部软硬度、肺部叩诊音、呼吸音及啰音、心率及心音强弱、腹部压痛及肝脾大小、神经系统检查等。

（3）实验室及其他检查：血、尿、便常规及病原学、有关血清学、脑脊液、肝功能检查，必要时做胸部 X 线及 B 型超声波检查等。

2. **护理计划**  以护理诊断"体温过高：与病原体感染有关"为例制订护理计划。

（1）目标

1）体温下降直至体温恢复正常，患者舒适感增加。

2）由发热引起的身心反应减轻、消失。

3）患者/家属会复述发热的原因、诱因、治疗方法及预防措施等。

4）患者/家属会实施简单物理降温措施。

（2）护理措施

1）病情观察：应注意观察生命体征、意识状态、出入量、体重、发热引起的身心反应的变化、治疗及护理效果等。

2）环境：发热患者病室应保持适宜的温度、湿度，一般室温维持在18～20℃，湿度60%左右为宜，还应注意通风、避免噪声。

3）休息：传染病患者在症状明显期多表现为高热，故应绝对卧床休息，保持心情平静。注意勤变换体位，使患者有舒适感。

4）饮食护理：应给以高热量、高蛋白、高维生素、易消化的流质或半流质饮食，注意补充足够的液体，必要时静脉输液以保证入量。

5）降温措施：可采用物理降温，如温水擦浴、乙醇擦浴、冰袋、冰敷、冰毯、冷盐水灌肠等。但应注意有些传染病在出疹期禁用物理降温和乙醇擦浴，以避免对皮肤的刺激，对持续高热物理降温效果不明显者可按医嘱采用药物降温，护士应了解解热剂的成分，药理作用、禁忌证等，避免发生不良反应及过敏反应。还应注意用量不宜过大，以免大量出汗引起虚脱。

高热伴惊厥者，可应用亚冬眠疗法治疗。在冰敷前先肌肉或缓慢静脉注射冬眠药物（氯丙嗪和异丙嗪），待患者安静后再在头部及大血管处放置冰袋，使患者体温维持在37～38℃，以后酌情每2～4h肌注半量冬眠药物。亚冬眠疗法维持时间依病情而定。此疗法可使人体新陈代谢处于低水平，耗氧量减少，使中枢神经系统处于保护性抑制状态，减轻脑细胞损害。护理人工冬眠患者时应注意观察生命体征；随时吸痰以保持呼吸道通畅；并应注意做好皮肤护理，防止冻伤。

6）口腔、皮肤护理：协助患者在饭后、睡前漱口，病情危重者给予口腔护理，避免口腔内感染。患者大量出汗后应用温水擦拭，更换内衣、寝具，保持皮肤清洁、干燥，预防感染。

7）药物治疗的护理：病原体感染引起的发热需进行病原治疗，护士应了解病原治疗药物的作用、用法、剂量、用药间隔时间、药物不良反应等，严格按规定用药，以保证药物疗效。

8）健康教育：向患者解释发热的原因、诱因、治疗及有关的传染病预防知识，鼓励患者提出问题，并给予耐心解答，以使其解除焦虑。同时，还应向患者、家属介绍发热时的休息、饮食、饮水要求及物理降温方法，使其参与护理活动，学会自我护理。

（3）评价

1）体温降至正常，发热引起的身心反应消失，患者感到舒适。

2）患者/家属能说出发热的有关知识，并能正确执行1～2种物理降温措施。

**（二）皮疹**

1. **护理评估**

（1）病史：对于出现皮疹的患者应询问，①皮疹出现时间、初发部位、发展情况、皮肤损害性质、损害程度；②伴随症状：询问有无发热、瘙痒等伴随症状；③原因及诱因：询问引起皮疹的疾病，有无食物或药物过敏史等；④处理经过：应用药物的名称、方法、不良反应、效果等；⑤传染病接触史及预防接种史。

（2）身体评估：重点评估生命体征，意识状态，面色，皮疹的性质、部位、形态，全身浅表淋巴结有无肿大，扁桃体大小及有无分泌物，颈部软硬度，肝脾大小，神经系统检查等。

（3）实验室及其他检查：血常规、粪便常规及病原学、有关血清学、脑脊液检查等。

2. **护理计划** 以护理诊断"皮肤完整性受损：皮疹：与病原体和（或）代谢产物造成皮肤血管损伤有关"为例制订护理计划：

（1）目标

1）皮肤不发生继发性损伤及感染。

2）患者/家属能说出加重皮肤损伤的各种因素。

3）患者/家属会实施最有效的皮肤自我护理。

（2）护理措施

1）病情观察：①生命体征；②意识状态；③皮疹性质、数量、部位的变化；④伴随症状的变化；⑤治疗及护理效果等。

2）病室应保持整洁、定时通风、定时空气消毒。

3）休息：皮疹较重、伴有发热等症状者应卧床休息。

4）饮食：应避免进食辛辣、刺激性食物。

5）皮肤护理

①注意保持皮肤清洁，每日用温水轻擦皮肤，禁用肥皂水、乙醇擦拭皮肤。

②有皮肤瘙痒者应避免搔抓，防止皮肤损伤造成感染。应注意修剪指甲，幼儿自制能力差，可将手包起来。皮肤剧痒者可涂止痒剂等。

③皮肤结痂后让其自行脱落，不要强行撕脱，翘起的痂皮可用消毒剪刀剪去。疹退后若皮肤干燥可以涂以润肤露保护皮肤。

④对大面积瘀斑的坏死皮肤应注意保护，定时进行皮肤消毒。翻身时应注意避免拖、拉、拽等动作防止皮肤擦伤，并应防止大、小便浸渍。也可使用保护性措施，如海绵垫、气垫等，尽量不使其发生破溃。

⑤若皮疹发生破溃后应注意及时处理，小面积者可涂以0.5%聚维酮碘（碘附）或抗生素软膏，大面积者用消毒纱布包扎，防止继发感染。如有感染者定时换药，必要时敷以中药以促进组织再生。医务人员操作前注意洗手，还应注意病室空气定时消毒。

⑥衣着应宽松、舒适、柔软，内衣裤应勤换洗。床褥应保持清洁、松软、平整、干燥，必要时高压消毒后使用。

⑦有些发疹性传染病可伴有口腔黏膜疹，应注意做好口腔护理，每日用温生理盐水彻底清洗口腔2~3次，每次进食后用温水轻拭口腔，以保持口腔清洁、黏膜湿润。

6）药物治疗的护理：根据引起皮疹的不同病因，配合医生进行原发病治疗，注意用药方法、剂量、效果及不良反应等。

7）向患者/家属讲解皮肤护理的重要性及加重皮肤损伤的因素，并教授其上述皮肤护理的方法。

（3）评价

1）皮肤保持完好，无继发损伤及感染。

2）患者/家属能说出加重皮肤损伤的各种因素，并能正确执行皮肤护理。

**（三）焦虑**

1. **护理评估**

（1）病史：①评估焦虑的原因，如是否由于本人及社会关系网对患传染病及消毒、隔离认识不足；或由于疾病痛苦；或担心疾病预后不良；或忧虑患病对工作、学习的影响等。②根据焦虑表现评估焦虑等级及持续时间。③评估由于焦虑所致的日常活动的变化，如对食欲、睡眠及处理个人卫生能力的影响。④评估患者对焦虑的应对能力，能否用恰当的应对机制进行应对。

（2）身体评估：注意有无心率、血压、呼吸频率、面色、出汗、注意力、定向力、语速、语调等改变。

2. 护理计划 以护理诊断"焦虑：与住院隔离和（或）不了解疾病的预后有关"为例制订护理计划。

（1）目标

1）患者能描述自己的焦虑及其应对方式。

2）焦虑所引起生理和心理的不适感减轻。

3）患者会应用有效的应对机制来控制焦虑。

（2）护理措施

1）观察患者焦虑表现：如面色变化、出汗、坐立不安、注意力不能集中、失眠、厌食、尿频、定向力变化等，根据其表现评估焦虑程度。

2）与患者进行有效的沟通，尊重患者，态度要和蔼，耐心倾听患者叙述，鼓励其述说、认同患者目前的应对方式。

3）提供安全、舒适的环境，减少对患者的不良刺激。

4）针对患者焦虑原因进行指导与教育：首先，使患者认识自己的焦虑，帮助其分析产生焦虑的原因，针对焦虑原因进行指导与教育，如向患者介绍住院环境，生活制度，消毒隔离的目的、方法、要求、解除隔离的标准及隔离时间。说明隔离的目的是保护患者、保护他人、防止交叉感染，希望患者自觉遵守隔离制度。护理人员对患者要热情，千万不可流露出怕传染的厌恶情绪。

对于进行抢救的患者，护士应保持镇静，守候在患者身边，密切观察病情变化，及时采取措施。应态度认真、动作迅速、技术熟练、工作有条不紊，并向患者介绍周围环境，这些都会使患者产生可信赖感、安全感，从而消除焦虑、紧张不安心理。对于慢性传染病患者，应向其介绍疾病发展过程、预后、治疗过程中的注意事项、复发因素等。护士应对患者表示理解与同情，并根据每个患者的不同情况教会其应对措施。

5）指导患者使用松弛术，如进行深而慢的呼吸、气功、按摩、听轻松愉快的音乐等，也有助于减轻焦虑。

（3）评价

1）焦虑减轻，舒适感增加。

2）患者已学会应用有效的应对机制来控制焦虑。

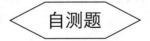

自测题

## 一、选择题

1. 可作为传染病检疫和留检接触者的重要依据是

    A. 传染期               B. 隔离期               C. 潜伏期

    D. 恢复期               E. 前驱期

2. 传染病的下列特征中最主要的是

    A. 有病原体             B. 有传染性             C. 有地方性

    D. 有季节性             E. 有免疫性

3. 保护易感人群最重要的免疫措施是

    A. 接种疫苗、菌苗、类毒素         B. 注射高效价免疫球蛋白

    C. 口服中草药                    D. 接种抗毒素

E. 注射丙种球蛋白

4. 关于切断传播途径的措施，下列概念哪项是错误的
    A. 对肠道传染病应着重做好"三管一灭"措施
    B. 对呼吸道传染病应保持室内空气流通，戴口罩，必要时进行空气消毒
    C. 对虫媒传染病应因地制宜采取药物或其他措施，进行防虫、杀虫、驱虫
    D. 对接触性传染病首先应接种疫苗
    E. 经皮肤传染的疾病主要要搞好个人防护，如在血吸虫病流行区下水前涂防护剂

5. 关于消化道隔离，下列哪项是错误的
    A. 最好同一病种患者收住同一病室
    B. 工作人员接触患者时应穿隔离衣、戴帽子及口罩、穿隔离鞋
    C. 患者的用品、食具、便器、排泄物、呕吐物均需消毒
    D. 病室应有防蝇及灭蝇设施
    E. 患者出院后不必进行终末消毒

6. 关于消毒的概念，下列哪项是错误的
    A. 消毒的种类包括疫源地消毒和预防性消毒
    B. 疫源地消毒包括随时消毒和终末消毒
    C. 终末消毒指预防性消毒
    D. 预防性消毒是指对可能受病原体污染的场所、物品所作的消毒措施
    E. 病室的日常卫生处理、餐具消毒等属预防性消毒

7. 在我国，属于丙类传染病的是
    A. 麻疹      B. 流行性出血热     C. 流行性脑脊髓炎
    D. 麻风病      E. 流行性乙型脑炎

## 二、思考题

1. 感染过程有哪几种表现？分别叙述每种表现的定义。
2. 传染病流行过程的基本条件是什么？
3. 传染源包括什么？常见的传播途径有哪几种？
4. 传染病有哪几个基本特征？病程发展分哪几个阶段？是如何划分的？
5. 传染病的预防从哪几个方面进行？各有哪些措施？
6. 传染病的隔离有哪几种？各种隔离有哪些具体措施？
7. 对有发热、皮疹及有焦虑症状的传染病患者如何护理？

（朱青芝）

## 第二章

# 病毒感染性疾病

 **学习目标** ·············································································➤

1. 说出本章各种病毒感染性疾病的病原学特点。
2. 结合各种病毒感染性疾病的发病机制解释其临床表现。
3. 描述各种病毒感染性疾病的常用实验室及其他检查。
4. 解释各种病毒感染性疾病的治疗要点。
5. 结合各种病毒感染性疾病的流行病学制定预防措施。
6. 应会进行各种病毒感染性疾病患者的整体护理及健康教育。
7. 运用所学知识树立关心病人、尊重病人、保护病人隐私的护理职业精神。

# 第一节 病毒性肝炎

> **案例 2-1**
>
> 　　患者，男性，24岁，因发热，乏力、食欲减退、厌油1周，尿色加深3日入院。
>
> 　　患者1周前无明显诱因出现发热、乏力、食欲缺乏、厌油、恶心、呕吐，热退后，尿色逐渐加深，呈浓茶样改变，无腹胀、腹痛、关节疼痛。
>
> 　　身体评估：T 36.7 ℃，P 80 次 / 分，R 18次 / 分，BP 110/80 mmHg。神志清楚，急性病容，皮肤巩膜明显黄染，未见肝掌、蜘蛛痣，心肺检查无异常，腹平软，肝肋下2 cm，有压痛，脾肋下未及，腹水（－）。
>
> 　　辅助检查：白细胞$4.6×10^9$/L，红细胞$4.2×10^{12}$/L，血红蛋白125 g/L，血小板$160×10^9$/L；尿胆红素（＋），尿胆原（＋）；ALT 90 U/L，AST 120 U/L。
>
> **问题：** 1. 患者可能的医疗诊断及诊断依据是什么？
>
> 　　　　2. 目前该患者主要的护理诊断有哪些？
>
> 　　　　3. 如何对患者进行护理及健康教育？

　　病毒性肝炎（viral hepatitis）是由多种肝炎病毒引起的，以肝损害为主的一组全身性传染病。按照病原学明确分类的有甲型肝炎、乙型肝炎、丙型肝炎、丁型肝炎和戊型肝炎。甲型和戊型肝炎多表现为急性感染，乙型、丙型和丁型肝炎多呈慢性感染，少数病例可发展为肝硬化，甚至发展为肝细胞癌。各型病毒性肝炎临床表现相似，均以乏力、食欲减退、厌油、腹胀、肝增大、肝功能异常为主要临床特征，部分患者有黄疸表现。重型肝炎虽不常见，但病死率高。

## 病原学

目前已经明确的病毒性肝炎病原体有甲型肝炎病毒（hepatitis A virus，HAV）、乙型肝炎病毒（hepatitis B virus，HBV）、丙型肝炎病毒（hepatitis C virus，HCV）、丁型肝炎病毒（hepatitis D virus，HDV）和戊型肝炎病毒（hepatitis E virus，HEV）。近年来还发现了庚型肝炎病毒（hepatitis G virus，HGV）和输血传播病毒（transfusion transmitted virus，TTV），但这两型肝炎病毒对肝的致病性尚待进一步研究。

### （一）甲型肝炎病毒

属小 RNA 病毒科嗜肝病毒属，呈球形，直径为 27 ~ 32 nm，无包膜。病毒颗粒主要含蛋白质衣壳（具有抗原性）和核酸。HAV 有 7 个基因型，能感染人的只有 1 个血清型，感染后能产生 IgG 型和 IgM 型抗体。IgM 型抗体出现早，一般持续 8 ~ 12 周，少数可持续半年左右，是近期感染的标志；IgG 型抗体则可长期存在，是既往感染和免疫接种后的标志。

HAV 对外界抵抗力较强，耐酸碱，在贝壳类动物、污水、淡水、海水、泥土中能存活数月。80 ℃加热 5 min 或 100 ℃加热 1 min 方可将其完全灭活。对紫外线、氯、甲醛均敏感。

### （二）乙型肝炎病毒

属嗜肝 DNA 病毒科正嗜肝 DNA 病毒属。完整的 HBV 颗粒，直径 42 nm，又名戴恩（Dane）颗粒，由外壳与核心 2 个部分组成，其外壳中含有 HBV 表面抗原（HBsAg）、前 S1 抗原及前 S2 抗原。HBsAg 在肝细胞内合成，大量释放于血液循环中，在电镜下呈球形或管状，没有感染性；核心部分含环状双股 DNA、DNA 聚合酶（DNAP）、核心抗原（HBcAg）、e 抗原（HBeAg），是病毒复制的主体。HBV 有 3 对抗原抗体系统。

HBV 的抵抗力很强，对于一般浓度的消毒剂都能耐受。但煮沸 20 min、65 ℃高温 10 h 或高压蒸气灭菌 122 ℃ 10 min 均可将其灭活，0.2% 苯扎溴铵及 0.5% 过氧乙酸可将其灭活。

### （三）丙型肝炎病毒

属于黄病毒科，为单股正链 RNA 病毒，直径 50 ~ 60 nm，易变异，不易被机体清除。HCVRNA 在血清中检出，表示血液中有 HCV 存在，并具有传染性。HCV 对有机溶剂敏感，煮沸 10 min 或 60 ℃时 10 h，10% 氯仿、高压蒸汽和紫外线等均可使之灭活。

### （四）丁型肝炎病毒

丁型肝炎病毒是一种缺陷的嗜肝单链 RNA 病毒，直径 35 ~ 37 nm，必须在 HBV 或其他嗜肝 DNA 病毒的辅助下才能复制、表达抗原及引起肝损害。因此，大多数情况下是在 HBV 感染的基础上感染 HDV，称重叠感染，亦可 HDV 与 HBV 同时感染人体称联合感染。当 HBV 感染结束时，HDV 感染亦随之结束。

### （五）戊型肝炎病毒

属单股正链 RNA 病毒，直径 27 ~ 34 nm。本病毒不稳定，4 ℃保存易裂解，碱性环境下较稳定，加热、氯仿可将其灭活。猕猴对 HEV 最易感。

## 流行病学

### （一）传染源

1. **甲型、戊型肝炎** 传染源主要为急性期患者和亚临床感染者。患者在起病前 2 周至起病后 1 ~ 2 周经粪便排出病毒数量最多，该阶段传染性也最强。

2. **乙、丙、丁型肝炎**传染源主要为急、慢性患者，亚临床感染者和病毒携带者，其中慢性患者和病毒携带者是重要的传染源，其传染性与病毒复制或体液中乙型肝炎病毒的 DNA 含量成正比关系，病毒携带时间与感染年龄和人体免疫状态关系密切，感染时年龄越小，病毒携带时间越长。

**（二）传播途径**

甲型、戊型肝炎，以粪—口途径传播为主，日常生活接触传播最常见，多为散发病例，水源和食物污染可致暴发流行。乙、丙、丁型肝炎传播途径较复杂，其主要传播途径有：①血液（体液）传播，是最主要的传播方式，可通过输血和血制品、手术、注射、血液透析、器官移植、免疫接种、针刺、剃刀、共用牙刷等传播，HCV 感染主要通过输血途径，占输血后肝炎70% 以上；②生活密切接触传播，HBV 可存在于传染源的精液、阴道分泌物、唾液、乳汁中，以精液、阴道分泌物传染性较大，性接触传播是成年人 HBV 传播的重要方式之一；③母婴传播，包括经胎盘宫内感染、围产期或分娩过程传播以及分娩后哺乳、喂养等途径传播。

**（三）人群易感性**

人对各型肝炎病毒普遍易感，感染后可产生一定程度的免疫力，各型间无交叉免疫。甲型肝炎以儿童多见，其次是青年人，感染后可获持久免疫力；乙型肝炎感染多发生于婴幼儿及青少年，随年龄增长而易感性降低，乙肝的高危人群包括 HBsAg 阳性母亲的新生儿、HBsAg 阳性者的家属、反复输血或血制品者、血液透析患者、接触血液的医务工作者等；丙型肝炎对各年龄组普遍易感，常与输血与血制品、共用注射器注射毒品等有关；丁型肝炎的易感者为HBsAg 阳性的急慢性肝炎或病毒携带者；戊型肝炎以青壮年多见，孕妇及老年人感染后易发展为重型肝炎，病死率高。

**（四）流行特征**

甲肝全年均可发病，秋冬季高峰明显，隐性感染多见，与人群生活条件、经济状况、卫生水平、饮食习惯等有关；戊型肝炎流行于夏秋季节，多发生于雨水、洪水后，呈地方性流行。乙、丙、丁型肝炎无明显季节性，以散发为主。我国是乙型肝炎高发区，有家庭聚集现象。近年来随着乙肝疫苗的普遍接种，HBV 感染率已明显降低。

### ▶ 发病机制与病理变化

HAV 经口感染后，经肠道入血，引起短暂病毒血症侵入肝细胞内，其引起肝细胞损伤的机制认为与病毒直接损伤和免疫损伤有关。HEV 的发病机制与 HAV 相似。

HBV 通过注射或破损皮肤、黏膜进入机体后，经血液到达肝和其他器官，其发病机制为细胞免疫反应所致，肝细胞的病变取决于机体的免疫状态。机体免疫功能正常者感染 HBV 后，多表现为急性肝炎，通过免疫反应清除 HBV 则可痊愈；当机体免疫功能处于免疫耐受状态时，多成为无症状携带者；当机体免疫功能低下时，则导致慢性肝炎；当机体免疫功能亢进时，可导致大片肝细胞坏死，发生急性重型肝炎。

HCV 和 HDV 引起肝细胞损伤的机制，目前认为可能是免疫应答和直接损伤的共同作用。

各型肝炎基本病变以肝细胞损害为主，肾、胰、脑、关节、皮肤及心血管系统也有一定损害，主要表现为弥漫性肝细胞变性、坏死、再生、炎症细胞浸润和间质增生。

### ▶ 临床表现

潜伏期：甲型肝炎 2 ~ 6 周，平均为 4 周；乙型肝炎 1 ~ 6 个月，平均 3 个月；丙型肝炎2 周 ~ 6 个月，平均为 40 天；丁型肝炎 4 ~ 20 周；戊型肝炎 2 ~ 9 周，平均 6 周。

**（一）急性肝炎**

各型肝炎病毒均可引起急性肝炎，包括急性黄疸型肝炎和急性无黄疸型肝炎。

**1. 急性黄疸型肝炎**

（1）黄疸前期：该期主要表现为发热、乏力、食欲减退、厌油、恶心、呕吐、腹胀、肝区疼痛、尿色逐渐加深等症状。肝功能检查以丙氨酸氨基转移酶（ALT）和天门冬氨酸（AST）转移酶升高为主，本期多持续 5 ~ 7 日。

（2）黄疸期：发热消退，症状稍好转，但尿色更黄更深，巩膜、皮肤黄染明显，1 ~ 3 周内黄疸达高峰。部分患者可有一过性粪色变浅、皮肤瘙痒、心动过缓等梗阻性黄疸表现。体格检查可有肝大、有压痛及叩击痛，部分病例可有轻度脾大。肝功能检查 ALT 和胆红素增高，尿胆红素阳性，此期持续 2 ~ 6 周。

（3）恢复期：症状逐渐减轻或消失，黄疸消退，肿大的肝、脾回缩。肝功能逐渐恢复正常，此期持续 1 ~ 2 个月。

**2. 急性无黄疸型肝炎** 较急性黄疸型肝炎多见，占急性肝炎的 90% 以上。起病缓慢，无黄疸表现，且乏力、食欲减退、腹胀、肝区疼痛等症状均较黄疸型肝炎轻，一般不易诊断，常成为重要的传染源。恢复较快，病程大多在 3 个月内。乙型、丙型、丁型无黄疸型肝炎患者易转为慢性。

### （二）慢性肝炎

慢性肝炎是指急性肝炎病程超过半年；或原有乙型、丙型、丁型肝炎或 HBsAg 携带史而因同一病原再次出现肝炎症状、体征和肝功能异常者；部分患者发病日期不确定或无急性肝炎病史，但根据肝病理学或临床表现、实验室检查等综合分析符合慢性肝炎表现。按病情严重程度可分为三度：

**1. 轻度慢性肝炎** 起病隐匿，病情较轻，症状不明显，或虽有症状但肝功能指标仅有 1 项或 2 项轻度异常者。

**2. 中度慢性肝炎** 病情严重程度居于轻、重度之间者。

**3. 重度慢性肝炎** 症状明显或持续，可伴有肝病面容、肝掌、蜘蛛痣、肝脾大及肝功能明显异常，常有中度以上黄疸，白 / 球比例倒置。

### （三）重型肝炎

重型肝炎是病毒性肝炎中最严重的一种类型，发生率为 0.2% ~ 0.5%，预后差，病死率 80% ~ 90%。各型肝炎均可引起重型肝炎，可因劳累、精神刺激、营养不良、服用损肝药物、饮酒、重叠或合并感染等诱发。

**1. 急性重型肝炎** 亦称暴发型肝炎，以急性黄疸型肝炎起病，但病情发展迅速，起病 10 日内出现高热、极度乏力、严重的消化道症状及精神神经症状。主要表现：①黄疸迅速加深，呈"酶 - 胆分离"；②肝进行性缩小、肝臭；③出血倾向，PTA ＜ 40%；④迅速出现腹水或中毒性鼓肠；⑤精神神经系统症状（Ⅱ度以上肝性脑病）；⑥肝肾综合征，出现少尿甚至无尿，血尿素氮升高等。病程一般不超过 3 周，常因肝性脑病、出血、感染、肝肾综合征等并发症而死亡。

**2. 亚急性重型肝炎** 亦称亚急性肝坏死，发病 10 日以上出现上述表现，肝性脑病多出现在疾病的后期，腹水明显。此型病程可长达 3 周至数月，易发展为坏死性肝硬化，一旦出现肝肾综合征，预后不良。

**3. 慢性重型肝炎** 在慢性肝炎或肝炎后肝硬化基础上发生的重型肝炎。此型肝炎的特征为慢性肝炎或肝炎后肝硬化病史、体征、肝功能损害、亚急性重型肝炎的表现，预后差，病死率高。

### （四）淤胆型肝炎

亦称毛细胆管型肝炎，以肝内淤胆为主要表现的一种特殊临床类型。急性淤胆型肝炎起病类似急性黄疸型肝炎，但黄疸深且持续 3 周以上、消化道症状轻，同时伴大便颜色变浅或呈灰白色、皮肤瘙痒等肝内梗阻性黄疸表现。ALT 多为中度升高。尿中胆红素强阳性，而尿胆原阴性，黄疸可持续数月至 1 年以上，大多数患者可顺利恢复。在慢性肝炎或肝硬化基础上发生上述表现者称为慢性淤胆型肝炎，预后较差。

## ▶ 并发症

甲型与戊型肝炎仅引起急性肝炎，少数发展为重型肝炎，并发症少见。乙型、丙型肝炎可转为慢性，肝内并发症有肝硬化、肝细胞癌、脂肪肝；肝外并发症有胆道炎症、糖尿病、再生障碍性贫血、心肌炎、肾小球肾炎等；也可发生重型肝炎，引起肝性脑病、继发感染、出血、电解质紊乱及肝肾综合征等。

## ▶ 实验室及其他检查

### （一）肝功能检查

1. **血清酶测定** 以丙氨酸转氨酶（ALT）最为常用，是判断肝细胞损害的重要指标。急性肝炎在黄疸出现前3周，ALT即开始升高，黄疸消退后2~4周恢复正常；慢性肝炎可持续或反复升高；重型肝炎时因大量肝细胞坏死，ALT随黄疸迅速加深反而下降，呈胆-酶分离现象。天门冬氨酸转氨酶（AST）在肝细胞炎症时亦升高。碱性磷酸酶（ALP）和γ-谷氨酰转移酶（γ-GT）明显升高有助于梗阻性黄疸的诊断。

2. **血清蛋白测定** 白蛋白只在肝合成，球蛋白则由浆细胞和单核-巨噬细胞系统合成。当肝功能损害时，肝合成白蛋白（A）减少，同时因较多抗原物质进入血液刺激免疫系统，合成的大量免疫球蛋白（G），出现A/G比值下降或倒置，对慢性肝炎或肝硬化的诊断有一定参考价值。

3. **血清和尿胆红素测定** 血清胆红素是判断肝损伤程度的重要指标之一。黄疸型肝炎时血清总胆红素、直接胆红素和间接胆红素、尿胆原和尿胆红素均升高。淤胆型肝炎则以直接胆红素、尿胆红素增加为主，尿胆原减少或阴性。

4. **凝血酶原时间（PT）及凝血酶原活动度（PTA）检查** 凝血酶原主要由肝合成，肝病时凝血酶原时间延长。PTA高低与肝损害程度成反比。PTA < 40%是重型肝炎或肝衰竭的重要诊断依据之一，越低提示预后越差。

### （二）肝炎病毒血清标志物检测

**表 2-1 肝炎病毒血清标志物及临床意义**

| 肝炎类型 | 血清标志物 | 临床意义 |
|---|---|---|
| 甲型肝炎 | 抗-HAV-IgM | 提示HAV现症感染 |
| | 抗-HAV-IgG | 既往感染HAV，现已产生免疫 |
| 乙型肝炎 | HBsAg | 体内有HBV或是HBsAg携带者 |
| | 抗-HBs | HBV感染后或接种乙肝疫苗后所产生的保护性抗体 |
| | HBeAg | 提示HBV复制活跃，传染性较强，持续阳性则易转为慢性 |
| | 抗-HBe | 提示HBV复制减弱，传染性降低 |
| | HBcAg | 是HBV存在的直接证据，但一般方法不易检出 |
| | 抗-HBc | 高滴度为正在感染HBV的标志，低滴度为既往感染过HBV |
| | 抗-HBc-IgM | 表示HBV急性感染或HBV慢性感染急性发作期，提示复制活跃 |
| | 抗-HBc-IgG | 表示有HBV感染（包括过去和现在感染） |
| | HBV-DNA | 提示HBV存在并在体内复制 |
| | DNAP | 是HBV复制的重要指标 |
| 丙型肝炎 | 抗-HCV | 不是保护性抗体，是HCV感染的标志，能较长时间存在 |
| | 抗-HVC-IgM | 出现于丙型肝炎急性期或慢性活动期，治愈后消失 |
| | HCV-RNA | 为HCV复制和传染性的依据 |

| 肝炎类型 | 血清标志物 | 临床意义 |
|---|---|---|
| 丁型肝炎 | HDAg | HDV 感染的标志 |
| | 抗 -HDV-IgM | 急性 HDV 感染的标志 |
| | 抗 -HDV-IgG | 慢性 HDV 感染的标志 |
| | HDV-RNA | HDV 感染的标志 |
| 戊型肝炎 | 抗 -HEV-IgM | HEV 近期感染的标志 |
| | 抗 -HEV-IgG ≥ 4 倍急性期水平 | HEV 近期感染的标志 |

### （三）影像学检查

B 超检查有助于鉴别梗阻性黄疸、脂肪肝及肝内占位性病变。对肝硬化有较高的诊断价值，可显示肝表面变化，门静脉、脾静脉直径，脾大小，有无腹水。在重症肝炎时可动态观察肝大小变化。

### （四）肝组织病理检查

对明确诊断、衡量炎症活动度、纤维化程度及评估疗效具有重要价值。不仅可观察肝微细变化，还可在肝组织中原位检测病毒抗原或核酸，以了解病毒复制状态。

## ▶ 诊断要点

1. **流行病学资料** 有与肝炎患者密切接触史，有输血液及血液制品、血液透析等应用史，HBV 感染的母亲所生的婴儿等。

2. **临床表现** ①急性肝炎：常有畏寒、发热、乏力、厌食并伴有黄疸、腹胀、肝大等；②慢性肝炎：肝炎病程持续半年以上，常有乏力、厌食、腹胀、肝区不适并伴有蜘蛛痣、肝掌等；③重型肝炎：急性肝炎病情迅速恶化，起病 10 日内出现高热、酶 - 胆分离、肝进行性缩小、肝臭、PTA < 40%、Ⅱ度以上肝性脑病等为急性重型肝炎，起病 10 日以后出现上述表现为亚急性重型肝炎。

3. **实验室检查** 多数患者结合肝功能、肝炎病毒标记物检测易于明确诊断。

## ▶ 治疗要点

病毒性肝炎目前尚无特效治疗方法，各型肝炎的治疗原则均以充足的休息、营养为主，辅以适当的药物治疗，避免饮酒、过度劳累及使用肝损害的药物。

### （一）急性肝炎

以一般治疗和对症、支持治疗为主。症状明显和有黄疸者应卧床休息，辅以适当药物，如各种 B 族维生素和维生素 C 等，药物不宜太多，以免加重肝负担。除急性丙型肝炎外，一般不主张应用抗病毒药物，急性丙型肝炎则以早期应用干扰素联合利巴韦林进行抗病毒治疗为宜。黄疸型肝炎可采用中医中药治疗，效果肯定。

### （二）慢性肝炎

慢性肝炎患者根据具体情况采用综合性治疗方案，包括合理休息和营养，保持心理平衡，改善和恢复肝功能以及抗病毒和抗纤维化等治疗。

1. **一般治疗** 适当休息、合理饮食、心理辅导。

2. **药物治疗**

（1）改善和促进肝功能恢复：包括非特异性护肝药，如各种维生素类、葡糖醛酸内酯（肝泰乐）、肌酐、三磷腺苷（ATP）、辅酶 A 等；降酶药，如五味子制剂（联苯双酯等）、山豆根类（苦参碱等）、甘草提取物、垂盆草制剂等；退黄药，如丹参、茵栀黄、门冬氨酸钾镁、前列腺素 E1 等。

（2）抗病毒治疗：常用药物有 α 干扰素（IFN-α）和核苷类似物如拉米呋定、阿德福韦、恩替卡韦、替比夫定等。α 干扰素主要通过诱导宿主产生细胞因子起作用，成人每次 300 万～500 万单位，每周 3 次，皮下或肌内注射，疗程半年，根据病情可延长至一年；拉米夫定为反转录酶抑制剂，能有效抑制乙肝病毒复制，改善肝组织病变，但无法彻底清除乙肝病毒。

（3）其他药物：如胸腺素、转移因子、特异性免疫核糖核酸等免疫调节剂。丹参、冬虫夏草、γ 干扰素等抗纤维化药物亦可选用。

### （三）重型肝炎

重型肝炎病情进展迅速，病死率高，应积极抢救。治疗原则采用以支持、对症、抗病毒治疗为基础的综合性治疗，促进肝细胞再生，预防和治疗各种并发症，有条件时可采用人工肝支持系统，争取适当时机行肝移植。

**1. 一般支持疗法** 患者应绝对卧床休息，密切观察病情。保证热量供应，尽量减少食物中蛋白质的摄入，以减少肠道内氨的生成，补充足量 B 族维生素、维生素 C 及维生素 K，输入新鲜血浆、白蛋白或免疫球蛋白，以加强支持治疗。注意维持水、电解质及酸碱平衡。

**2. 促进肝细胞再生** 肝细胞生长因子（HGF）、前列腺素 E1 等。

**3. 并发症治疗**

（1）肝性脑病：

①氨中毒的防治：静滴乙酰谷酰胺、谷氨酸钠、盐酸精氨酸、门冬氨酸钾镁，口服乳果糖，以酸化肠腔减少氨吸收及保持大便通畅；②维持氨基酸比例平衡：可用氨基酸制剂；③治疗脑水肿：快速滴注 20% 甘露醇和呋塞米（速尿）脱水治疗。

（2）出血：使用止血药物，也可输入新鲜血、血小板或凝血因子等。

（3）继发感染：根据药敏试验及临床经验选用抗生素。

（4）肝肾综合征：避免肾损害药物及引起血容量不足的诱因，目前尚无有效治疗方法。

## ▶ 预防

### （一）管理传染源

急性肝炎患者隔离期按各型病毒性肝炎的传染期而定，慢性肝炎患者和病毒携带者根据病毒复制情况评估传染性。符合抗病毒适应证者应尽快抗病毒治疗。现症感染者禁止从事食品加工、饮食服务及幼托保育工作。HBV、HCV 感染者禁止献血。

### （二）切断传播途径

**1. 甲型和戊型肝炎** 注意环境卫生，如水源保护、粪便管理、饮水消毒、食具消毒、食品卫生等，养成良好的个人卫生习惯，饭前便后洗手，不饮生水、不吃生食等。

**2. 乙、丙、丁型肝炎** 严格遵循医院感染管理中的标准防护原则。加强血制品管理，防止输血感染。医疗器械一用一消毒，接触患者后用肥皂和流动的水洗手。HBV 感染的孕妇实施母婴阻断。服务业所用理发、美容、文身等器具应严格消毒，注意个人卫生，不共用剃须刀和牙具等个人用品。

### （三）保护易感人群

1. 血清抗 HAV IgG 阴性者可注射甲型肝炎减毒活疫苗或甲型肝炎纯化疫苗。对近期与甲型肝炎患者密切接触者，可用人血丙种球蛋白进行被动免疫。

2. 接种乙型肝炎疫苗是预防乙型肝炎的重要措施。新生儿、15 岁以下未免疫人群、与 HBV 感染者密切接触者、医务人员、同性恋患者以及幼托、食品行业从业人员是主要接种对象。乙型肝炎疫苗全程应按照 0、1、6 个月进行接种，新生儿要求在出生后 24 h 内接种乙型肝炎疫苗；对 HBsAg 阳性母亲的新生儿，除接种乙肝疫苗外，还应在 24 h 内注射乙型肝炎免疫球蛋白（HBIG）；意外接触 HBV 感染者血液和体液后，应及时进行主动和被动免疫。

3. 丙型、丁型肝炎目前尚无疫苗，戊型肝炎可用我国自主研制的"重组戊型肝炎疫苗"进行预防。

 **知识链接**

### 我国病毒性肝炎发病与流行情况

我国是病毒性肝炎的高发地区，发病率高。2010 年我国报告病毒性肝炎病例近 132 万例，死亡 884 例，位居传染病发病之首，其中乙肝占所有肝炎病例的 80%。2006 年全国乙型肝炎血清流行病学调查结果：1 ～ 59 岁人群 HBsAg 携带率为 7.18%，15 岁以下儿童 HBsAg 携带率为 2.08%，与 1992 年全国病毒性肝炎血清流行病学调查结果相比，我国 1 ～ 59 岁人群 HBsAg 阳性率下降了 2.5 个百分点，15 岁以下儿童下降更明显，下降 7 ～ 8 个百分点。特别是 4 岁以下儿童携带率已降至 0.96%，达到发达国家水平。我国乙型肝炎疫苗于 1982 年面世，经过 16 年的推广应用，证明该疫苗安全有效，对我国乙型肝炎预防，尤其是阻断母婴传播起到了重要作用。

## ▶ 护理

### （一）主要护理诊断

1. 营养失调：低于机体需要量　与食欲下降、呕吐、腹泻、消化和吸收功能障碍有关。
2. 活动无耐力：与肝功能受损、能量代谢障碍有关。
3. 有皮肤完整性受损的危险：与胆盐刺激皮肤神经末梢引起瘙痒搔抓、组织受压有关。
4. 焦虑：与隔离治疗、久治不愈、担心预后等有关。
5. 知识缺乏：缺乏肝炎防治和护理知识。
6. 潜在并发症：肝性脑病、上消化道出血、感染、肝肾综合征等。

### （二）主要护理措施

1. **隔离**　甲型、戊型肝炎进行消化道隔离 3 ～ 4 周，嘱患者注意个人卫生，饭前便后要洗手。乙、丙、丁型肝炎要实行血液、体液隔离，乙、丁型肝炎急性期应隔离到 HBsAg 转阴，恢复期仍不转阴者，按 HBsAg 携带者处理，丙型肝炎急性期隔离至病情稳定，HBsAg 携带者需要随诊，可以工作，但禁止献血，不应从事托幼、餐饮工作。为阻断母婴传播，对 HBV 感染的母亲所产新生儿最适宜的预防方法是应用乙肝疫苗加用高价乙肝免疫球蛋白注射。住院期间，患者餐具应专用；使用一次性注射器，使用的体温表、血压计、听诊器等医疗器械要用含氯消毒剂或过氧乙酸消毒；排泄物要用 5% 含氯消毒剂消毒后再倾倒。医护人员应做好自我防护，一旦出现针刺伤，立即挤出伤口的血，用流动水冲洗，立即注射高价的免疫球蛋白，并检查病毒的抗原抗体，以后三个月、半年复查。

2. **休息**　为患者提供良好的休息环境，保持病室整洁、安静，利于患者休息。重症肝炎患者，应绝对卧床休息，进餐、沐浴、如厕等生活护理均需有人协助。急性肝炎、慢性肝炎活动期应卧床休息，以降低机体代谢率，增加肝血流量，利于肝细胞恢复。待症状好转、黄疸消退、肝功能改善后，可逐渐增加活动量，以患者不感觉疲劳为度。肝功能正常 1 ～ 3 个月后可恢复日常活动及工作，但应避免过度劳累及重体力劳动或过度活动，以免复发。

3. **饮食**　合理的饮食可以改善患者的营养状况，促进肝细胞恢复及再生，有利于肝功能恢复。肝炎急性期患者有食欲减退、恶心、呕吐、厌油等消化道症状，因此应给予低脂、清淡、易消化、富含维生素的流质或半流质饮食，但应保证有足够的热量，并多进食水果、蔬菜等含维生素 C 丰富的食物。对于食欲极差及昏迷不能进食者鼻饲或静脉补充营养，总液量

1500 ～ 2000 mL/d；黄疸消退期，病情好转，可逐渐增加饮食，但应避免暴饮暴食，少食多餐，补充蛋白质每日 1.0 ～ 1.5 g/kg，以优质蛋白为主，如牛奶、瘦猪肉、鱼等。恢复期患者可逐渐过渡到普通饮食；重型肝炎患者，应给予低脂、低盐、高糖、高维生素、易消化流质或半流质饮食，有肝性脑病先兆者，应限制或禁食蛋白质，但随病情好转逐渐增加蛋白质饮食；肝硬化伴食管静脉曲张者，给予易消化软食，避免油炸、冷、硬、辛辣刺激性食物，以免引起消化道出血；合并腹水者，应控制钠盐的摄入；慢性肝炎肝功能减退者，主张高碳水化合物、高维生素、低蛋白、低脂饮食，切勿暴饮暴食加重肝负担，甚至导致肝功能衰竭；避免长期摄入高糖高热量饮食，尤其有糖尿病倾向和肥胖者，以免诱发糖尿病；腹胀者可减少产气食品如牛奶、豆制品等的摄入。各型肝炎患者均应戒烟和禁饮酒及含酒精饮料，因酒精能严重损害肝。

**4. 病情观察**　①注意观察食欲缺乏、恶心、呕吐、腹胀、肝区疼痛等消化道症状，观察黄疸、肝脾大小及硬度变化，有无水肿，腹水患者注意测量腹围；②重症患者注意观察生命体征、意识状态、观察黄疸有无进行性加重、有无出血倾向及出血程度（呕血、便血及皮肤黏膜出血等），有无肝臭味，监测肝功能注意有无胆 - 酶分离，严格记录 24 h 出入水量，监测小便常规、血尿素氮、血清钾等的变化，注意有无肾功能不全；③注意观察肝性脑病早期表现，如发现患者情绪异常、性格改变、定向力障碍、烦躁或淡漠等，及早报告医生并协助抢救，做好安全防护，以防患者出走、自杀、坠床等。

**5. 对症护理**　①发热患者嘱其卧床休息，多饮水，实行物理降温或按医嘱给予退热药物，出汗时及时更换内衣和被褥，做好皮肤护理，保持皮肤、卧具、衣物的清洁，定时测量体温并记录。②注意皮肤清洁，保持皮肤完整性。有瘙痒者每日早晚用温水擦身 1 次，着棉质、宽松、透气衣物。及时修剪指甲，避免搔抓，防止皮肤破损。瘙痒严重者，可使用炉甘石洗剂擦拭或遵医嘱使用抗组织胺药物。③对长期卧床、营养状况差者，可协助患者改变体位，每 2 h 1 次，按摩骨隆突处，每天 2 次，必要时使用气圈、气垫床等减压设备，同时注意加强营养。④对呕吐、腹泻患者，给予清淡易消化饮食，少食多餐，严重者暂禁食，遵医嘱静脉补充所需营养。⑤腹水患者给予半卧位，准确记录 24 h 出入水量，监测体重和腹围，防止皮肤压疮，遵医嘱补充白蛋白，补充高蛋白饮食。

**6. 并发症护理**

（1）肝性脑病：密切观察病情，注意有无定向力及计算力下降、性格改变、行为异常、嗜睡、烦躁、昏迷、扑翼样震颤等肝性脑病前兆症状；积极消除诱因，配合医师尽快控制胃肠道出血，控制感染，停用利尿药，纠正水、电解质、酸碱失衡等；绝对卧床，专人守护，做好安全防范工作，防止患者出走、自伤、坠床，必要时加床栏，使用约束带等；吸氧，必要时头置冰帽，降低颅内温度，减少脑细胞耗氧，保护细胞功能；保持大便通畅，减少肠道细菌产氨；做好口腔护理，保持呼吸道通畅；禁食蛋白质，供给足量的维生素，保证充足的热能供给，昏迷不能进食者给予鼻饲。备好抢救物品和药品，建立静脉通路，及时合理用药。注意严格控制液体输入速度，防止稀释性低钾及低钠血症、心力衰竭、肺水肿以及脑水肿的发生，遵医嘱予以食醋保留灌肠，口服乳果糖减少氨的产生与吸收；使用乙酰谷氨酰胺降低血氨；用左旋多巴对抗假性神经递质；用复方氨基酸纠正氨基酸平衡失调，使用脱水剂防止脑水肿等。

（2）出血：注意观察出血倾向，如注射部位出现大片瘀斑、牙龈黏膜及鼻黏膜出血、消化道出血等，监测生命体征，判断出血程度，做到早发现，及时处理。及时取血查血型、血红蛋白及凝血功能等，并配血备用；嘱咐患者避免碰撞、损伤，不要用手指挖鼻或用牙签剔牙、不用硬毛牙刷刷牙，刷牙后有出血者可用棉棒擦洗或用水漱口；若发生出血时，根据不同出血部位予以相应处理。

（3）继发感染：常见感染的部位是口腔、肺部、腹腔、肠道及皮肤等，可出现相应的症状及体征。应根据情况采取相应的预防感染措施。

（4）肝肾综合征：避免各种诱因，如上消化道大出血、大量利尿、大量或多次放腹水、严重感染等；禁止使用肾毒性药物；严格记录出入量，量出为入，严格控制输液量；按医嘱及时检查尿常规、尿比重、尿钠、血尿素氮、肌酐及血清钾、钠、氯、二氧化碳结合力等；发生肾衰竭者给予相应治疗。

**7. 用药护理**

（1）遵医嘱给予一般非特异性护肝药如维生素类、促进解毒功能的药物、促进能量代谢药、促进蛋白质合成药物、改善微循环药物等，因大部分药物都经过肝代谢，为减轻肝负担，应避免使用过多药物。用药过程中注意观察药物疗效和不良反应。

（2）使用干扰素前应向患者及家属解释使用干扰素治疗的目的和主要不良反应，常见的有：①类流感综合征，通常在注射后 2～4 h 出现发热，体温随剂量增大而增高，伴有头痛、面色潮红、呼吸急促、脉搏增快、肌肉骨骼酸痛、疲倦无力等症状，反应随治疗次数增多而逐渐减轻。不必停药，嘱患者多饮水，卧床休息，必要时按医嘱服用解热镇痛药对症处理。②骨髓抑制，表现为粒细胞和血小板计数减少，一般停药后可自行恢复。用药期间应定期监测血常规，若白细胞、血小板明显减少应遵医嘱停药。③神经精神症状，如焦虑、抑郁、兴奋、易怒、精神病，一般对症处理，严重者应停药。④失眠、轻度皮疹、脱发等，一般停药后可恢复。⑤应用大剂量干扰素皮下注射时，某些患者会出现局部红斑，有触痛，用药时适当增加溶媒的量，减慢给药速度可减轻或避免其发生。

（3）联苯双酯、垂盆草等降酶药停药后易产生 ALT 反跳，故在显效后应注意逐渐停药。

（4）禁用对肝有损害的药物，如四环素、氯霉素、磺胺药、抗结核药等。

## ▶ 健康教育

### （一）对患者的指导

急性患者出院后还需休息 1～3 个月。对慢性肝炎稳定期和无症状携带者应做到生活规律、劳逸结合，保持乐观情绪；加强营养，适当增加优质蛋白质摄入，但要避免长期高热量、高脂肪饮食，戒烟酒；避免过度劳累、暴饮暴食、酗酒、不合理用药、感染、不良情绪等；定期检查肝功能及病毒标记物，出现食欲减退、乏力、尿黄等症状，立即就诊。

### （二）预防疾病指导

向患者和家属讲解各类型病毒性肝炎的发病及传播知识。甲型、戊型肝炎应预防消化道传播，加强饮食、饮水和环境卫生管理；乙、丙、丁型肝炎重点防止血液和体液传播。凡接受输血、应用血制品、接受大手术的患者，出院后应定期检查肝功能和肝炎病毒标记物，以便早期发现肝炎病毒感染。实施适当的家庭隔离，采用家庭分餐制，日常生活用品应专用，接触患者后用肥皂和流动水洗手，定期消毒患者排泄物、分泌物。家中密切接触者应进行疫苗的预防接种。

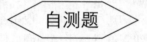

自测题

## 一、选择题

1. 甲型病毒性肝炎的传播途径是

    A. 粪－口传播     B. 空气飞沫传播     C. 日常生活接触传播

    D. 血液传播     E. 母婴垂直传播

2. 下列血液检查结果，哪项表示 HBV 复制活跃

    A. HBsAg（＋），HBeAg（－），HBcAb（＋）

    B. HBsAg（＋），HBeAg（＋），HBcAb（＋）

    C. HBsAg（＋），HBeAg（＋）

    D. HBcAb（＋）

    E. HBsAb（＋）

3. 对 HBeAg 阳性母亲所生下的新生儿预防 HBV 感染最有效的措施是注射

    A. 丙种球蛋白                  B. 高效价乙肝免疫球蛋白

    C. 乙肝疫苗                   D. 乙肝疫苗和高效价乙肝免疫球蛋白

    E. 乙肝疫苗和丙种球蛋白

4. 护士在为一乙肝患者采血过程中，不小心被污染针头刺伤了手指，应采取的应急措施是

    A. 注射乙肝疫苗         B. 注射丙种球蛋白         C. 注射乙型肝炎免疫球蛋白

    D. 用拉米夫定进行治疗        E. 用干扰素新型治疗

5. 下列对肝炎患者饮食指导正确的是

    A. 急性肝炎患者应清淡饮食         B. 急性肝炎患者应不限制饮食

    C. 慢性肝炎患者应低蛋白饮食       D. 慢性肝炎患者应禁食蛋白质

    E. 重症肝炎患者应高蛋白饮食

## 二、简答题

1. 病毒性肝炎按病原学如何分型？各型肝炎的流行病学特点有哪些？

2. 病毒性肝炎临床上分哪几型？各型各有何不同临床表现？

3. 各型肝炎病毒血清标志物有哪些？分别说明何种临床意义？

4. 病毒性肝炎的主要护理措施包括哪些？

5. 如何预防病毒性肝炎？

（黄艳华 朱 婷）

# 第二节　流行性乙型脑炎

音频：
流行性乙型脑炎

案例
2-2
    患儿，女性，7 岁。因高热、头痛 3 日，神志不清伴抽搐 2 h 急诊入院。

    患儿 3 日前无明显诱因出现发热、恶心、呕吐，呕吐物为胃内容物，无咳嗽、流涕、腹泻。2 h 前出现神志不清，嗜睡，全身性抽搐 1 次。

    身体评估：T 40.1 ℃，P 114 次 / 分，R 30 次 / 分，BP 110/70 mmHg。嗜睡，对刺痛有反应，双侧瞳孔等大等圆，直径 3 mm，对光反射灵敏，颈项抵抗（＋），凯尔尼格征（＋），巴宾斯基征（＋），心肺检查无异常，腹软。

    辅助检查：血白细胞 $16.0 \times 10^9$/L，中性粒细胞 85%。脑脊液检查：外观清亮，白细胞 $240 \times 10^6$/L，中性粒细胞 80%，淋巴细胞 18%，蛋白轻度增高，糖、氯化物正常。患儿居住地蚊虫较多，乙脑疫苗接种史不详。

    **问题**：1. 患儿最可能的诊断及诊断依据是什么？

              2. 试述该患儿主要治疗及护理要点。

流行性乙型脑炎（epidemic encephalitis B）简称乙脑，是由乙型脑炎病毒引起的以脑实质炎症为主要病变的中枢神经系统急性传染病。本病经蚊虫传播，多发生于夏、秋季节，10 岁以下儿童多见。临床表现以高热、抽搐、意识障碍、脑膜刺激征及病理反射等为特征。重症患者常出现中枢性呼吸衰竭，病死率高，部分患者可留有严重后遗症。

## 病原学

乙型脑炎病毒属于黄病毒科，电镜下病毒颗粒呈球形，直径为 40 ~ 50 nm，核心为单股正链 RNA，外有脂蛋白的包膜。乙脑病毒为嗜神经病毒，在胞质内生长繁殖。该病毒抵抗力不强，对热、氯仿、乙醚、蛋白酶、胆汁及酸类均敏感，常用消毒剂均可将其杀灭，加热 100 ℃ 2 min、56 ℃ 30 min 即可灭活。但对低温和干燥抵抗力较强，用冷冻干燥法在 4 ℃ 冰箱中可保存数年。

## ▶ 流行病学

### （一）传染源

乙脑是一种人畜共患的自然疫源性疾病，人和许多动物（包括家畜、家禽和鼠类）均可成为传染源。在乙脑流行区猪的感染率可达 100%，且病毒血症时间长、血液中病毒数量多，故猪被视为本病最主要的传染源。一般在人类流行前 1 ~ 2 个月，本病已在猪群中广泛传播，因此，检测猪的感染往往可预测人群的流行情况。此外，蝙蝠、蛇、蜥蜴也可能是乙脑病毒的储存宿主。人感染乙脑病毒后作为传染源的意义不如动物重要。

### （二）传播途径

本病主要通过蚊虫叮咬传播。蚊虫感染病毒后可携带病毒越冬，并可经卵传代而成为乙脑病毒的长期储存宿主。国内传播乙脑病毒的主要蚊虫是库蚊、伊蚊、按蚊，其中三带喙库蚊是乙脑的主要传播媒介。

### （三）人群易感性

人群对乙脑病毒普遍易感，但感染后仅极少数人发病，绝大多数为隐性感染，显性与隐性感染之比为 1 ∶（1000 ~ 2000）。感染后可获持久免疫力。

### （四）流行特征

本病具有严格的季节性，我国主要流行于夏、秋季，约 90% 的病例发生在 7、8、9 三个月。发病年龄以 1 岁以下居多。发病率与蚊虫繁殖、气温、湿度有一定的关系，呈高度散发性。

> 知识链接
>
> **乙脑流行情况**
>
> 我国是世界上乙脑发病人数最多的国家，除西藏、新疆、青海外，全国其他省、自治区、直辖市均为乙脑流行区，但流行程度不等。1957 年、1966 年和 1971 年我国发生过三次乙脑暴发流行，每次流行均持续 3 ~ 4 年。后两次发病人数分别高达 15 万和 17 万之多，发病率 20/10 万以上。自 1976 年接种乙脑疫苗以来，我国病例逐年下降，没有发生较大流行，但每年仍有 1 万 ~ 2 万病例。

## ▶ 发病机制与病理变化

人体被携带乙脑病毒的蚊虫叮咬后，病毒进入人体内，先在单核巨噬细胞系统内繁殖，继而进入血液循环。当机体免疫力强时，只形成短暂的病毒血症，病毒很快被清除，不侵入中枢神经系统，表现为隐性感染或轻型病例，并可获得终生免疫力。当机体免疫力弱或病毒量多且毒力强时，病毒可通过血脑屏障进入中枢神经系统，引起中枢神经系统广泛性损害。

乙脑主要病变以脑实质广泛性炎症为主，尤以大脑皮质、中脑、丘脑等最为严重，脊髓病变最轻。由于病变的程度及部位不同，故临床上出现多样化的神经系统症状。

## ▶ 临床表现

潜伏期为 4 ~ 21 日，一般为 10 ~ 14 日。典型的临床经过为四期：

### （一）初期

病程第 1 ~ 3 日。起病急，体温在 1 ~ 2 日内升高至 39 ~ 40 ℃，伴头痛、恶心和呕吐，多伴有不同程度的精神倦怠和嗜睡。少数患者有颈项强直或抽搐。

### （二）极期

病程第 4 ~ 10 日。患者除初期症状加重外，突出表现为脑实质受损的症状。主要临床表现有：

1. **持续高热**　为乙脑必有的症状，体温常高达 40 ℃甚至以上，多呈稽留热型，可持续 7 ~ 10 日，重症者可达 3 周以上。体温越高、热程越长则病情越重。

2. **意识障碍**　为本病的主要症状，表现为嗜睡、昏睡、谵妄或昏迷等。神志不清最早可见于病程第 1 ~ 2 日，但多发生于第 3 ~ 8 日，通常持续 1 周左右，重症者可达 1 个月甚至以上。昏迷越深，持续时间越长，则病情越重。

3. **惊厥或抽搐**　是乙脑严重症状之一，主要由于高热、脑实质炎症及脑水肿等所致。多见于病程第 2 ~ 5 日，常见于重症患者。先见于面部、眼肌、口唇的小抽搐，随后肢体呈阵挛性抽搐，重者可出现全身抽搐、强直性痉挛，历时数分钟至数十分钟不等，均伴有意识障碍。频繁抽搐导致发绀甚至呼吸暂停，使脑缺氧和脑水肿加重。

4. **呼吸衰竭**　是本病最严重的表现和主要死亡原因，多发生于深度昏迷患者。循环衰竭少见，常与呼吸衰竭同时出现。

（1）中枢性呼吸衰竭：常因脑实质炎症，尤其是延髓呼吸中枢受损、脑水肿、脑疝和低钠性脑病等引起。表现为呼吸节律不规则或幅度不均，如呼吸表浅、双吸气、潮式呼吸、抽泣样呼吸及叹息样呼吸等，最后呼吸停止。

（2）外周性呼吸衰竭：多由于脊髓病变引起呼吸肌麻痹、呼吸道痰液阻塞或并发肺部感染等所致。主要表现为呼吸先增快后减慢、胸式或腹式呼吸减弱、呼吸困难、发绀，但呼吸节律整齐。

（3）混合性呼吸衰竭：中枢性及外周性呼吸衰竭并存。

5. **其他神经系统症状和体征**　多在病程 10 日内出现，常有浅反射减弱或消失；深反射则先亢进后消失；常出现病理反射和脑膜刺激征；其他神经受损体征可因病变部位和程度不同而异，如可出现吞咽困难、语言障碍、瘫痪、震颤、大小便失禁等。

### （三）恢复期

极期过后，体温逐渐下降，神志逐渐转清，以后语言、表情、运动及神经反射逐渐恢复正常，一般于 2 周左右可完全恢复。重症患者可有低热、多汗、失语、瘫痪等，经积极治疗后多数可在 6 个月内恢复。

### （四）后遗症期

5% ~ 20% 的重症患者在发病半年后仍留有精神、神经症状，主要有失语、肢体瘫痪、痴呆、意识障碍和精神失常等后遗症表现，经积极治疗后多可逐渐恢复。

## ▶ 并发症

发生率约为 10%。以支气管肺炎最为常见，其次为肺不张、败血症、尿路感染等，重症患者可出现应激性溃疡，导致上消化道出血。

## 实验室及其他检查

### （一）血常规

白细胞总数增高，多在（10～20）×10⁹/L；病程初期中性粒细胞增至80%及以上，随后淋巴细胞占优势，少数患者血象可始终正常。

### （二）脑脊液

外观无色透明或略微混浊，压力增高，白细胞计数多在（50～500）×10⁶/L，分类早期以中性粒细胞为主，以后则以淋巴细胞为主。蛋白质轻度增高，糖正常或偏高，氯化物正常。

### （三）血清学检查

1. **特异性 IgM 抗体测定**　最早在病程第 2 日即出现阳性，可作为早期诊断指标。测定方法有间接免疫荧光法和酶联免疫吸附试验法。

2. **血凝抑制试验**　病程第 5 日抗体可阳性，效价于第 2 周达高峰，持续时间长，可用于临床诊断及流行病学调查。临床诊断需双份血清效价呈 4 倍增高才有意义。

### （四）病原学检查

病程第 1 周死亡病例的脑组织用组织培养法可分离到病毒，但脑脊液和血中不易分离到。

## 诊断要点

1. **流行病学资料**　有明显的季节性，发生于 7、8、9 三个月。

2. **临床表现**　起病急，高热、头痛、呕吐、意识障碍、抽搐、严重患者可有呼吸衰竭。脑膜刺激征阳性，可出现病理反射。

3. **实验室检查**　血白细胞及中性粒细胞均增高，脑脊液呈无菌性脑膜炎改变，血清学检查乙脑 IgM 抗体阳性为确诊依据。

## 治疗要点

目前尚无特效抗病毒药物，采用中西医结合等综合治疗措施，重点做好高热、惊厥、呼吸衰竭等危重症状抢救，降低病死率和减少后遗症的发生。

**乙脑治疗原则**

乙脑的治疗原则中最重要的是把"三关"，即发热关、惊厥关、呼吸衰竭关。高热治疗以物理降温为主；惊厥治疗可用安定、水合氯醛等；呼吸衰竭关可予吸氧、翻身拍背、吸痰、机械通气处理。

### （一）一般治疗

住院隔离治疗，及时补充必要的营养物质，注意水和电解质平衡，做好口腔护理及皮肤清洁，防止压疮发生。

### （二）对症治疗

1. **高热**　应以物理降温为主和药物降温为辅，使体温控制在 38 ℃左右。药物降温可用解热镇痛药。高热伴频繁抽搐患者可用亚冬眠疗法，用氯丙嗪和异丙嗪每次 0.5～1mg/kg 肌内注射，每 4～6 h 1 次，疗程一般为 3～5 日。

2. **惊厥或抽搐**　应针对产生惊厥或抽搐的不同原因进行治疗。

（1）脑水肿所致者，应加强脱水治疗，常用 20% 甘露醇静脉滴入，每 4～6 h 1 次。

（2）脑实质病变所致者，常用抗惊厥药物，其中地西泮（安定）为首选药物，成人每次10～20 mg，小儿每次 0.1～0.3 mg/kg，肌内或缓慢静脉注射。此外，还可酌情选用水合氯醛、苯巴比妥钠等。

（3）呼吸道分泌物阻塞导致脑细胞缺氧引起抽搐者，应及时吸痰、吸氧，保持呼吸道通畅，必要时行气管切开。

**3. 呼吸衰竭** 针对引起呼吸衰竭的不同原因进行治疗。

（1）因脑水肿、脑疝所致的呼吸衰竭应进行脱水治疗。

（2）中枢性呼吸衰竭的患者应用洛贝林、尼可刹米等中枢兴奋剂。

（3）应用阿托品、东莨菪碱等血管扩张剂改善脑微循环，对抢救乙脑中枢性呼吸衰竭有效。

（4）气管内插管、气管切开和人工呼吸器的应用：气管内插管适用于呼吸衰竭发展迅速或者呼吸突然停止者。气管切开适用于深昏迷痰阻塞，经多种处理呼吸功能仍不能改善的患者；中枢性呼吸衰竭，呼吸肌麻痹经吸痰、吸氧仍不能维持其换气功能者。如自主呼吸停止或呼吸减弱、有严重换气障碍，可采用人工呼吸器辅助呼吸。

**（三）其他治疗**

**1. 肾上腺皮质激素** 可减轻炎症反应，保护血脑屏障，减轻脑水肿。

**2. 抗菌药物** 合并细菌感染者可选用适当抗菌药物。

**（四）恢复期及后遗症的治疗**

恢复期患者应加强护理，注意营养，防止压疮和继发感染的发生。有后遗症患者，应根据不同病情采用相应的综合治疗措施，如针灸、按摩、理疗、高压氧治疗和各种功能康复训练等。

## ▶ 预防

应采取以防蚊、灭蚊和预防接种为主的综合预防措施。

**（一）管理传染源**

隔离患者至体温正常。加强对家畜（尤其是猪）的管理。流行季节前对猪进行疫苗接种，能有效地控制乙脑在人群中的流行。

**（二）切断传播途径**

防蚊、灭蚊是切断传播途径的主要措施。应注意消灭蚊虫孳生地，也可应用灭蚊药物。流行季节应采用各种防蚊措施，如蚊帐、驱蚊剂等。

**（三）保护易感人群**

采用流行性乙型脑炎灭活疫苗进行预防接种，可提高人群免疫力。目前我国普遍采用地鼠肾组织培养制成的灭活疫苗，在流行前 1 个月完成接种，一般接种 2 次，间隔 7～10 日，第 2 年加强注射一次，连续加强 3 次后不必再注射，可获得较持久的免疫力。接种对象主要为 10 岁以下儿童和从非流行区进入流行区的人员。

## ▶ 护理

**（一）主要护理诊断**

1. 体温过高：与乙脑病毒感染有关。

2. 意识障碍：与脑实质炎症、脑水肿有关。

3. 营养失调：低于机体需要量：与高热、呕吐、昏迷不能进食有关。

4. 有受伤的危险：与惊厥、抽搐发作有关。

5. 潜在并发症：呼吸衰竭、脑疝。

（二）主要护理措施

1. **隔离** 采取虫媒隔离。做好防蚊、灭蚊措施，保持室内空气流通。

2. **休息与环境** 急性期应卧床休息。室温控制在 28 ℃左右，环境安静，防止声音和强光刺激，各种检查、治疗、护理集中进行，避免各种刺激诱发惊厥或抽搐。昏迷患者应注意及时翻身，防止压疮的发生。

3. **饮食** 初期及极期应给予清淡流质饮食，有吞咽困难或昏迷者给予鼻饲或静脉输液，保证足够的营养和液体摄入，并注意电解质平衡；恢复期应逐渐增加营养丰富、高热量的饮食。

4. **病情观察**

（1）注意观察生命体征，尤应注意体温变化以及呼吸频率、节律、深度变化，判断有无呼吸衰竭的发生。准确记录出入量。

（2）观察颅内压增高及脑疝的先兆，重点观察瞳孔大小、形状、两侧是否对称、对光反射是否灵敏等。

（3）观察惊厥发作先兆，如烦躁不安、口角抽动、指（趾）抽动等，记录发作次数、每次发作的持续时间、每次抽搐的部位和方式，并及时通知医生。

（4）观察有无并发症表现，如有无肺部感染及压疮等症状和体征。

5. **对症护理**

（1）高热

1）密切观察热型、热程和体温的变化，高热者每 1～2 h 测体温 1 次。

2）及时补充热量、水分、电解质和维生素。

3）采用综合措施控制体温，使患者肛温控制在 38 ℃左右：①降低室温可使用空调，使室温维持在 28 ℃为宜；②物理降温常采用乙醇擦浴、冰敷及冷盐水灌肠等物理降温方法，特别要注意降低头部温度，可在头部放置冰帽、冰袋等；③药物降温可应用解热药，注意用量不宜过大，对于高热伴频繁抽搐的患者可采用亚冬眠疗法，连续治疗 3～5 日。

（2）惊厥或抽搐

1）经常巡视病房，早期发现惊厥先兆，及时处理。

2）评估抽搐产生的原因，采取相应的护理措施，如及时清除痰液、给氧，保持呼吸道通畅；积极降温；遵医嘱给予镇静止痉、脱水降颅压处理，同时注意给药的途径、作用时间和副作用，特别注意观察抗惊厥药对呼吸的抑制。

3）惊厥或抽搐发作时，注意防止窒息和外伤。

（3）呼吸衰竭

1）及时评估呼吸衰竭的原因并给予相应护理。取平位，头偏向一侧，及时解除呼吸道梗阻，如松解衣服和领口，清除呼吸道分泌物，防止并解除舌后坠。在保持呼吸道通畅的前提下给予氧气吸入。

2）必要时根据病情需要行气管内插管、气管切开或应用人工呼吸器。护士应做好抢救准备，协助医生完成相应的手术操作。

3）遵照医嘱使用呼吸兴奋剂或新斯的明改善呼吸肌麻痹，并注意观察用药反应。

4）遵照医嘱使用血管扩张剂以改善脑内微循环、解痉以及兴奋呼吸中枢；有脑水肿者尽早应用脱水剂治疗，注意使用甘露醇时应快速滴入，并注意有无结晶，以防造成肾损伤。

（4）意识障碍

1）维持有利于痰液排出的体位，及时清除呼吸道分泌物，保持呼吸道通畅。

2）用生理盐水洗眼，每日 1～2 次；或用湿生理盐水纱布遮盖眼部。

3）坚持用生理盐水清洁口腔，每日 3～4 次。

4）注意膀胱充盈程度，必要时协助排尿或导尿。

（5）皮肤：对昏迷、长时间卧床的患者要定时翻身，用温水擦身，每日 1～2 次；对受压部位及骨突处，可睡气垫床；保持床单、被褥清洁、平整、干燥，防止压疮发生。

▶ **健康教育**

1. 积极开展防治流行性乙型脑炎知识普及教育，广泛宣传防蚊、灭蚊的方法，并特别强调进行乙脑疫苗接种对疾病预防、控制的重要作用。

2. 对留有后遗症和功能障碍的患者，应向患者及其家属耐心讲解积极进行康复治疗的意义，尽可能使患者的功能障碍于 6 个月内恢复，鼓励患者坚持治疗和康复训练，以防形成不可逆的后遗症。

3. 指导患者家属掌握鼻饲、皮肤口腔清洁、按摩、肢体功能锻炼及语言训练等方法，促进患者早日康复。

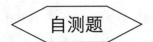

## 自测题

## 一、选择题

1. 乙型脑炎最主要的传染源是
   A. 鼠类           B. 猪           C. 蚊虫
   D. 患者          E. 家禽

2. 流行性乙型脑炎死亡的主要原因是
   A. 高热昏迷         B. 缺氧         C. 中枢性呼吸衰竭
   D. 低钠性脑病       E. 外周性呼吸衰竭

3. 流行性乙型脑炎最常见的并发症是
   A. 败血症          B. 肺不张         C. 支气管肺炎
   D. 感染           E. 压疮

4. 流行性乙型脑炎反复抽搐的原因不正确的是
   A. 高热           B. 脑实质炎症      C. 脑水肿、脑疝
   D. 痰液阻塞或舌后坠引起缺氧        E. 低血压、休克

5. 治疗流行性乙型脑炎脑疝性呼吸衰竭的主要措施是
   A. 镇静、解痉        B. 降温         C. 糖皮质激素
   D. 呼吸兴奋剂       E. 脱水剂

## 二、简答题

1. 流行性乙型脑炎的临床表现分哪几期？各期有何临床表现？
2. 对流行性乙型脑炎患者应如何护理？
3. 如何预防流行性乙型脑炎？

（黄艳华 朱 婷）

# 第三节　肾综合征出血热

音频:
肾综合征出血热

**案例 2-3**　患者，男性，29 岁，农民。因畏寒、发热伴全身酸痛 6 天入院。患者 6 日前无明显诱因出现畏寒、高热，体温最高达 41 ℃，伴头痛、腰痛、眼眶痛、乏力、恶心和食欲减退。自服感冒药后病情无明显好转。4 日前开始出现尿量减少，150 ～ 200 mL/d。

身体评估：T 38.7℃，R 36 次 / 分，P 112 次 / 分，BP 130/70 mmHg。神志清楚，颜面、颈部及前胸部皮肤轻度充血，前胸可见多个瘀点，眼睑水肿，球结膜水肿、充血，肾区叩痛（＋），脑膜炎刺激征（－），病理反射征（－）。

辅助检查：血白细胞 $15 \times 10^9$/L，中性粒细胞 65%，淋巴细胞 30%，异型淋巴细胞 5%，血小板 $60 \times 10^9$/L；尿蛋白（＋＋＋），白细胞 2 ～ 3/HP，红细胞满视野；Scr 610 μmol/L，BUN 20.4 mmol/L；肾综合征出血热抗体 IgM（＋）。

**问题：** 1. 患者可能的医疗诊断及诊断依据是什么？

2. 患者正处于疾病的哪一期？为什么？

3. 患者的治疗护理要点是什么？

肾综合征出血热（hemorrhagic fever with renal syndrome，HFRS）又称为流行性出血热，本病是由汉坦病毒引起、以啮齿类动物为主要传染源的一种自然疫源性疾病。主要临床特征为发热、休克、充血、出血和肾损害。

## ▶ 病原学

汉坦病毒属布尼亚病毒科，为单股负链 RNA 病毒，呈圆形或卵圆形，有脂质外膜，平均直径 80 ～ 120 nm。病毒的核衣壳蛋白有较强的免疫原性和稳定的抗原决定簇。宿主感染病毒后核蛋白抗体出现最早，有利于早期诊断。膜蛋白中含有中和抗原，诱导机体产生的中和抗体，具有保护作用。

汉坦病毒不耐热、不耐酸，高于 37 ℃或 pH < 5.0 易灭活，对紫外线及乙醚、氯仿、乙醇和碘酊等消毒剂均敏感。

## ▶ 流行病学

### （一）传染源

在我国已查出 50 余种动物可自然携带本病毒，主要是啮齿类动物。黑线姬鼠、褐家鼠、大林姬鼠等为主要传染源。其他动物如猫、猪、犬、兔和蝙蝠等也可作为传染源。患者早期的血和尿中携带汉坦病毒，但一般不会造成传染。因此，患者不是主要传染源。

### （二）传播途径

本病有多种途径传播，主要有：

1. **呼吸道传播**　携带病毒的鼠类排泄物如尿、粪等污染空气，人经呼吸道吸入后感染。
2. **消化道传播**　进食被携带病毒的鼠类排泄物污染的食物而受到感染。
3. **接触传播**　被携带病毒的动物咬伤或皮肤伤口接触携带病毒的鼠类血液、排泄物等。
4. **母婴传播**　孕妇感染本病后，病毒可经胎盘感染胎儿。

5. **虫媒传播** 寄生在鼠类身上的革螨或恙螨亦有可能传播本病，尚待证实。

**（三）人群易感性**

人群普遍易感，以显性感染为主，隐性感染率 5%～8%。感染后可获终生免疫，且各型之间有交叉免疫。

**（四）流行特征**

1. **地区性** 本病主要流行于亚洲，其次是欧洲和非洲，我国疫情最重，其次是俄罗斯、韩国和芬兰。目前我国的流行趋势是老疫区病例逐渐减少，新疫区病例不断增加。

2. **季节性** 全年均有病例发生，但有明显高峰季节。黑线姬鼠传播者以 11 月至次年 1 月为高峰，次高峰在 5～7 月；褐家鼠传播者以 3～5 月为高峰；大林姬鼠传播者发病高峰在夏季。

3. **人群分布** 以男性青壮年农民和野外作业者居多，男女发病比例约为 3：1。人群发病多少取决于与传染源接触机会的多少。

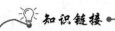

**知识链接**

**我国流行性出血热发病情况分布**

根据原国家卫生计生委统计数据，自 1950 年以来中国已报告超过 1 650 000 例患者，其中死亡病例超过 47 000 人，总病死率约 2.89%。除青海和新疆外，全国大部分省市自治区都有 HFRS 流行，其中以东北、华北地区和陕西省流行最为严重，黑龙江、山东、辽宁、陕西、河北、吉林、湖南、江西、广东、福建等省发病人数占全国发病人数的 80% 以上。2004—2015 年，陕西省和东北三省是全国 HFRS 的重灾区。

**▶ 发病机制与病理变化**

病毒进入人体后随血流到达全身，与血小板、内皮细胞和单核细胞表面表达的受体 $\beta_3$ 整合素相结合，然后进入细胞内及骨髓、肝、脾、淋巴结等器官组织，进一步增殖后再释放入血引起病毒血症。其发生机制包括：

1. **病毒直接作用** 病毒主要作用于血管内皮细胞，引起血管壁通透性及脆性增加，血浆外渗，进而导致组织水肿、出血等。

2. **免疫损伤** 病毒侵入机体后，可引起机体产生一系列免疫应答反应，在清除感染病原的同时，又引起机体组织免疫损伤。其中 Ⅰ 型、Ⅱ 型、Ⅲ 型及 Ⅳ 型变态反应均在本病发病中起作用。多数研究认为，Ⅲ 型变态反应免疫复合物（immune complex，IC）形成和沉积是本病血管、肾损伤及其他病理变化的重要原因。IC 还可与血小板结合，引起凝血功能障碍，导致出血。

3. **细胞因子和介质的作用** 汉坦病毒能诱发机体的吞噬细胞及淋巴细胞等释放各种细胞因子和介质，引起发热、休克和多器官功能衰竭。

全身小血管的广泛损伤是本病的最基本病理改变。

**▶ 临床表现**

潜伏期为 4～46 日，多为 7～14 日。临床典型病例病程可分为 5 期，非典型和轻型患者可有越期现象，而重型患者则可出现发热期、低血压休克期、少尿期互相重叠。

**（一）发热期**

此期除发热外，主要为全身中毒症状、毛细血管损伤和肾损伤的表现。

1. **发热** 患者急骤起病，畏寒、发热，24 h 内体温迅速升至 39～40 ℃，以稽留热或弛张热多见。一般体温越高，热程越长，病情越重。热程多为 3 ～ 7 日，较少超过 10 日。

**2. 全身中毒症状**　表现为全身关节、肌肉酸痛，以头痛、腰痛、眼眶痛（"三痛"）为突出。这是由于血管扩张及组织充血、水肿所引起的。多数患者还可出现恶心、呕吐、食欲减退、腹泻、腹痛等消化系统症状。腹痛剧烈时腹部有压痛、反跳痛，易误诊为急腹症。重症患者出现嗜睡、躁动不安、谵妄或抽搐等神经精神症状。

**3. 毛细血管损伤**　起病 2 ～ 3 日后，患者出现皮肤黏膜充血、出血和渗出水肿。皮肤充血可见面部、颈部及前胸部皮肤充血潮红（"三红"），重者呈"醉酒貌"。皮肤出血以腋下、胸背部最为突出，常呈搔抓样或条索状；黏膜出血常见于软腭及眼结膜，呈针尖样出血点；少数患者可有内脏出血，表现为咯血、血尿或黑便。渗出水肿表现为眼睑、球结膜水肿，轻者眼球转动时结膜有涟漪波，重者球结膜呈水泡样。

**4. 肾损害**　多于起病后 2 ～ 4 日出现，主要表现为尿量减少、蛋白尿、血尿，尿镜检可发现管型等。

#### （二）低血压休克期

一般发生于病程第 4 ～ 6 日，可持续 1 ～ 3 日。多在发热期末或退热同时出现或退热后发生，体温下降过程中病情反而加重是本期的主要特点。轻型患者可表现为一过性低血压，重症患者出现休克。主要表现为面色苍白、口唇青紫、四肢厥冷、脉搏细弱、尿量减少等。患者全身中毒症状和出血现象可更加明显。少数顽固性休克患者还可出现发绀、DIC、脑水肿、急性呼吸窘迫综合征和急性肾衰竭等。

#### （三）少尿期

一般发生在病程第 5 ～ 8 日，持续 2 ～ 5 日。常于低血压休克期后出现，也可与低血压休克期重叠或由发热期直接进入此期。患者表现为，①尿毒症：由于尿素氮和氨类刺激胃肠道可出现厌食、恶心、呕吐、腹胀、顽固性呃逆等胃肠道症状，严重者可出现头痛、烦躁、嗜睡、谵妄甚至昏迷、抽搐等神经症状；②水和电解质紊乱：主要表现为高血钾、稀释性低血钠和低血钙，少数患者表现为低血钾和高血镁，高血钾和低血钾易致心律失常，低血钠表现为头昏、乏力，甚至视物模糊、脑水肿，低血钙可致手足抽搐；③代谢性酸中毒：表现为嗜睡、呼吸增快或 Kussmaul 深大呼吸；④高血容量综合征：少尿或无尿，水钠潴留，表现为体表静脉充盈、血压升高、全身水肿，甚至并发心力衰竭、肺水肿及脑水肿；⑤出血：部分患者皮肤、黏膜出血加重，出现呕血、便血等上消化道出血。

#### （四）多尿期

多发生在病程第 9 ～ 14 日，通常持续 7 ～ 14 日。此期新生的肾小管重吸收功能尚未恢复，体内潴留的血尿素氮等物质可导致高渗性利尿作用，使尿量明显增加。根据尿量和氮质血症情况可分为以下 3 期，①移行期：每日尿量可从 500 mL 增至 2000 mL，但尿素氮及肌酐反而上升，症状加重；②多尿早期：每日尿量超过 2000 mL，氮质血症未见改善，症状仍重；③多尿后期：每日尿量超过 3000 mL，并逐日增加，每日尿量一般可达 4000 ～ 8000 mL，少数可高达 15 000 mL 及以上。氮质血症逐渐好转，精神、食欲逐渐恢复。此期由于机体抵抗力下降，易继发感染，进而引发或加重休克。

#### （五）恢复期

在病程第 3 ～ 4 周后，随着肾功能的逐渐恢复，尿量逐渐恢复至正常（2000 mL/d 以下），精神及食欲逐渐好转。肾功能的完全恢复则需要 1 ～ 3 个月，重者可达数月或数年之久。

### ▶ 并发症

**1. 腔道出血**　多见于低血压休克期、少尿期和多尿期。可表现为呕血、便血、咯血、鼻出血、腹腔出血、阴道出血等，如大量出血，可导致继发性休克和肾衰竭。

**2. 肺水肿** 多见于低血压休克期和少尿期。一种为急性呼吸窘迫综合征，由肺间质水肿引起，死亡率高达 67%；一种为心源性肺水肿，由肺泡内渗出引起。

**3. 中枢神经系统并发症** 可出现脑炎、脑膜炎、高血压脑病和颅内出血等。

**4. 其他并发症** 如心肌损害、肝损害、继发感染、自发性肾破裂等。

## 实验室及其他检查

### （一）血常规

早期白细胞总数正常，病程第 3 ~ 4 日后逐渐升高达（15 ~ 30）×$10^9$/L。早期以中性粒细胞升高为主，后以淋巴细胞升高为主，并可出现异型淋巴细胞，有助于早期诊断。血红蛋白、红细胞数在发热后期至低血压休克期因血液浓缩而升高，少尿期下降。血小板也减少。

### （二）尿常规

病程第 2 日可出现尿蛋白，第 4 ~ 6 日尿蛋白常达 +++ ~ ++++，突然出现大量尿蛋白对诊断很有帮助。镜检可见管型、白细胞、红细胞和巨大融合细胞。部分患者尿中可出现膜状物，为大量蛋白和脱落上皮的凝聚物。

### （三）血液生化检查

**1. 血中尿素氮和肌酐** 多在低血压休克期开始升高，少数发热期即可升高。

**2. 血气分析** 发热期由于过度通气可有呼吸性碱中毒，低血压休克期、少尿期则以代谢性酸中毒为常见。

**3. 血清电解质** 血 $Na^+$、$Cl^-$、$Ca^{2+}$ 在各期多降低；血 $K^+$ 在少尿期升高，多尿期降低。

### （四）免疫学检查

**1. 特异性抗原检查** 早期患者的血清、外周血细胞及尿沉渣细胞中均可检出病毒抗原。

**2. 特异性抗体检查** IgM 抗体于病后 1 ~ 2 日即可检出，1：20 为阳性。IgG 抗体出现较晚，1：40 为阳性，1 周后滴度升高 4 倍或以上具有诊断意义。

## 诊断要点

**1. 流行病学资料** 在本病流行季节，发病前 2 个月内曾到过疫区，有鼠类接触史。

**2. 临床表现** 主要根据三大主征和病程的五期经过。前者即：①发热及中毒症状；②充血、出血及渗出症状；③肾功能损害症状。病程中的"三红""三痛"、皮肤搔抓样或条索样出血，热退后症状反而加重等均为其重要特点。后者为发热期、低血压休克期、少尿期、多尿期和恢复期。可有重叠及越期现象。

**3. 实验室检查** 血液浓缩，血红蛋白和红细胞增高；白细胞计数和中性粒细胞增高以及血小板减少；检出明显的尿蛋白和尿膜状物均有利于诊断。

**4. 血清学和病毒核酸检测** 血清特异性抗体 IgM 阳性或双份血清 IgG 抗体滴度 4 倍以上增高，或检出汉坦病毒 RNA 是确诊依据。

## 治疗要点

本病以综合疗法为主，治疗原则为"三早一就"，即早发现、早休息、早治疗及就近治疗。早期应用抗病毒治疗，中晚期主要是对症治疗。治疗中要注意防治休克、出血和肾衰竭。

### （一）发热期

**1. 抗病毒治疗** 发病 4 日内可应用利巴韦林，每日 800 ~ 1000 mg，加入 10% 葡萄糖液中静脉滴注，连用 5 日。

**2. 减轻外渗** 静脉补充平衡盐液或 5% 葡萄糖盐水 1000 mL 以补充血容量，可给予芦丁、维生素 C 等静脉滴注，以降低血管通透性。发热后期给予胶体溶液或 20% 甘露醇静脉滴注，以提高血浆渗透压，减轻外渗和组织水肿。

**3. 改善中毒症状** 高热以物理降温为主，忌用强烈发汗退热药。中毒症状重者可给予地塞米松 5 ~ 10 mg 静脉滴注。

**4. 预防 DIC** 适当给予低分子右旋糖酐或丹参注射液静脉滴注，以降低血液黏稠度、预防 DIC。

**（二）低血压休克期**

**1. 补充血容量** 宜早期、快速、适量补充血容量，力争在 4 h 内稳定血压。遵循先晶后胶补液原则，晶体溶液以平衡盐溶液为主，胶体溶液常用低分子右旋糖酐、血浆、白蛋白等。由于本期存在血液浓缩，不宜应用全血。

**2. 纠正酸中毒** 给予 5% 碳酸氢钠溶液，不但能够纠正酸中毒，还具有扩容作用。

**3. 血管活性药物与糖皮质激素应用** 经补液纠正酸中毒处理后，如血压还不稳定，可应用血管活性剂，如间羟胺、多巴胺等，亦可使用地塞米松 10 ~ 20 mg 静脉滴注。

**（三）少尿期**

**1. 严格控制入量** 原则是"量出为入，宁少勿多"。每日补液量为前一日尿量和呕吐量再加 500 ~ 700 mL。液体以高渗葡萄糖液为主，以减少体内蛋白质的分解，控制氮质血症。

**2. 促进利尿** 常用利尿药呋塞米，亦可应用血管扩张剂如酚妥拉明、山莨菪碱。

**3. 导泻疗法** 导泻可使体内液体、电解质和尿素氮等通过肠道排出体外，对缓解尿毒症、高血容量综合征等有较好的效果。可口服甘露醇 25 g，每日 2 ~ 3 次。

**4. 透析疗法** 对持续少尿 3 日或无尿 2 日，明显氮质血症、高血钾及高血容量综合征的患者，应尽早进行血液透析或腹膜治疗。

**（四）多尿期**

移行期和多尿早期的治疗同少尿期。多尿后期主要是维持水和电解质酸碱平衡，防治继发感染。

**（五）恢复期**

应加强营养，注意休息，定期复查肾功能，逐渐恢复活动与工作。

## 预防

**（一）管理传染源**

防鼠、灭鼠是预防本病的关键。

**（二）切断传播途径**

加强食品卫生及个人防护，防止鼠类排泄物污染食物，不用手直接接触鼠类及其排泄物。进入疫区或野外工作人员应按要求戴口罩，穿"五紧服"，系好领口、袖口等，并避免被鼠类咬伤。此外，还应注意防螨、灭螨。

**（三）保护易感人群**

高危人群应接种疫苗。我国研制的沙鼠肾细胞疫苗（Ⅰ型汉坦病毒）和地鼠肾细胞疫苗（Ⅱ型汉坦病毒），每次 1 mL，共注射 3 次，保护率为 88% ~ 94%。1 年后加强注射 1 次。

## 护理

**（一）主要护理诊断**

1. 体温过高：与汉坦病毒感染有关。

2. 组织灌注量改变：与血管壁损伤造成血浆大量外渗有关。

3. 体液过多：与血管通透性增加及肾损害有关。

4. 皮肤完整性受损：与血管壁损伤造成皮肤出血有关。

5. 潜在并发症：出血、肾功能不全、肺水肿、继发感染。

**（二）主要护理措施**

1. **隔离** 采取呼吸道隔离和接触隔离。严格探视制度，减少交叉感染。

2. **休息** 发病后应绝对卧床休息，且不宜搬动，以免加重组织脏器的出血，轻型患者注意劳逸结合。恢复期患者仍要注意休息，逐渐增加活动量。

3. **饮食** 给予高热量、高维生素、清淡可口、易消化的流质或半流质饮食。发热期注意补充液体；少尿期应限盐限水，限制蛋白质的摄入，以免加重水钠潴留和氮质血症；多尿期应注意液体和电解质的补充；消化道出血的患者应予禁食。

4. **病情观察** 本病具有病情危重且变化快的特点，因此，及时而准确的病情观察是本病护理的重点。①密切观察生命体征及意识状态的变化；②注意充血、渗出及出血的变化：如"三红""三痛"的变化，皮肤瘀斑的分布、大小及有无破溃，有无腔道出血等表现；③严格记录 24 h 出入量，注意尿量、颜色、性状及尿蛋白的变化；④注意有无厌食、恶心、呕吐、顽固性呃逆等氮质血症表现；⑤监测血尿素氮、肌酐、电解质及酸碱平衡的监测及血小板、凝血功能检查等。

5. **对症护理**

（1）高热：①监测体温的变化；②以物理降温为主，可应用冰袋冷敷，忌用乙醇擦浴以免加重皮肤充血、出血；③忌用强效退热药，以免出汗过多进一步丧失血容量。

（2）肾衰竭：①遵医嘱给予利尿、导泻、放血或血液透析治疗，观察疗效；②准确记录 24 h 出入液量，严格控制入量，坚持"量出而入"的原则；③及时抽血进行肾功能、电解质检测；④出现高血容量综合征者，应立即减慢输液速度或停止输液，取半坐卧位或坐位，双下肢下垂，并报告医生。

（3）循环衰竭：①迅速建立静脉通道，遵医嘱准确、迅速地补液，以扩充血容量，应用碱性液体及血管活性药，以迅速纠正休克，快速扩容时，注意观察心功能，避免发生急性肺水肿；②给予吸氧；③做好各种抢救的准备工作，如交叉配血、备好抢救药品及抢救设备；④监测脉搏、血压、心率、四肢冷暖、尿量及神志，并观察治疗效果。

（4）皮肤、黏膜：①保持皮肤清洁，禁用肥皂、乙醇擦拭皮肤，以免加重皮肤出血；②避免推、拉、拽等动作，以免造成皮肤破损；③保持床单位清洁、平整，衣着应宽松，内衣裤勤换洗。

▶ **健康教育**

1. 加强卫生宣传教育，大力宣传防鼠、灭鼠的重要性；改善卫生条件，防止鼠类排泄物污染食物和水；疫区工作和野外作业时应加强个人防护，不要用手直接接触鼠类或鼠的排泄物；提倡高危人群接种疫苗，以预防肾综合征出血热。

2. 向患者及家属介绍本病的发生、发展过程，目前无特效治疗药物，病情变化快并危重，患者应按医护要求进行治疗，以便顺利康复。

3. 肾功能的完全恢复需要较长时间，出院后仍需继续休息 1～3 个月，生活应规律，保证足够睡眠，加强营养，并定期复查血、尿常规及肾功能。

自测题

## 一、选择题

1. 肾综合征出血热的主要传染源是
   - A. 犬
   - B. 猪
   - C. 马
   - D. 鼠类
   - E. 患者及病毒携带者

2. 肾综合征出血热的临床发展过程包括
   - A. 发热期、少尿期、低血压休克期、多尿期、恢复期
   - B. 发热期、少尿期、多尿期、低血压休克期、恢复期
   - C. 少尿期、发热期、低血压休克期、多尿期、恢复期
   - D. 发热期、低血压休克期、少尿期、多尿期、恢复期
   - E. 发热期、多尿期、低血压休克期、少尿期、恢复期

3. 对流行性出血热典型症状"三痛"叙述正确的是
   - A. 头痛、腰痛、眼眶痛
   - B. 头痛、腰痛、肌肉酸痛
   - C. 头痛、腰痛、四肢痛
   - D. 头痛、腰痛、腓肠肌痛
   - E. 头痛、腓肠肌痛、眼眶痛

4. 下列哪项不是肾综合征出血热发热期护理原则
   - A. 以物理降温为主
   - B. 不能采用乙醇擦浴
   - C. 不采用温水擦浴
   - D. 应用冰袋、冰囊降温
   - E. 强烈发汗药退热

5. 下列选项中不属于肾综合征出血热并发症的是
   - A. 昏迷
   - B. 继发感染
   - C. 消化道出血
   - D. 急性心力衰竭、肺水肿
   - E. 成人呼吸窘迫综合征

## 二、思考题

1. 简述肾综合征出血热的临床表现。
2. 肾综合征出血热少尿期的治疗要点有哪些?

（黄艳华　朱　婷）

# 第四节　狂　犬　病

音频：
狂犬病

> **案例 2-4**　　患者，男性，21 岁，因发热、烦躁不安 3 日，恐水伴右手臂麻木 2 日入院，患者 3 日前无明显诱因出现发热伴头痛、全身不适、烦躁不安。近 2 日来恐惧不安、不敢饮水，闻及流水声即出现咽肌强烈痉挛。1 个月前患者曾被野犬咬伤手臂，当时未做任何处理。
>
> 　　身体评估：T 38.7 ℃，P 116 次 / 分，R 32 次 / 分，BP 120/70 mmHg。神志清楚，表情惊恐，大量流涎，皮肤潮湿，心肺检查无异常。
>
> 问题：1. 患者最可能的医疗诊断是什么?
>
> 　　　2. 被野犬咬伤后应如何处理伤口?
>
> 　　　3. 如何对患者实施护理?

狂犬病（rabies）又名恐水症（hydrophobia），是由狂犬病病毒引起的一种以侵犯中枢神经系统为主的急性人兽共患传染病。人多因被病兽咬伤而感染发病。临床表现为特有的恐水、恐声、怕风、恐惧不安、咽肌痉挛及进行性瘫痪等。病死率几乎达100%。

## 病原学

狂犬病病毒属弹状病毒科狂犬病毒属，是一种嗜神经病毒。核心为单股负链RNA，外绕以蛋白质衣壳，表面有脂蛋白和糖蛋白包膜。从自然条件下感染的人或动物体内分离的病毒称"野毒株"或"街毒株"，其特点是致病力强。野毒株经多次在家兔脑内传代后成为"固定毒株"，其毒力减弱，对人和犬失去致病力，但仍然保持其免疫原性，故可供制备疫苗。

狂犬病病毒抵抗力较弱，易被紫外线、苯扎溴铵（新洁尔灭）、碘酊、高锰酸钾及乙醇等灭活，加热100℃2 min可灭活。

## 流行病学

### （一）传染源

主要传染源为病犬（占80%~90%），其次为猫，狼、狐、獾、食血蝙蝠等也能传播本病。近年来有多起报道，人被"健康"的犬、猫抓咬后而患狂犬病。一般认为狂犬病患者很少感染他人。

### （二）传播途径

病毒主要通过咬伤传播，也可由带毒的唾液经各种伤口和抓伤、舔伤的皮肤黏膜甚至结膜而侵入体内，少数可在宰杀病犬、剥皮等时被感染。偶可因吸入蝙蝠群居洞穴中含病毒的气溶胶经呼吸道感染发病。

### （三）人群易感性

人群普遍易感。动物饲养员、动物实验员、兽医与勘探者感染多见。人被病兽咬伤而未预防接种者，发病率为15%~20%，若及时进行伤口处理和全程接种疫苗，其发病率可降至0.15%。被病兽咬伤后是否发病，与被咬伤部位、创伤程度、病兽种类、衣着厚薄、人体免疫情况、伤口局部处理情况、有无及时进行疫苗接种等因素有关。

## 发病机制与病理变化

狂犬病病毒自皮肤或黏膜破损处侵入人体后，对神经组织有强大的亲和力。致病过程可分为三个阶段，①组织内病毒小量增殖期：病毒先在感染部位的肌细胞小量繁殖，后入侵近处的末梢神经；②侵入中枢神经系统期：病毒沿周围神经的轴突向中枢神经向心性扩展并大量繁殖，主要侵犯脑干和小脑等处的神经细胞；③向各器官扩散期：病毒从中枢神经沿周围神经呈离心性扩散，侵入各器官组织，尤以唾液腺、舌部味蕾、嗅神经上皮等处病毒量较多。由于迷走、舌咽及舌下脑神经核受损，致吞咽肌及呼吸肌痉挛，临床上出现恐水、吞咽障碍和呼吸困难等症状。交感神经受累可出现唾液腺和汗腺分泌增加。交感神经节、迷走神经节和心脏神经节的损害，可引起心血管功能紊乱和猝死。

病理变化主要为急性弥漫性脑脊髓炎。在患者的神经细胞胞质中可见嗜酸性包涵体，称内基小体，为狂犬病病毒集落，是本病特征性病变，具有诊断意义。

## 临床表现

潜伏期长短不一，5天至10余年，一般为1~3个月。潜伏期长短与入侵病毒的数量、被咬部位和机体免疫力有关。典型临床经过分3期：

### （一）前驱期

患者常有低热、倦怠、头痛、恶心、全身不适等非特异性症状，继而出现惊恐不安，烦躁失眠，对声、光、风等刺激敏感并有咽喉紧缩感。已愈合的伤口及其神经支配区有痒、痛、麻及蚁行感，是最有意义的早期症状。本期持续 2 ~ 4 日。

### （二）兴奋期

①患者逐渐进入高度兴奋状态，突出表现为极度恐怖表情、发作性咽肌痉挛，常因多种刺激而加重，故有恐水、怕风、怕声等表现，其中恐水为本病的特征，典型患者虽极度口渴但不敢饮水，甚至见水、闻水声或仅提及饮水时均可引起咽肌严重痉挛，严重发作时可出现全身肌肉阵发性抽搐，或因呼吸肌痉挛致呼吸困难和发绀；②体温升高达 38 ~ 40 ℃；③交感神经功能亢进表现，患者常出现大量流涎、大汗淋漓、瞳孔散大、心率增快、血压升高等。多数患者神志清楚，部分患者可出现精神失常、幻听等。本期持续 1 ~ 3 日。

### （三）麻痹期

此期患者痉挛发作停止，全身呈弛缓性瘫痪，逐渐进入昏迷状态，最后因呼吸、循环衰竭而死亡。本期持续时间短，为 6 ~ 18 h。

全程一般不超过 6 日。

## ▶ 实验室及其他检查

### （一）血常规及脑脊液检查

血白细胞总数轻至中度增多，中性粒细胞占 80% 以上。脑脊液细胞数及蛋白质可稍增多，糖及氯化物正常。

### （二）免疫学检查

1. **检测抗原**　可取患者唾液或脑脊液直接涂片、角膜印片。也可取咬伤部位皮肤组织或脑组织通过免疫荧光法检测抗原，阳性率可达 98%。

2. **检测抗体**　国内多采用酶联免疫吸附试验（ELISA）检测血清中特异性抗体，该抗体仅在疾病晚期出现。

### （三）病理学检查

取患者的唾液、脑脊液、泪液或脑组织接种鼠脑分离病毒，或取动物或死者脑组织做切片染色，镜检在神经细胞内找到内基小体，阳性时可确诊。

## ▶ 诊断要点

根据患者曾经被病犬（兽）或可疑病犬（兽）咬伤、抓伤及典型临床表现，即可作出临床诊断。但在疾病早期、儿童和咬伤病史不明确者容易误诊。确诊有赖于病原学检测或尸检发现脑组织有内基小体。

## ▶ 治疗要点

目前尚无特效治疗方法，狂犬病发病后以对症、综合治疗为主。如隔离患者，防止唾液污染；尽量保持患者安静，减少声、光、风等刺激；躁狂时使用镇静剂；加强监护，给氧，保持呼吸道通畅，解除痉挛；必要时气管切开；纠正酸中毒，维持水、电解质平衡；纠正心律失常，稳定血压；出现脑水肿时给予脱水剂治疗。

## ▶ 预防

### （一）管理传染源

加强犬的管理，捕杀野犬，管理和免疫家犬，是预防狂犬病最有效的措施。对病犬、病猫及其他病兽应立即击毙并焚毁或深埋。

### （二）伤口处理

1. 咬伤后应迅速彻底清洗伤口，尽快用 20% 肥皂水或 0.1% 苯扎溴铵（新洁尔灭）或清水彻底冲洗伤口至少半小时，伤口深时要用注射器反复灌注冲洗，力求去除狗涎，挤出污血。注意苯扎溴铵不可与肥皂水合用。

2. 冲洗后用 75% 乙醇反复擦洗消毒，最后涂上碘酊。

3. 伤口一般不予缝合或包扎，以便排血引流。

4. 若咬伤部位为头、颈部或严重咬伤者还需要抗狂犬病免疫血清或抗狂犬病免疫球蛋白，在伤口底部及周围行局部浸润注射（免疫血清皮试阳性应进行脱敏试验）。

5. 需注意预防破伤风及细菌感染，必要时使用破伤风抗毒素及抗菌药物。

### （三）预防接种

1. **主动免疫**　目前我国常用的是地鼠肾疫苗，此疫苗具有免疫原性强、安全可靠等优点。

（1）暴露前预防接种：主要用于高危人群，即兽医、山洞探险者、从事狂犬病病毒研究人员和动物管理人员。共接种 3 次，于 0、7、21 日各肌内注射 1 针，每次 2 mL，2～3 年加强注射 1 次。

（2）暴露后预防接种：凡被犬或其他可疑动物咬伤、抓伤或医护人员破损的皮肤被狂犬病患者的唾液污染者，均需做暴露后预防。共接种 5 次，分别在 0、3、7、14 和 30 日各肌内注射一次，每次 2 mL。严重咬伤者疫苗可加用至全程 10 针，即当日至第 6 日每日 1 针，随后分别于第 10、14、30、90 日各注射 1 针。

2. **被动免疫**　常用的制品有人抗狂犬病免疫球蛋白和免疫血清，以前者为佳。咬伤严重或伤口在头、面、颈、手部等部位，咬人动物又确有狂犬病可能时，应立即注射。成人剂量为 20 IU/kg，总量一半在局部伤口底部及周围进行浸润注射，剩余剂量做臀部肌内注射。

---

💡 **知识链接**

**日本人几乎不打狂犬疫苗，为何 60 年来没有 1 例狂犬病?**

数据显示，我国是全球最大的人用狂犬病疫苗市场，每年狂犬病疫苗使用量约为 1200 万至 1500 万人份。但在日本，狂犬病疫苗是重点用来给动物注射的，很少有人会去注射狂犬疫苗。并且，自 1958 年以来，已经整整 60 年没有发生 1 例狂犬病。这究竟是为什么呢?

原来预防人类狂犬病最具成本效益的方法是为犬类接种疫苗，数据表明，2012 年日本登记的犬共 679 万只，其中 491 万只注射了疫苗，免疫率达 72.3%。犬只免疫接种率达到 70% 就可以有效控制狂犬病的犬间传播，而我国犬只接种率只有 40%。并且日本还专门颁布了《狂犬病预防法》，规定家养宠物狗必须注册登记并每年接种狂犬疫苗一次，此外还颁布了动物体检规则，对咬伤人后死亡的狗等动物、非正常死亡的狗及死于交通事故的野生动物以及野生动物中浣熊、狐狸等都可优先进行检查。

---

▶ 护理

## 一、主要护理诊断

1. 恐惧：恐水：与吞咽肌痉挛有关。

2. 体液不足：与饮水、进食困难有关。

3. 气体交换受损：与呼吸肌痉挛有关。

4. 皮肤完整性受损：与病犬、病猫等动物咬伤或抓伤有关。

5. 有受伤的危险：与患者兴奋、躁狂、出现幻觉等精神异常有关。

6. 潜在并发症：惊厥、呼吸衰竭、循环衰竭。

## 二、主要护理措施

1. **隔离和消毒**  采取接触隔离，患者住单人病房。及时清理患者口腔分泌物，并进行严格消毒。

2. **休息**  绝对卧床休息，保持病室安静、光线暗淡，避免风、光、声、水的不良刺激。狂躁患者应注意安全，设置防护栏，必要时给予约束。

3. 饮食应给予鼻饲高热量流质饮食，若插鼻饲管有困难，插管前可在患者咽喉部喷涂可卡因溶液。必要时静脉输液。

4. **病情观察**  严密观察生命体征、意识状态、恐水、恐风的表现及变化，注意有无呼吸困难、发绀等；记录抽搐部位、持续时间及发作次数；麻痹期应密切观察呼吸与循环衰竭的进展情况，注意有无水、电解质及酸碱平衡紊乱。

5. **对症护理**

（1）减少肌肉痉挛：避免各种不良的刺激，不在病室内放盛水容器，不使患者闻及水声，不在患者面前提及水字。适当遮蔽输液装置，关好门窗避免风的刺激，使用门帘、窗帘避光。各种检查、治疗与护理尽量集中进行，操作时动作要轻巧，以减少对患者的不良刺激。遵医嘱给予镇静止惊治疗。

（2）呼吸衰竭：及时清除口腔及呼吸道分泌物，保持呼吸道通畅；备好各种急救药品及器械，如镇静剂、呼吸兴奋剂、气管插管及气管切开包、呼吸机等，配合医生进行气管插管、气管切开及人工呼吸机辅助呼吸。

6. **心理护理**  狂犬病患者大多数神志清醒，内心恐惧不安，加上恐水造成的痛苦，故对待患者应倍加爱护与同情、语言谨慎，做好治疗与专人护理，使之有安全感。

### 健康教育

1. 严格犬的管理，对家犬应进行登记和预防接种，捕杀野犬、狂犬、狂猫及其他狂兽，并立即焚毁或深埋。进口动物必须检疫。

2. 经常接触狂犬病的高危人群应进行暴露前的疫苗接种。被病兽咬伤后应立即、彻底进行伤口处理并全程进行预防接种。

3. 讲述狂犬病的临床表现和恐水、怕风、兴奋、咽肌痉挛的原因，嘱家属避免刺激患者，配合治疗及护理。

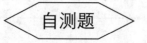

自测题

## 一、选择题

1. 狂犬病主要的传播途径是

　　A. 粪 - 口传播　　　　　　　B. 虫媒传播　　　　　　　C. 直接接触传播

　　D. 血液传播　　　　　　　　E. 飞沫传播

2. 与狂犬病发病的相关因素不正确的是
   A. 被咬伤的部位和创伤程度　　　　　B. 咬伤后局部伤口处理情况
   C. 咬伤后有无及时注射狂犬疫苗　　　D. 衣着厚薄
   E. 病犬患病的轻重
3. 下列哪项不是狂犬病患者兴奋期的临床表现
   A. 极度恐惧、恐水、怕风、光、声音刺激　B. 发作性眼肌痉挛
   C. 大汗、流涎、心率增快、血压增高　　　D. 患者神志清醒
   E. 全身肌肉强直性抽搐，重者呈角弓反张
4. 被动物咬伤后，为预防狂犬病，正确的预防接种方案是
   A.0，3，6日各接种1针　　　　　　　B.0，3，7，14日各接种1针
   C.0，3，7，14，30日各接种1针　　　D.0，3，7日各接种1针，半年后加强1针
   E.0，3，7，14日各接种1针，半年后加强1针

## 二、思考题

1. 被病犬咬伤后一定会发病吗？发病与哪些因素有关？
2. 狂犬病的临床表现分几期？各期有哪些表现？
3. 如被病犬咬伤，应如何采取预防措施？

（黄艳华　朱　婷）

# 第五节　艾滋病

音频：
艾滋病

**案例 2-5**

患者男性，38岁。因发热、咳嗽半月余来诊。患者半月前无明显诱因出现反复发热、气急、咳嗽、咳黄色脓痰，半年前患带状疱疹。

身体评估：T 38 ℃，P 90 次 / 分，R 23 次 / 分，BP 114/70 mmHg。神志清楚，慢性病容，营养不良。咽充血，右肺呼吸音粗，可闻及细湿啰音。

患者静脉注射毒品多年，结婚8年，儿子7岁，患者夫妻俩 HIV 抗体均为阳性，儿子 HIV 抗体为阴性，其妻子目前身体无明显不适。

问题：1. 患者、患者妻子和患者儿子是艾滋病患者吗？为了解可能的感染途径，需进一步询问哪些信息？
　　　2. 患者和患者妻子可能的感染途径是什么？
　　　3. 患者的儿子应该如何预防艾滋病？

艾滋病是获得性免疫缺陷综合征（acquired immunodeficiency syndrome，AIDS）的简称，由人免疫缺陷病毒（human immunodeficiency virus，HIV，又称为艾滋病病毒）引起的慢性传染病。HIV 主要侵犯和破坏辅助性 T 淋巴细胞，导致机体细胞免疫缺陷，最终并发各种严重机会性感染和恶性肿瘤。1981 年在美国发现，至今流行全球，具有发病缓慢、传播迅速、病死率高的特点，属乙类传染病，需严格管理。

▶ **病原学**

HIV 属反转录病毒科慢病毒属，为单股 RNA 病毒。HIV 有 HIV-1、HIV-2 两型，两者均能引起艾滋病，我国主要流行 HIV-1。HIV-1 为球形颗粒，由核心和包膜两部分组成，核心被核心蛋白 P24、基质蛋白 P17 包裹，包括两条单股 RNA 链、核心结构蛋白、病毒复制所必需的酶（反转录酶、整合酶、蛋白酶）等组成。包膜在病毒的最外层，嵌有外膜糖蛋白 gp120、跨膜糖蛋白 gp41 等。HIV 既有嗜淋巴细胞性又有嗜神经性，主要感染 $CD_4^+$ T 淋巴细胞，也能感染单核巨噬细胞等。HIV 感染人体后产生抗 -HIV，但其中和作用低，不产生持久的保护性免疫，血清中病毒和抗体同时存在，故抗 -HIV 阳性者的血清具有传染性。

HIV 在外界的抵抗力较弱，对热及化学消毒剂敏感，100 ℃ 20 min、75% 乙醇、含氯消毒剂，均可灭活 HIV。但 HIV 对紫外线、γ 射线不敏感。

▶ **流行病学**

**（一）传染源**

HIV 感染者和艾滋病患者是本病的传染源。体内有 HIV 病毒，未出现艾滋病临床表现为 HIV 感染者，"无症状期"的 HIV 感染者和"窗口期"的 HIV 感染者，是重要的传染源。HIV 抗体作用很弱，当机体有 HIV 抗体和 HIV 同时存在时，仍具有传染性，隐秘性强，易被忽视。

**（二）传播途径**

1. **性接触传播** 是本病的主要传播途径。HIV 感染者的精液或阴道分泌物中有大量的病毒，性交时 HIV 从摩擦所致细微破损进入血液。与发病率有关的因素包括性伴侣数量、性伴侣的感染阶段、性交方式和性交保护措施等。

2. **血液、体液传播** HIV 存在于血液、精液、阴道分泌物、胸腹水、脑脊液、关节液、心包积液、羊水、乳汁中。常导致 HIV 血液、体液传播的方式有：①输入被 HIV 污染的血液或血液制品；②使用被 HIV 污染的工具进行损伤性操作，如手术、穿刺、针刺、拔牙、针灸、修足、文身、美容、扎耳孔、刷牙、剃须等；③损伤部位接触到被 HIV 污染的血液或体液。但粪便、唾液、痰液、鼻分泌物、汗液、泪液、尿液、呕吐物不具有传染性。

3. **母婴传播** 感染 HIV 的孕妇可在妊娠期间、分娩过程中或产后哺乳将 HIV 传染给子女，是儿童感染 HIV 的主要途径。

4. **其他途径** 如器官移植、人工授精，可通过应用病毒携带者的器官和精液而使接受方感染 HIV。一般日常生活接触如握手、拥抱、礼节性亲吻、共用办公室、同吃同住、共用浴室和厕所、共用交通工具及娱乐设施等，不会感染 HIV。目前尚无证据表明 HIV 可经空气、水、食物、昆虫传播。

**（三）人群易感性**

人群普遍易感，本病多发生于青壮年，男多于女，高危人群包括：①男性同性恋者或双性恋者、性乱交者；②静脉注射毒品者；③多次接受输血或血制品者；④HIV 感染 / 艾滋病母亲所生的婴儿。

**（四）流行特征**

从 1981 年美国首先公布了艾滋病病例后，艾滋病在全球范围内肆虐流行，病死率很高，被称为世纪瘟疫，是当前全世界最重要的公共卫生问题和社会问题。1985 年我国发现首例艾滋病病例，目前艾滋病在我国流行形势极其严峻，我国艾滋病的流行特点为：传播速度减慢；传播途径以性传播和静脉注射毒品传播为主；HIV 感染正在从吸毒、同性恋等高危人群向普通人群蔓延，感染病例遍布全国 31 个省市自治区；呈现全国低流行，但局部地区如云南、广西、河南、新疆、四川等地仍呈高流行的态势。

#### ▶ 发病机制与病理变化

HIV 侵入人体后，主要侵犯人体辅助性 T 淋巴细胞（$CD_4^+T$），病毒在细胞内大量复制导致细胞溶解或破裂，使 $CD_4^+T$ 淋巴细胞大为减少，导致细胞免疫功能受损，引起机会性感染及恶性肿瘤。由于单核 - 吞噬细胞系统表面也具有 $CD_4^+$ 分子，因此也可被 HIV 侵袭，虽然很少发生病变，但可成为病毒的储存场所，并携带病毒进入中枢神经系统，造成神经系统损害。艾滋病的病理改变表现出多样性和非特异性，主要侵犯淋巴结和胸腺等免疫组织。

#### ▶ 临床表现

潜伏期一般为 2 ~ 10 年，HIV 感染人体后可分为三期：

**（一）急性期**

通常 HIV 初次感染 2 ~ 4 周后，小部分患者出现类似血清病样症状，以发热最为常见，可伴有全身不适、头痛、厌食、关节肌肉痛和全身淋巴结肿大及神经系统症状等，症状轻微者易与感冒混淆，一般持续 1 ~ 3 周自行缓解。也有患者皮肤出现斑丘疹或荨麻疹，皮疹持续数日后消退。血清中能检出 HIV RNA、P24 抗原，提示感染者具有传染性，感染 HIV 数周后才出现 HIV 抗体。人体感染 HIV 到血液中能够检测出 HIV 抗体的这段时间称"窗口期"。

**（二）无症状期**

感染者 HIV 抗体阳性，但无明显临床症状和体征，HIV 仍在感染者体内不断地复制，$CD_4^+T$ 淋巴细胞仍在逐渐减少，感染者免疫系统仍在逐渐受损。一般持续 6 ~ 8 年或更长，持续时间长短与感染病毒的数量、感染途径、机体免疫状况、营养、卫生条件及生活习惯等因素有关，如经输血传播的感染者较经性传播的感染者无症状期时间短。此期具有传染性。

**（三）艾滋病期**

此期 $CD_4^+T$ 淋巴细胞明显减少，血浆 HIV 病毒载量明显升高，人体免疫系统全面崩溃，常表现出 HIV 相关症状、各种机会性感染及肿瘤，为感染 HIV 后的最终阶段。

**1. HIV 相关症状**

（1）全身症状：主要表现为持续 1 个月以上的发热、盗汗、腹泻，体重减轻 10% 以上。

（2）神经精神症状：部分患者表现为神经精神症状，如记忆力减退、精神淡漠、性格改变、头痛、癫痫及痴呆。

（3）全身淋巴结肿大：除腹股沟淋巴结以外，其他部位有 2 处或 2 处以上淋巴结肿大。肿大的淋巴结多对称发生，直径 ≥ 1 cm，柔韧，无压痛和粘连，能自由活动。一般肿大持续 3 个月以上。

**2. 各种机会性感染**

（1）呼吸系统：主要是机会性感染引起的肺炎及肺结核等，以肺孢子菌肺炎最常见，是引起艾滋病患者死亡的主要原因。主要表现为慢性咳嗽、短期发热、渐进性呼吸困难、发绀和动脉血氧分压降低，仅少数患者肺部能闻及啰音。X 线特征为间质性肺炎，但无特异性。此外，念珠菌、隐球菌、结核分枝杆菌、巨细胞病毒等也常引起肺部感染，卡波西肉瘤也常侵犯肺部。

（2）神经系统：可有癫痫及脑弓形虫病、隐球菌性脑膜炎、艾滋病痴呆综合征等。

（3）消化系统：可出现消化系统病变，波及消化系统的各个器官，以口腔及食管的念珠菌感染较为常见，引起口腔炎、食管炎等，表现为吞咽疼痛和胸骨后烧灼感。疱疹病毒、隐孢子虫等侵犯胃肠道黏膜可引起腹泻和体重减轻。鸟分枝杆菌、隐孢子虫感染肝，可引起肝大和 ALT 升高。

（4）皮肤、黏膜：常出现带状疱疹、传染性软疣、尖锐湿疣等。

（5）眼部：巨细胞病毒视网膜脉络炎和弓形虫性视网膜炎等。

**3. 肿瘤** 如卡波西肉瘤、恶性淋巴瘤、宫颈癌等，其中，卡波西肉瘤是艾滋病患者最常见的肿瘤。卡波西肉瘤可侵犯皮肤、黏膜、内脏、淋巴结等处，表现为深蓝色浸润斑或结节，可融合成大片状，表面出现溃疡并向四周扩散。

## 实验室及其他检查

### （一）血常规

可有不同程度贫血、白细胞总数减少。

### （二）免疫学检查

$CD_4^+$T 淋巴细胞进行性减少，$CD_4^+/CD_8^+$ 比例倒置，艾滋病患者 $CD_4^+/CD_8^+$ 常 < 1.0。检测 $CD_4^+$T 淋巴细胞绝对数量是判断预后和抗病毒治疗的主要指标。

### （三）血清学检查

**1. 抗 –HIV 检查** 是诊断 HIV 感染的金标准。一般先用 ELISA 法作筛查试验，查找血清 gp41 及 gp120 抗体，灵敏度达 99%，但容易有假阳性。对连续 2 次阳性者，再用蛋白质印迹法作确证试验。

**2. HIV 抗原检查** 主要检测 gp24 抗原。抗原出现早于抗体，有助于"窗口期"和新生儿的早期诊断。

### （四）病原学检查

从患者血浆或脑脊液标本中进行 HIV RNA 检测又称为病毒载量测定，病毒载量测定与 $CD_4^+$T 淋巴细胞计数，是判断疾病进展、临床用药疗效和预后的两项重要指标。病毒载量测定有助于"窗口期"和新生儿的早期诊断。

### （五）其他检查

测定 HIV 基因型变异，了解药物变异情况，为治疗方案的选择和更换提供指导。进行胸部及胃肠道 X 线、B 型超声、内镜等检查，必要时进行 CT 及 MRI 检查，有助于早期诊断机会性感染及肿瘤。

## 诊断要点

**1. 流行病学资料** 是否属于高危人群或具备感染 HIV 的危险因素。

**2. 临床表现** 急性期与无症状期较难诊断，故属于高危人群应进行血清学检测并进行医学监测。发生机会性感染和恶性肿瘤临床应考虑艾滋病。

**3. 实验室检查** $CD_4^+$T 淋巴细胞数检测；抗 -HIV（ELISA）两次为初筛试验，抗 -HIV（WB）阳性为确证试验。病毒载量测定和 P24 抗原检测有助于"窗口期"早期诊断。

## 治疗要点

目前艾滋病的治疗仍在研究和探索之中，尚无特别有效的治疗方法，治疗措施主要包括抗病毒治疗、免疫治疗、并发症治疗、支持对症治疗和中医中药治疗等。

### （一）抗病毒治疗

目前认为早期抗病毒治疗，既能缓解病情，减少机会性感染和肿瘤，又能预防和延缓艾滋病相关疾病的发生，是艾滋病治疗的关键。由于在抗病毒治疗过程中，HIV 易发生突变，从而产生耐药性，因此目前多主张联合用药。常用抗 HIV 药物有三类：

**1. 核苷类反转录酶抑制剂** 此类药物能选择性与 HIV 反转录酶结合，从而抑制 HIV 的复制和转录，推迟 HIV 感染者病情进展，延长艾滋病患者的存活时间。该类药物包括齐多夫定（AZT）、拉米夫定（3TC）和司坦夫定（D4T）。

2. **非核苷类反转录酶抑制剂** 主要作用于HIV反转录酶的某个点位，使其失去活性，从而抑制病毒的复制。主要药物有尼维拉平（NVP）、施多宁（EFZ）等，但该类药物易产生耐药株。

3. **蛋白酶抑制剂** 通过阻断HIV复制和成熟过程中所必需的蛋白质合成，从而抑制病毒的复制。主要制剂有沙奎那韦（SAQ）、利托那韦（RNV）、吲哚那韦等。

### （二）免疫疗法

可用白细胞介素2、异丙肌苷、胸腺素等，以提高免疫功能。

### （三）支持及对症治疗

包括对HIV相关症状、各种机会性感染、肿瘤的处理、营养支持疗法和心理治疗等。

▶ **预防**

采取以切断传播途径为主的预防措施。

### （一）管理传染源

1. **早发现、早诊断、早报告** 对高危人群进行筛查，为其提供相应的咨询服务。鼓励艾滋病疑似者自愿咨询、自愿检测，及时发现HIV感染者，并按传染病防治法要求向当地疾病预防控制中心24 h内上报。

2. **早隔离** 对HIV感染者严密检测和随访，符合抗病毒治疗者及时给予治疗，对患者及无症状病毒携带者的血液、分泌物、排泄物应进行严格消毒处理。按接触隔离（主要是血液、体液、母婴、性接触隔离）。①HIV不易被清除，终生具有传染性，要注意终生接触隔离；②避免HIV感染者或艾滋病患者妊娠、生育，一旦怀孕，应考虑终止妊娠；③所生育的婴儿应行人工喂养，不要口对口给婴儿喂食。

3. **早治疗** ①有临床症状、并发感染、并发恶性肿瘤者，应住院隔离治疗；②加强对HIV感染者或艾滋病患者随访，提供医学、心理咨询。

4. **执行相关规定** 根据《中华人民共和国传染病防治法》和《艾滋病防治条例》有关规定，HIV感染阳性的结果只有本人才有权利知道，别人没有权利告诉他人。严禁HIV感染者或艾滋病患者献血、献器官、献精液。对捐献者实施严格的HIV抗体筛查。

### （二）切断传播途径

1. **切断性传播途径** 加强性道德教育，推广使用安全套即安全性行为，避免性乱，及时诊治性病。HIV阳性者要如实告诉性伴侣自己的病情，以便采取必要的防护措施。

2. **切断血液-体液传播途径** ①严禁吸毒，特别是静脉吸毒。②加强血液、血制品的管理，严禁HIV感染者捐献血液、血浆、器官、组织或精液。③推广一次性医用器材和用品，患者所用的各种医疗器械均应严格消毒。④注意个人卫生，不与他人共用牙具、刮面刀、注射器、针头等，不到消毒不严格的场所理发、美容、穿耳、文眉、文身、修脚等。

3. **切断母婴传播途径** 女性HIV感染者尽量避免妊娠及母乳喂养，安全助产，尽早服用抗反转录病毒药物预防母婴传播。

### （三）保护易感人群

我国艾滋病疫苗尚在临床试验研究阶段。普查高危人群，尤其要密切观察感染HIV妇女所生育的孩子及性伴侣；为高危人群提供咨询服务；艾滋病患者避免到空气不流通的公共场所，外出戴口罩，预防感染；医务人员应加强自身防护，发生意外暴露后，及时采取暴露后预防措施。

知识链接

**HIV 暴露后处理**

　　HIV 暴露后，要及时处理污染的皮肤或黏膜，评估感染风险，如感染风险高，尽可能在最短时间内（最好是 2 h 内，不超过 24 h）进行预防性用药，即使超过 24 h，仍需预防性用药。基本用药方案为 AZT+3TC 或 TDF+3TC，疗程为 28 天。发生 HIV 暴露后要立即检测 HIV 抗体，并在之后的第 4 周、8 周、12 周和 6 个月后再进行 HIV 抗体的检测。

▶ 护理

**（一）主要护理诊断**

1. 体温过高：与 HIV 感染和各种机会性感染有关。

2. 营养失调：低于机体需要量：与发热、食欲低下、腹泻有关。

3. 有感染的危险：与免疫功能受损有关。

4. 腹泻：与免疫功能低下引起肠道感染有关。

5. 社交孤立：与对艾滋病不理解、社会评价不良有关。

6. 焦虑、恐惧：与艾滋病预后不良、担心受歧视有关。

**（二）主要护理措施**

1. **血液、体液隔离**　严格执行艾滋病的消毒、隔离措施。

2. **休息**　艾滋病患者发生条件致病菌感染时应绝对卧床休息，以减低机体消耗，症状减轻后可逐步起床活动。病室应安静、舒适、空气清新。

3. **饮食**　给予高热量、高蛋白、高维生素、易消化饮食。注意食物的色、香、味，设法促进患者食欲。不能进食者给予静脉输液，注意维持水、电解质平衡。

4. **病情观察**　观察生命体征、神志、营养状况、体重、淋巴结肿大等情况，尤其要注意发热情况；观察有无肺部、中枢神经系统、胃肠道、皮肤黏膜等机会性感染和有无卡波西肉瘤等病情进展。注意 $CD_4^+T$ 淋巴细胞计数、病毒载量、HIV 抗体检测以及各种机会性感染及肿瘤的相关检查等辅助检查结果。

5. **对症护理**　根据患者病情酌情做好发热护理、排痰护理、皮肤护理等对症护理。

6. **用药护理**

（1）提高治疗依从性：对于应用抗病毒药治疗的患者，进行治疗依从性教育，与患者讨论以制定按时服药计划，运用亲友提醒、物品提醒，以保证患者按时、足量、按医嘱服药。

（2）观察药物不良反应：抗病毒药可出现以下不良反应，①胃肠道症状：表现为食欲减退、恶心、呕吐、腹痛等；②神经系统症状：表现为四肢疼痛、麻木、头痛、多梦等；③皮疹：多在颜面和躯干部出现斑丘疹，伴有瘙痒；④中毒反应：包括中毒性肝损害、骨髓抑制、急性胰腺炎等，一般在治疗 2 ~ 3 个月后发生。

7. **心理护理**　艾滋病预后不良，且人们对艾滋病也怀有恐惧心理，因此，患者会出现焦虑、抑郁、孤独无助或恐惧等心理障碍，甚至出现报复、自杀等行为，做好心理护理有重要意义。应注意，①建立良好的护患关系：护士通过自己良好的语言、神情、态度和行为进行积极引导，工作中多注意细节，注意沟通技巧，多与患者沟通。②尊重患者的人格：对患者所表现出的反常行为和语言不要嘲笑。要尊重患者，取得患者的信任和配合。③争取家属和亲友的支持：在护理过程中应注意与患者及其家人、朋友一起学习艾滋病的相关知识，帮助人们正确认识和面对艾滋病，为艾滋病患者创造非歧视的社会环境至关重要，良好的家庭、亲友关系能给患者以安慰和支持。④促进患者间良好的交流：使患者从病友那里得到帮助和关心，这样既增进了友谊，又有利于解决患者的心理问题。⑤保守秘密：患者个人隐私、人际关系和家庭矛盾等问题不希望被别人知道，护士必须严守秘密，不要随便谈论。

### ▶ 健康教育

#### （一）预防教育

1. 广泛宣传艾滋病防护知识，动员大众共同抗击艾滋病是实现基本遏制艾滋病疫情的必要措施。积极开展艾滋病防治咨询工作，向大众尤其是 HIV 感染者及家属宣传、指导有关艾滋病的防护知识。帮助人们建立健康的生活方式，以预防艾滋病的传播。正确认识艾滋病，消除对 HIV 感染者的恐慌，科学防治艾滋病。用包容和关爱之心对待 HIV 感染者或艾滋病患者，只有这样才能最终战胜艾滋病。

2. 针对高危人群开展宣传教育和行为干预的工作，进行 HIV 抗体检测，对 HIV 阳性者进行随访，防止继续播散，并检测其配偶及性伴侣的健康状况。

#### （二）疾病知识教育

1. 艾滋病患者由于免疫功能低下，常因机会性感染使病情恶化，甚至死亡，应指导患者及家属采取预防或减少机会性感染的措施。

2. 对无症状病毒携带者应嘱其每 3 ~ 6 个月做一次临床及免疫学检查，如出现症状随时就诊，及早治疗。育龄妇女应避免妊娠、生育，哺乳期妇女应人工喂养婴儿。

3. 指导患者进行抗病毒治疗，说明按时、足量服药及坚持终生服药的重要性。

#### （三）定期复查

1. 加强对 HIV 感染者、艾滋病患者的随访，提供医学和心理咨询。

2. 指导 HIV 感染者、艾滋病患者自我观察病情，一旦发现机会性感染及肿瘤的临床表现，随时就诊，切忌乱投医，乱用药。

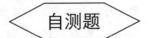

## 一、选择题

1. 患者，男，48 岁，有不安全性生活史。有肺炎表现，X 线胸片双肺有阴影，经抗生素和对症治疗不见好转，反而加重。辅助检查：HIV 抗体阳性。拟诊为艾滋病。可导致 HIV 传播的途径是

    A. 共用电话　　　　　　　　B. 共用厕所　　　　　　　　C. 同住宿舍

    D. 共用剃须刀　　　　　　　E. 共同游泳

2. 患者，女性，43 岁，宾馆服务员，近期出现发热、淋巴结肿大、体重下降等症状，请问若怀疑 HIV 感染，以下检查最重要的是

    A. HIV 筛查试验　　　　　　B. $CD_4^+$T 淋巴细胞计数　　　C. $CD_4^+/CD_8^+$

    D. 淋巴结活检　　　　　　　E. 胸部 X 线检查

3. 患者，女性，22 岁，是艾滋病患者，正在进行治疗，艾滋病关键治疗是

    A. 免疫调节治疗　　　　　　B. 隔离治疗　　　　　　　　C. 抗反转录病毒治疗

    D. 抗机会感染治疗　　　　　E. 对症治疗

4. 某病房一位患者抗 HIV 阳性，对他采取的护理措施哪项不妥

    A. 立即血液、体液隔离

B. 安置患者于隔离病室内，病室外挂黄色标志进行严密隔离

C. 指导患者适当休息活动

D. 加强营养

E. 心理护理

5. 患者，女，25岁，妊娠14周，查血清HIV抗体阳性，预防母婴传播的最好方法是

    A. 血液隔离            B. 体液隔离            C. 性接触隔离

    D. 母婴隔离            E. 立即终止妊娠

6. 患者，女，28岁，因急起发热、头痛、咽痛、恶心、呕吐、厌食、腹泻及全身不适13天入院。既往体健，有不安全性行为史。体检：颈部可扪及肿大的淋巴结。辅助检查：HIV抗体阳性。拟诊艾滋病患者。下列不是HIV传播途径的是

    A. 性接触              B. 注射                 C. 母婴

    D. 人工受精           E. 与感染者握手

## 二、思考题

1. 艾滋病临床分期及各期临床表现有哪些？

2. 艾滋病的传播途径是什么？医务人员怎样进行自我防护？

3. 对艾滋病如何进行健康教育？

（陆一春）

# 第六节　传染性非典型肺炎

音频：
传染性非典型
肺炎

> **案例 2-6**　患者男性，34岁。2003年3月6日从北京出差回西安，3月10日突感发热，伴寒颤、头痛、乏力、关节酸痛、干咳、胸痛。次日去医院就医并入院治疗，入院后出现频繁咳嗽、胸闷、气促、呼吸困难。
>
>     身体评估：T 39℃，P 110次/分，R 29次/分，BP 120/70 mmHg。意识清楚，右下肺少许湿啰音。
>
>     辅助检查：胸片X线示大片阴影。胸部CT示两肺炎性病变，双侧胸腔积液。
>
> **问题：** 1. 该患者要考虑的医疗诊断是什么？为什么？
>
>         2. 主要护理问题是什么？
>
>         3. 如何做好隔离？

传染性非典型肺炎（infectious atypical pneumonia）又称为严重急性呼吸综合征（severe acute respiratory syndrome，SARS）简称非典，是由SARS冠状病毒引起的急性呼吸道传染病，以发热、头痛、乏力、肌肉酸痛、干咳少痰等为临床特征，严重者出现气促或呼吸窘迫。SARS是一种新型呼吸道传染病，属于乙类传染病，但由于传染性强，按甲类传染病严格管理。

### ▶ 病原学

病原体为SARS冠状病毒，属于冠状病毒科，为单股正链RNA病毒，是一种可能来源于

动物的病毒。电镜下病毒颗粒直径 80 ~ 140 nm，周围有鼓槌状冠状突起，突起之间的间隙较宽，病毒外形呈日冕状。

SARS 冠状病毒的抵抗力和稳定性较强，在尿液中至少存活 1 日，腹泻患者粪便中至少存活 4 日，干燥塑料表面最长可存活 4 日。56℃ 90 min 或 75℃ 30 min 可灭活病毒。SARS 冠状病毒对乙醚、氯仿、甲醛和紫外线等敏感。

## ▶ 流行病学

### （一）传染源

患者是主要的传染源。急性期患者体内病毒含量高，通过咳嗽、喷嚏、吐痰等方式排出病毒。少数腹泻患者排泄物含有病毒。部分重型患者因为频繁咳嗽或气管插管、呼吸机辅助呼吸等，呼吸道分泌物增多，传染性更强。个别患者可造成数十甚至上百人感染。潜伏期患者传染性低或无传染性，康复期患者无传染性。

### （二）传播途径

1. **呼吸道传播** 近距离呼吸道飞沫传播是本病的主要传播途径，急性期患者通过打喷嚏、咳嗽、咳痰、大声说话等方式排出大量含病毒的气溶胶颗粒。飞沫在空气中停留时间短，移动距离约 2 m，故仅造成近距离传播。

2. **接触传播** 易感者通过密切接触患者的呼吸道分泌物、消化道排泄物或其他体液或间接接触患者污染的物品导致感染。

### （三）人群易感性

人群普遍易感，多发生于青壮年，儿童和老年人少见。医护人员和患者家庭成员属于高危人群，感染后可获得一定免疫力。

### （四）流行特征

本病发生于 2002 年冬末 2003 年春初，有明显的家庭和医院聚集发病现象。主要流行于人口密集的大城市，农村地区甚少发病。

---

**知识链接**

**SARS 流行情况**

2002 年 11 月中旬首先在我国广东省出现 SARS 疫情，其后迅速蔓延至全国 24 个省、自治区、直辖市及全球 32 个国家和地区，2003 年 8 月流行终止。这次全球流行累计发病 8422 例，死亡 916 例。我国发病 5327 例，死亡 349 例。之后第 2 年相继出现了以实验室感染为主的散发个案病例。近几年没有该病发病的报告。

---

## ▶ 发病机制与病理变化

发病机制尚未阐明。发病早期有病毒血症，可能是 SARS 冠状病毒直接或间接损害呼吸道黏膜上皮细胞、肺上皮细胞和肺毛细血管内皮细胞，引起渗透性肺水肿、透明膜形成和肺不张，最终导致呼吸衰竭。SARS 冠状病毒可能损害淋巴细胞，发病期间 $CD_4^+$ 和 $CD_8^+$ T 淋巴细胞数量均明显减少。因临床上应用肾上腺皮质激素可以改善肺部炎症反应，有效减轻临床症状，故目前认为 SARS 冠状病毒感染诱导的细胞免疫功能受损可能是本病发病的主要原因。

## ▶ 临床表现

潜伏期为 1 ~ 16 日，一般为 3 ~ 5 日。

## （一）早期

病程 1 ~ 7 日。起病急，以发热为首发和主要症状，体温一般高于 38 ℃，持续 1 ~ 2 周，伴有畏寒、头痛、关节和全身肌肉酸痛、乏力、腹泻等表现；常无上呼吸道卡他症状。发病 3 ~ 7 天出现下呼吸道症状，可有干咳、胸闷，肺部体征不明显，部分患者可闻及少量湿啰音，或有肺实变体征。

## （二）进展期

病情于 10 ~ 14 日达到高峰，发热、乏力等感染中毒症状加重，出现频繁咳嗽、气促和呼吸困难，稍许活动则气喘、心悸、胸闷，呼吸窘迫而被迫卧床休息。胸片示肺部炎症阴影，发展迅速，常为多叶病变。

## （三）恢复期

病程进入 2 ~ 3 周后体温逐渐下降，临床症状缓解。少数重症患者在相当长的时间内遗留通气和换气功能障碍，多在出院后 2 ~ 3 个月内逐渐恢复。轻型患者临床症状轻，病程短；重型患者病情重，进展快，易出现急性呼吸窘迫综合征。

## ▶ 并发症

可有肺部继发感染、皮下气肿和纵隔气肿、肺间质改变、气胸、胸膜病变、心肌病变、骨质缺血性改变等。

## ▶ 实验室及其他检查

### （一）病原学检测

尚缺乏特异性和敏感性俱佳且有早期诊断意义的较为成熟的病原学检查方法。可用 RT-PCR 检测特异性 RNA，也可用单克隆抗体技术检测特异性抗原，可用于早期诊断。

### （二）血清学检查

常用酶联免疫吸附试验（ELISA）和免疫荧光法检测血清中的 SARS 冠状病毒的抗体。IgM 抗体于发病后 1 周左右出现，IgG 抗体于发病后第 2 周末检出率达 80%。恢复期较疾病早期特异性抗体效价 4 倍以上升高，有诊断意义。

### （三）影像学检查

SARS 患者胸部 X 线和 CT 检查主要表现为间质性肺炎。早期胸部 X 线呈斑片状或网状改变，后渐融合成大片阴影，多发生在中下肺部，常累及双肺或单肺多叶。胸部 CT 检查可见局灶性实变，毛玻璃样改变最多见。

### （四）血常规

病程初期白细胞计数正常或下降，部分患者可有轻度贫血和血小板减少。重症患者 T 淋巴细胞亚群中的 $CD_3^+$、$CD_4^+$ 及 $CD_8^+$ T 淋巴细胞均减少，以 $CD_4^+$ T 淋巴细胞下降明显。

## ▶ 诊断要点

### （一）流行病学资料

去过 SARS 流行区域，或与 SARS 患者有接触史。

### （二）临床表现

有发热和呼吸系统症状。

### （三）实验室检查

有肺部影像改变，或分泌物特异性核酸检测阳性，或血清特异性 IgM 抗体阳性，或初期和恢复期双份血清特异性抗体滴度 4 倍以上升高者。

以上三条都具备为临床诊断病例；具备（一）（二）条或（二）（三）条者为疑似诊断病

例；近 2 周内有与 SARS 患者或 SARS 疑似患者接触，但无临床表现者为医学观察病例。

▶ 治疗要点

目前缺少特异性的治疗手段。主要采取以对症支持治疗为主的综合治疗措施。

**（一）病情监测**

大多数患者在发病后 14 日内可能属于病情进展期，需密切监测呼吸频率、$SpO_2$ 或动脉血气分析，血常规，胸片，心、肝、肾功能等。

**（二）一般治疗与对症治疗**

1. 卧床休息，避免劳累。

2. 发热超过 38.5 ℃者给予冰敷、乙醇擦浴等，酌情使用解热镇痛药，儿童禁用水杨酸类解热镇痛药。咳嗽、咳痰剧烈者给予镇咳、祛痰药。

3. 腹泻患者应注意补液及纠正水、电解质、酸碱失衡。有心、肝、肾等器官功能损害者，应采取相应治疗。

4. **肾上腺皮质激素的治疗** 有以下指征之一者的成人使用甲泼尼龙 80 ~ 320 mg/d。指征有：严重中毒症状，高热 3 日不退；48 h 内肺部阴影进展超过 50%；急性肺损伤或出现急性呼吸窘迫综合征。

**（三）抗病毒治疗**

目前尚未发现针对 SARS 冠状病毒的特异性药物，可试用蛋白酶抑制剂类药物洛匹那韦及利托那韦等。

**（四）重症病例的抢救**

动态观察病情，加强监护，及时给予呼吸支持，合理使用糖皮质激素，加强营养支持和器官功能保护，注意水、电解质和酸碱平衡，预防和治疗继发感染，及时处理并发症。

▶ 预防

**（一）管理传染源**

1. **早发现、早报告、早诊断** 发现或怀疑本病时，按照甲类传染病强制管理，确诊后按规定登记，2 h 内上报。在流行期间建立发热门诊，做好疑似病例的筛查工作。

2. **早隔离** 呼吸道隔离为主，接触隔离为辅。按照甲类传染病严密隔离患者。①临床诊断病例和疑似诊断病例应在指定的医院分别进行隔离，隔离至体温正常 7 日以上，呼吸系统症状明显改善，胸部 X 线片有明显吸收。②医学观察病例（密切接触者）在指定地点隔离 14 天。

3. **早治疗** 主要是配合对症治疗。

**（二）切断传播途径**

1. **避免飞沫传播，避免接触传播** 加强科普宣传，流行期间减少大型集会或活动，保持公共场所空气流通；注意空气和水源的消毒。

2. **加强个人防护** 保持良好的卫生习惯，不随地吐痰，有发热、咳嗽等表现时及时就诊；避免与人近距离接触。

3. **加强职业防护** 进入疫区或病房的人员，要穿戴防护用品；自身有呼吸道感染或皮肤破损时，应避免接触患者。医务人员严格执行消毒隔离制度，按甲类传染病进行防护。

4. **严格消毒** 采取有效措施对患者的口鼻分泌物、污染物、排泄物、生活用具、衣物、生活垃圾、医疗废弃物等进行消毒处理，对污染区、半污染区、清洁区的空气以及物品、地面等进行严格消毒。

**（三）保护易感人群**

1. 尚无效果肯定的预防药物。疫苗正在研制中，已进入临床试验阶段。医务人员及其他人员进入病区时，应做好个人防护工作。

2. 本病的流行期间避免去人多的地方，避免与人近距离接触，注意戴口罩。指导大众保持乐观情绪，均衡膳食，充足睡眠，适当运动，注意保暖，避免劳累，以提高机体的抗病能力。

▶ 护理

**（一）主要护理诊断**

1. 体温过高：与病毒感染有关。

2. 气体交换受损：与肺部感染有关。

3. 恐惧：与病情严重威胁生命有关。

4. 潜在并发症：ARDS、多脏器功能衰竭。

**（二）主要护理措施**

1. **隔离与消毒** 采取呼吸道隔离和接触隔离，严格执行隔离消毒制度。具体措施：①应设置独立的 SARS 隔离病区，严格执行呼吸道隔离和接触隔离的各项措施，任何家属及无关人员禁止进入病区及病房；② SARS 患者收入专用隔离病室，疑似患者与临床诊断患者应分开病房收治；③不设陪护，禁止探视；④做好隔离病区内空气消毒及地面、物体表面消毒，一般可用含氯消毒液和过氧乙酸消毒；⑤做好 SARS 患者污染物品及分泌物、排泄物、呕吐物等的消毒处理及排放；⑥做好衣物被服、医疗文件的消毒处理；⑦医务人员应加强 SARS 防治知识培训并做好个人防护和消毒，如戴 12 层面纱口罩或 N95 口罩，穿防护服，戴帽子、眼防护罩、手套、面罩，穿鞋套等，接触过患者或被污染的物品后应洗手；⑧ SARS 患者转院、出院、死亡应做好终末消毒。

2. **休息** 绝对卧床休息直至病情稳定，疾病恢复可逐渐增加活动量。有呼吸困难者可取半坐位或坐位，以减轻呼吸困难。

3. **饮食** 给予高热量、易消化、营养丰富的流质或半流质饮食，注意水及电解质的平衡。必要时采取肠内营养和肠外营养相结合。

4. **病情观察** 应密切观察生命体征、神志、出入量等，特别是体温和呼吸的变化；观察咳嗽、呼吸困难、发绀以及肺部体征等临床表现；注意有无肺、心、肝、肾等器官功能损害，有无呼吸窘迫，如出现应立即报告医生，遵医嘱给予相应处理；观察患者心理和社会情况；观察辅助检查如肺部 X 线和动脉血气分析，尤其应注意血氧饱和度的变化。

5. **用药护理** 观察抗病毒药物、肾上腺皮质激素和增强免疫功能药物的疗效和副作用。

6. **重型患者的抢救配合** ①绝对卧床休息，有呼吸困难者可取半坐位或坐位，有休克者取中凹体位；②给予充分的鼻导管、面罩吸氧，3 ~ 5 L/min，并保持呼吸道通畅，必要时气管切开或气管插管机械通气做好相应的护理；③病情监测：密切观察生命体征、神志、出入量，咳嗽、呼吸困难等，并记录；④用药护理：建立静脉通道，遵医嘱进行氧疗、辅助通气、糖皮质激素等治疗，注意观察用药效果和不良反应；⑤心理支持。

7. **对症护理** ①呼吸衰竭：及时清除口咽部的分泌物及痰液，以保持呼吸通畅，必要时可行气管插管或气管切开；给予 3 ~ 5 L/min 的鼻导管、面罩吸氧；应用人工呼吸机做好相应的护理。②高热：监测体温，观察热型，及时补充热量、水分、电解质及维生素；给予乙醇擦浴、冷敷和应用解热药降温。

8. **心理护理** 向患者介绍本病的发展过程、治疗、消毒隔离等知识，使患者能配合治疗，特别是让患者消除悲观、紧张、恐惧心理，增强战胜疾病的信心，争取早日康复。

▶ **健康教育**

**（一）预防教育**

1. 向大众尤其是患者和家属进行 SARS 防治知识的教育：①保持良好的个人卫生习惯；②加强锻炼，增强体质；③避免接触可疑的动物、禽鸟类，不掠杀、不进食非常规动物食品。

2. 进入疫区或病房的人员，要穿戴防护用品，医务人员做好个人防护和职业防护。

**（二）疾病知识教育**

1. 向群众宣讲 SARS 的临床表现、发展过程及治疗等知识，做到早期发现患者、早隔离、早治疗。

2. 严格执行消毒、隔离措施。

3. 病情稳定后，指导患者进行康复训练，应劳逸结合、避免劳累受凉等。

**（三）定期复查**

指导患者出院后定期复查胸片、呼吸功能、循环功能、肝肾功能等，发现异常，及时就诊。

---

 **知识链接**

**中东呼吸综合征**

中东呼吸综合征（Middle East respiratory syndrome，MERS）是由一种新型冠状病毒（MERS-CoV）引起的病毒性呼吸道疾病。截至 2015 年 6 月，全球共报道 1000 多例 MERS，这些病例来自 25 个国家和地区，病例多集中在沙特阿拉伯、阿联酋等中东地区，中东地区以外国家的确诊病例发病前多有中东地区工作或旅游史。目前病例最多的国家是沙特阿拉伯，2015 年韩国为新增疫情国家。

---

〈 自测题 〉

## 一、选择题

1. 传染性非典型肺炎的英文名称缩写为
   A. AIDS　　　　　　　B. SARS　　　　　　　C. ARDS
   D. HFRS　　　　　　　E. SAS

2. 传染性非典型肺炎的病原体为
   A. 轮状病毒　　　　　B. 冠状病毒　　　　　C. 衣原体
   D. 支原体　　　　　　E. 肺炎杆菌

3. 传染性非典型肺炎的主要传染源是
   A. 隐性感染者　　　　B. 患者　　　　　　　C. 潜伏期感染者
   D. 慢性感染者　　　　E. 携带者

4. 传染性非典型肺炎的主要传播途径是
   A. 飞沫传播　　　　　B. 直接接触传播　　　C. 血液传播
   D. 虫媒传播　　　　　E. 间接接触传播

5. 传染性非典型肺炎的首发临床表现为
   A. 干咳、少痰　　　　B. 头痛、全身酸痛、乏力　　　C. 发热

D. 呼吸道卡他症状　　　　　　E. 腹痛、腹泻

6. 对传染性非典型肺炎患者发病后的密切接触者，应自与患者最后接触之日起，进行医学观察

　　A. 7 天　　　　　　　　　　B. 10 天　　　　　　　　C. 14 天

　　D. 21 天　　　　　　　　　　E. 5 天

7. 传染性非典型肺炎的预防措施不包括

　　A. 隔离患者　　　　　　　　B. 密切接触者的医学观察　　C. 注射疫苗

　　D. 加强疫情监测报告　　　　E. 密切接触者的留验

8. 下列哪一项不是传染性非典型肺炎的主要个人防护措施

　　A. 加强工作场所和居室通风　B. 注意个人卫生　　　　　　C. 戴口罩

　　D. 注射干扰素　　　　　　　E. 通过适量运动增强机体免疫力

9. 目前传染性非典型肺炎最主要的治疗措施不包括

　　A. 对症支持治疗　　　　　　B. 抗病毒治疗　　　　　　　C. 激素治疗

　　D. 抗菌治疗　　　　　　　　E. 物理治疗

## 二、思考题

1. 对 SARS 患者如何隔离？如何上报疫情？

2. 简述 SARS 的预防措施。

（陆一春）

# 第七节　流行性感冒

**音频：**
流行性感冒

> **案例 2-7**　患者女性，34 岁。因外出旅游被淋雨，下午急起高热，伴畏寒、乏力、头痛、肌肉关节酸痛、流涕、鼻塞、咽痛、干咳等。
>
> 身体评估：T 39.5℃，P 90 次 / 分，R 24 次 / 分，BP 118/76 mmHg。神志清楚，急性病容，咽充血，右肺呼吸音粗，可闻及细湿啰音。
>
> **问题：** 1. 初步诊断及诊断依据是什么？
>
> 　　　　2. 可提出哪些护理诊断？
>
> 　　　　3. 列出主要的护理措施。

流行性感冒（influenza）简称流感，是由流感病毒引起的急性呼吸道传染病。主要临床表现为高热、乏力、头痛、全身酸痛等全身中毒症状，而呼吸道症状相对较轻。本病潜伏期短、传染性强、传播迅速。

流感病毒属正黏病毒科，呈球形，直径 80 ~ 120 nm，核酸为单股 RNA，内层为核糖蛋白，中层为类脂和膜蛋白，外层为不同糖蛋白构成的辐射状突起，即植物血凝素（H）和神经氨酸酶（N）。根据核蛋白抗原性不同分为甲、乙和丙三型，三型间无交叉免疫。根据病毒外膜的 H、N 抗原结构不同，同型病毒分若干亚型：H 有 $H_1$ ~ $H_{15}$ 等 15 个亚型，N 有 $N_1$ ~ $N_9$

等 9 个亚型。流感病毒最大的特点是容易发生变异，尤其是甲型最易变异，可引起流感大流行，乙型、丙型流感病毒抗原性稳定。

流感病毒不耐热、酸和乙醚，对紫外线、甲醛、乙醇和常用消毒剂均敏感。

## ▶ 流行病学

### （一）传染源

流感患者及隐性感染者为主要传染源。从潜伏期到发病早期均有传染性，以病初 3 天传染性最强，传染期 5 ~ 7 天。

### （二）传播途径

主要经飞沫传播。也可通过接触被污染的手、日常用具等间接传播。

### （三）人群易感性

人群普遍易感，一般以 5 ~ 20 岁发病率较高。感染后可获得对同型病毒的免疫力，但一般不超过一年。不同亚型间无交叉免疫性，易反复发病且易引起流行。

### （四）流行特征

流感常突然发生，迅速蔓延，发病率高和流行过程短是本病流行特征。本病好发于冬春季节。甲型流感病毒一般每隔 10 ~ 15 年就会产生一个新的亚型，可引起世界性大流行。乙型流感，呈暴发或小流行，丙型以散发为主。流感大多为自限性疾病，重症病例需住院治疗。

## ▶ 发病机制与病理变化

流感病毒侵入上呼吸道后先在上皮细胞内复制并在神经氨酸酶的作用下不断播散，侵犯邻近细胞使感染扩散，被感染的细胞发生变性、坏死与脱落，引起局部炎症和全身中毒反应。

流感病毒主要侵犯呼吸道上部和中部黏膜引起单纯流感，免疫力低下者可导致流感病毒性肺炎，肺组织呈暗红色，黏膜充血、水肿，黏膜下层亦有灶性出血、水肿和白细胞浸润，肺泡腔内有出血及纤维蛋白和水肿液。

## ▶ 临床表现

本病潜伏期为数小时至 4 天，一般为 1 ~ 3 天。各型流感病毒所致症状基本表现一致，但可有轻重不同。根据临床表现分为两型。

1. **单纯型** 此型最常见。起病急，全身中毒症状重，呼吸道症状轻。主要表现为畏寒、高热、乏力、全身酸痛等，体温可达 39 ℃及以上，部分患者可伴有鼻塞、流涕、咽痛、干咳等。查体可见面色潮红、眼结膜及咽部充血。4 ~ 7 天症状可逐渐减轻至消失，但乏力可持续 2 周以上。

2. **肺炎型** 主要见于老人、儿童及其他免疫力低下者。起病初期症状与典型流感相似，1 ~ 2 天内病情迅速加重，出现高热、剧烈咳嗽、血性痰液、呼吸困难、发绀、胸闷等症状，体检时两肺呼吸音减弱，双肺满布湿啰音，但无肺实变体征。X 线胸片显示双肺絮状阴影，散在分布。可在 5 ~ 10 天发生呼吸循环衰竭，预后较差。少数患者可有细菌性肺炎、支气管炎等呼吸系统并发症，也可出现中毒性休克、中毒性心肌炎等肺外并发症。

## ▶ 并发症

主要并发继发性细菌感染，如急性鼻窦炎、急性化脓性扁桃体炎、急性中耳炎、细菌性气管炎、细菌性肺炎等，还可并发中毒性心肌炎、中毒性休克等。

## ▶ 实验室及其他检查

### （一）血常规

白细胞总数降低，尤其是中性粒细胞显著减少、淋巴细胞比例增高。若合并细菌感染，白细胞总数及中性粒细胞上升。

### （二）病原学检查

1. 起病 3 天内用患者的含漱液或鼻咽拭子进行病毒分离试验，早期可获得 70% 阳性结果，是确诊的重要依据。

2. 取患者鼻甲黏膜印片，应用免疫荧光抗体技术检测病毒抗原，阳性有助于早期诊断；另外，分别进行急性期及 2 周后血清中的抗体检查也可呈现阳性反应。

### （三）肺部 X 线检查

肺炎型者可见肺部散在絮状阴影，以肺门处较多。

## ▶ 诊断要点

1. **流行病学资料**　同一地区、短期内有大量的上呼吸道感染患者出现。
2. **临床表现**　有发热、头痛、全身酸痛，伴有或不伴有鼻塞、流涕、咽痛、干咳等。
3. **实验室检查**　病毒分离、特异性抗原检测有助于诊断。

## ▶ 治疗要点

### （一）抗病毒治疗

抗病毒治疗是流感治疗最基本和最重要的环节，发病 48 h 尽早使用，能缓解流感症状、缩短病程，降低并发症发生率，从而有效地降低死亡率。流行期间预防性使用抗病毒药物可能降低患病率。

1. **神经氨酸酶抑制剂**　奥司他韦（达菲），扎那米菲等。能特异性抑制甲型、乙型流感病毒的神经氨酸酶，抑制病毒释放，减少病毒传播。

2. **离子通道阻滞剂**　金刚烷胺、金刚乙胺等，能阻滞甲型流感病毒进入宿主细胞，抑制甲型流感病毒复制，对其他型流感病毒无效。

3. **其他抗病毒药物**　大剂量利巴韦林对甲型和乙型流感病毒有效，但有致畸性、致突变和骨髓抑制等较严重的副作用。干扰素为广谱的抗病毒药物，无特异性。

### （二）支持及对症治疗

卧床休息，多饮水，给予支持治疗，维持内环境的稳定。高热者可酌情使用解热镇痛药物。防治继发感染，避免盲目或不恰当地使用抗菌药物。

### （三）中医治疗

进行辨证施治，以清热解毒、芳香化浊为主。

## ▶ 预防

### （一）管理传染源

1. **早发现、早诊断、早报告**　流行性感冒确诊后，按有关规定登记，24 h 内上报。发现门诊上呼吸道感染患者数连续 3 天或同一单位（家庭）发现多例患者时，应立即报告以便及时进行调查。

2. **早隔离**　飞沫隔离为主，接触隔离为辅。及时有效地隔离患者是减少流感发病和传播的重要措施。轻症患者居家隔离，重症患者住院隔离，隔离时间为 1 周或至主要症状消失。流行性感冒流行期间应设发热门诊，通过预诊、分诊等，防止流感患者进入非传染病诊区。

3. **早治疗** 遵医嘱对流感患者进行及时治疗。

4. **执行相关规定** 确诊流感暴发流行时，应执行《中华人民共和国传染病防治法》和《突发公共卫生事件应急条例》中的相关规定。

**（二）切断传播途径**

1. **避免飞沫传播** ①房间空气保持新鲜，一般每日通风 2～3 次，每次半小时。②咳嗽、打喷嚏时应使用纸巾掩住口鼻。③接触患者时应佩戴能有效阻止飞沫传播的口罩和防护眼镜。④流行性感冒流行期间，避免去人多拥挤的地方；外出戴口罩，必要时有关部门减少或停止大型集会或文娱活动。

2. **避免接触传播** 注意个人卫生，随时洗手，避免污染的手接触口、鼻、眼等部位。

3. **严格消毒** 对公共场所定期进行空气和用物消毒，使用煮沸、紫外线照射（包括日光暴晒 2 h）、含氯消毒剂等一般性消毒措施对室内空气、生活用物、衣物、生活垃圾、医疗废弃物等进行消毒。

**（三）保护易感人群**

1. **流感疫苗接种** 是预防流行性感冒的主要方法。①重点接种人群：婴幼儿、老年人、免疫力低下、使用免疫抑制剂、有慢性病，妊娠妇女以及医疗卫生机构工作人员。②接种时间：我国大部分地区在每年 10 月前开始接种，需要每年接种，才能获得有效保护。③疫苗效果：流感病毒经常变异，影响疫苗效果。世界卫生组织每年都会预测当年将出现的新流感病毒毒株类型，并公布新流感疫苗组成成分。

2. **药物预防** 药物预防不能代替疫苗接种，仅用于没有接种疫苗或疫苗接种后尚未获得免疫力的重点接种人群的紧急预防措施。①金刚烷胺仅对甲型流感有一定的预防作用。②奥司他韦可用于甲型、乙型流感的预防。③中医中药辨证施防。

3. **增强体质** ①加强锻炼，提高机体抵抗力。②增加营养，充足睡眠。③注意劳逸结合，戒烟，避免受凉和过度疲劳，注意保暖。④保持室内空气新鲜、阳光充足。

## 护理

**（一）主要护理诊断**

1. 体温过高：与流感病毒感染有关。

2. 活动无耐力：与发热、病毒血症有关。

3. 气体交换受损：与并发肺炎导致通气、换气功能障碍有关。

4. 潜在并发症：急性呼吸系统细菌感染、中毒性休克、中毒性心肌炎等。

**（二）主要护理措施**

1. **隔离消毒** 进行呼吸道隔离，隔离患者 1 周或至主要症状消失，隔离期间避免外出，如外出需戴口罩。保持空气清新，进行空气消毒，如乳酸加热蒸发消毒，污染物品可煮沸、紫外线照射、84 液或 1% 漂白粉消毒。当疑为流感暴发时，应及时报告。

2. **休息** 急性期应卧床休息，呼吸费力者，应取半卧位。

3. **饮食** 给予高热量、高维生素、高蛋白、易消化、富有营养的食物，以补充能量。鼓励患者多饮水，有利于降温，促进毒素排出。多吃新鲜水果，忌食辛辣和刺激性食物。

4. **病情观察** ①一般体征：观察生命体征、神志、出入量，尤其是体温和呼吸。②临床表现：观察咳嗽、咳痰、呼吸费力、口唇发绀等是否加重，注意痰液的性状、肺部体征的变化，尤其对老年人、儿童。③并发症：有无合并呼吸系统的急性细菌感染等，及时记录和报告医生，遵医嘱给予进一步处理。

5. **对症护理** ①发热：体温超过 38.5 ℃者用物理降温和药物降温进行降温，鼓励患者多饮水，出汗后要保持皮肤清洁，及时更换衣被；②鼻塞者给予局部热敷或麻黄碱滴鼻液滴鼻；

③咽痛、声嘶患者嘱其少讲话，含服西瓜霜、喉宝等；④呼吸困难和发绀：及时给氧并保持呼吸道通畅。

**6. 用药护理** 密切观察用药后的疗效和不良反应。①儿童应避免应用阿司匹林，以免诱发严重的 Reye 综合征；②金刚烷胺有头晕、失眠、共济失调等中枢神经系统不良反应，老人及有血管硬化者慎用，孕妇及有癫痫病史者禁用；③奥司他韦：注意恶心呕吐、腹痛、腹泻等消化系统不良反应。

### 健康教育

#### （一）预防教育

告知大众尤其是患者及其家属，流行性感冒在人与人之间传播能力很强，与有限的治疗措施相比，积极预防更为重要。广泛宣传流行性感冒防护知识，经常开窗通风，勤用流动水洗手，养成良好的卫生习惯。针对高危人群进行接种流感疫苗，做好行为干预的工作。

#### （二）疾病知识教育

发现流感时的处置：①同一机构 72 h 内有 2 人及以上出现流感样症状，应高度重视，积极去医院进行病原学检查，及时隔离治疗。流感流行期间，有流感样症状，及时就诊，居家休息，尽量避免与他人接触。流感患者全身症状明显或有并发症时，及时去医院诊治。

# 附：人感染高致病性禽流感

高致病性禽流感（highly pathogenic avian influenza，HPAI）是由甲型流感病毒 $H_5N_1$ 亚型引起的急性呼吸道传染病。主要表现为高热、咳嗽，呼吸急促，严重病例常可出现休克、ARDS、多脏器功能衰竭、败血症等并发症而死亡。

### 病原学

禽流感病毒属甲型流感病毒。目前感染人类的禽流感病毒有三种亚型即 $H_5N_1$、$H_7N_7$、$H_9N_2$，但其中以感染 $H_5N_1$ 患者病情重，病死率高。

禽流感病毒对热敏感，65 ℃加热 30 min 或煮沸 2 min 可灭活，对常用消毒剂如碘附、含氯消毒剂及紫外线等敏感，但对低温抵抗力较强，并可在动物口腔、鼻腔、粪便等处长期生存。

### 流行病学

#### （一）传染源

传染源主要是患禽流感及携带禽流感病毒的鸡、鸭、鹅等家禽，其中鸡是主要传染源。

#### （二）传播途径

病毒通过呼吸道和消化道传染给人，也可通过密切接触感染的禽类及其排泄物、分泌物和被污染的水等感染。目前尚无人与人之间传播的证据。

#### （三）人群易感性

以 12 岁以下儿童发病率较高，病情较重。

### 发病机制与病理变化

人禽流感的发病机制和普通流感相似。病理变化以支气管黏膜坏死、肺泡散在出血、肺不张及肺透明膜形成等病变为主。

## 临床表现

潜伏期一般为 2 ~ 4 天，通常在 7 天以内。临床表现轻重与感染禽流感病毒亚型相关。

1. **$H_5N_1$ 禽流感** 病情重，常急性起病，早期表现类似普通型流感。主要为发热，可伴有流涕、鼻塞、咳嗽、咽痛、头痛和全身不适，部分患者可有恶心、腹痛、腹泻等消化道症状。重症患者出现高热不退，病情迅速发展，常在发病一周内进展为肺实变，进而出现急性呼吸衰竭而死亡。还可出现肺炎、肺出血、胸腔积液、全血细胞减少、肾衰竭、败血症、感染性休克及瑞氏综合征等多种并发症。

2. **$H_9N_2$ 禽流感** 症状轻，仅有轻微的上呼吸道感染表现。

3. **$H_7N_7$ 禽流感** 症状较轻，主要表现为结膜炎。

## 实验室及其他检查

### （一）血常规

白细胞总数正常或降低。重症患者有淋巴细胞减少，血小板减少。

### （二）病毒抗原及基因检测

采用免疫方法可检测相应病毒抗原。还可采用 RT-PCR 法检测相应核酸。

### （三）病毒分离

从患者呼吸道分泌物中分离禽流感病毒。

### （四）血清学检查

发病初期和恢复期双份血清检测禽流感病毒抗体有 4 倍或以上升高有助于回顾性诊断。

### （五）肺部 X 线检查

X 线胸片可见单侧或双侧肺炎，少数可有胸腔积液。

## 诊断要点

根据流行病学资料、临床表现及实验室检查，排除其他疾病后可以作出人禽流感的诊断。

## 治疗要点

治疗原则与流感基本相同

## 预防

### （一）管理传染源

1. **早发现、早诊断、早报告** 人感染高致病性禽流感确诊后，按有关规定登记，24 h 内上报。加强禽类疾病监测，一旦发现禽流感疫情，应按有关规定封锁疫区，将疫区内的家禽全部捕杀，同时，加强对密切接触禽类人员的检疫。

2. **早隔离、早治疗** 飞沫隔离为主，接触隔离为辅。确诊病例可多人同室隔离，疑似患者单独隔离，重症患者住院隔离。遵医嘱对患者进行及时治疗。

### （二）切断传播途径

1. **避免飞沫传播和接触传播** ①保持室内卫生，注意通风换气；②注意饮食卫生，不喝生水，不吃未煮熟的肉类及蛋类等食品，不进食病死的禽类，不食用表面粗糙、有小突起的可疑病禽蛋。

2. **严格消毒** 用紫外线照射、煮沸、一般消毒剂等，对室内空气、生活用物、衣物、生活垃圾、医疗废弃物等进行消毒。医院诊室要彻底消毒，防止患者排泄物及血液污染院内环境及医疗用品。

（三）保护易感人群

1. **增强体质，药物预防**　同流行性感冒。
2. **疫苗接种**　部分亚型的禽用禽流感疫苗、人用禽流感疫苗已经研制成功。

▶ 护理

请参阅本章"流行性感冒"相关内容。

▶ 健康教育

介绍疾病过程、主要治疗方法、预后等，减轻患者对疾病的恐惧心理，积极配合治疗。

自测题

## 一、选择题

1. 流感病毒中传染性最强的是
   A. 甲型和乙型　　　　B. 甲型和丙型　　　　C. 甲型
   D. 乙型　　　　　　　E. 丙型
2. 流感的潜伏期
   A. 1～3天　　　　　B. 2～3天　　　　　C. 1～5天
   D. 3～5天　　　　　E. 5～10天
3. 流感的好发季节
   A. 冬春季　　　　　　B. 夏秋季　　　　　C. 雨季
   D. 旱季　　　　　　　E. 无明显季节性
4. 流感患者流涕、鼻塞明显，最有效的处理方法是
   A. 鼻部热敷　　　　　B. 口服麻黄碱　　　　C. 抗感染
   D. 麻黄碱滴鼻　　　　E. 咽部用西瓜霜
5. 流感患者护理措施不包括
   A. 降温　　　　　　　B. 卧床休息　　　　　C. 心理护理
   D. 鼻咽部护理　　　　E. 干燥消毒
6. 关于流行性感冒下列哪项是错误的
   A. 由流行性感冒病毒引起　　　　B. 临床表现以上呼吸道症状重
   C. 发热及全身中毒症状重　　　　D. 传染性强
   E. 甲型流感病毒易发生变异

## 二、思考题

1. 流行性感冒的临床特征有哪些？
2. 简述流行性感冒的健康教育内容。
3. 如何预防人禽流感？
4. 人感染高致病性禽流感的主要临床表现有哪些？

（陆一春）

# 第八节　麻　疹

案例 2-8

患儿女性，3 岁，因发热 5 天、出疹 1 天来诊。

患儿 5 天前开始发热，体温高达 39℃，伴流涕、咳嗽，1 天前出现皮疹，体温更高，咳嗽加重而来就诊。患儿 8 月龄时因发热未接种麻疹疫苗，此后未补种。

身体评估：T 39℃，R 30 次 / 分，精神萎靡，头面部、胸部、背部可见淡红色充血性斑丘疹，疹间皮肤正常，双下肢较少，眼结膜充血，咽充血，双肺呼吸音粗，可闻及散在干湿啰音。

X 线胸片：显示支气管肺炎。

诊断：麻疹合并支气管肺炎。

问题：1. 此患儿是如何感染麻疹的？为了解可能的感染途径，需进一步询问哪些信息？

2. 此患儿临床表现有哪些特点？为什么会出现合并支气管肺炎？

3. 对此患儿应如何治疗？

4. 对此患儿应如何进行整体护理及健康教育？

麻疹（measles）是由麻疹病毒引起的急性呼吸道传染病。临床上以发热、咳嗽、流涕、眼结膜充血、口腔黏膜斑、特殊皮肤斑丘疹为特征，可伴有肺炎、喉炎、脑炎等并发症，多见于儿童。本病传染性强，易造成流行。

音频：
麻疹

## ▶ 病原学

麻疹病毒属副黏液病毒，为 RNA 病毒，呈球形或丝状，直径 90 ~ 150 nm。病毒可在人、猴、犬、鸡的组织细胞中生长繁殖，经细胞培养连续传代后，无致病性，但仍保持免疫性，故常用人羊膜或鸡胚细胞培养传代制备减毒活疫苗，麻疹病毒只有一个血清型，抗原性稳定。

麻疹病毒在外界生活力较弱，对日光和一般消毒剂均敏感，在室内空气飞沫中保持传染性不超过 2 h，不耐热，加热至 55 ℃ 15 min 可灭活，但耐寒，在 –70 ~ –15 ℃ 可存活数月至数年。

## ▶ 流行病学

### （一）传染源

麻疹患者是唯一的传染源。从潜伏期最后 2 日至出疹后 5 日内均有传染性，有并发症者延长至出疹后 10 日。传染期患者痰、尿、血液及口、鼻、咽、眼结膜分泌物中都有麻疹病毒。恢复期不带病毒。

### （二）传播途径

主要通过空气飞沫直接传播，病毒随飞沫经口、咽、鼻部或眼结膜侵入易感者。

### （三）人群易感性

普遍易感，无免疫力者与患者接触后 95% 以上发病，病后有持久免疫力。本病儿童多见，以 6 个月至 5 岁小儿发病率最高。自麻疹疫苗接种以来，发病率已显著下降。

### （四）流行特征

麻疹是一种传染性很强的传染病，一年四季均可发病，以冬春季为流行高峰，与营养状况、环境卫生及居住条件有关。近年来麻疹的发病年龄向大年龄组推移，青少年及成人发病率相对上升，轻型或不典型病例增多。

## 发病机制与病理变化

麻疹病毒经上呼吸道、眼结膜侵入人体，并在其上皮细胞内增殖引起感染，1～2日内病毒从原发病灶侵入局部淋巴组织，引起局部炎症后进入血液形成第一次病毒血症。病毒被单核-吞噬细胞系统吞噬，并在其中广泛增殖，5～7日后大量病毒再入血液，造成第二次病毒血症，引起全身中毒症状和皮疹。目前认为麻疹发病机制是全身性迟发型超敏性细胞免疫反应。

## 临床表现

潜伏期6～21日，多10～14日，曾接受主动或被动免疫者可延长至3～4周。典型麻疹病程可分为三期：

### （一）前驱期

亦称为出疹前期，一般持续3～5日。起病急，主要表现为上呼吸道炎症和眼结膜炎症，如发热、咳嗽、流涕、喷嚏、咽痛、全身乏力及畏光、流泪、结膜充血等，部分患者可有头痛、食欲减退、呕吐、腹泻，婴幼儿偶有惊厥。发热2～3日约90%患者出现麻疹黏膜斑（koplik spots），为直径0.5～1 mm的灰白色斑点，周围红晕，起初仅见于口腔两侧颊黏膜靠第一白齿处，随之累及整个颊黏膜，2～3日即可消失，对早期诊断有重要价值。

### （二）出疹期

此期持续3～5日。发热3～5日开始出现典型皮疹。出疹顺序从耳后发际开始，逐渐至前额、面部、颈部、躯干及四肢，最后达手掌及足底，2～5日遍及全身。皮疹初为淡红色斑丘疹，直径2～5 mm，稀疏分明、大小不等，压之褪色，皮疹间皮肤正常。重者皮疹融合成片状，呈暗红色。此期全身中毒症状加重，体温可达40 ℃，精神萎靡、嗜睡或烦躁不安，咳嗽加重，结膜充血，面部水肿，甚至谵妄、抽搐。全身浅表淋巴结及肝脾大，肺部可闻及细湿啰音，X线胸片可见弥漫性肺部浸润病变。

### （三）恢复期

此期持续3～5日。皮疹出齐后，体温12～24 h内降至正常，症状减轻，皮疹按出疹顺序消退，皮肤出现糠麸样脱屑，并有浅褐色色素沉着，经1～2周消失，2～3周内退尽。无并发症者病程10～14日。

## 并发症

### （一）支气管肺炎

最常见，也是麻疹死亡的主要原因。主要为继发肺部感染，多见于营养不良、体质虚弱或患慢性疾病者。

### （二）喉炎

多见于2～3岁儿童，麻疹病程中有轻度喉炎，如继发细菌感染可发生严重喉炎，临床表现为声音嘶哑、犬吠样咳嗽、呼吸困难及三凹征等呼吸道梗阻表现。

### （三）心肌炎

多见于婴幼儿。主要表现为气急、烦躁不安、面色苍白、肢端发绀、四肢厥冷、脉细速而弱、心率超过160次/分、心音钝和肝大等心力衰竭表现，皮疹不能透发或突然隐退。

▶ 实验室及其他检查

**（一）血常规**

白细胞计数初期正常或稍高，出疹期减少，淋巴细胞增多。

**（二）血清学检查**

1. **检测抗体**　检测麻疹患者血清中特异性 IgM 和 IgG 抗体。疹后 3 日 IgM 阳性，其中 IgM 抗体阳性是早期诊断麻疹的方法。

2. **检测抗原**　可用直接荧光抗体检测剥脱细胞中麻疹病毒抗原。

**（三）病原学检查**

1. **病毒分离**　取患者鼻咽部及眼结膜分泌物进行麻疹病毒分离，但阳性率较低。

2. **核酸检测**　采用反转录聚合酶链反应（RT-PCR）从临床标本中扩增麻疹病毒 RNA，是一种非常敏感和特异的诊断方法，对免疫力低下而不能产生特异抗体的麻疹患者，尤为有价值。

▶ 诊断要点

1. **流行病学资料**　当地有麻疹流行，有麻疹接触史，未接种过麻疹疫苗等可作为诊断参考。

2. **临床表现**　根据急起发热、咳嗽、流涕、流泪、畏光、结膜充血、麻疹黏膜斑、典型皮疹等即可诊断。

3. **实验室检查**　血清特异性抗体检测及病毒分离是确诊依据。

▶ 治疗要点

目前尚无特效抗麻疹病毒药物，主要是对症治疗，加强护理和防治并发症。

**（一）对症治疗**

高热者可酌情用小剂量解热药物，应避免急骤退热致虚脱；咳嗽可用祛痰止咳剂；烦躁不安可用镇静剂；必要时给氧；维持水、电解质及酸碱平衡等。

**（二）并发症治疗**

1. **支气管肺炎**　主要为抗菌治疗，根据药敏结果选用抗菌药物。

2. **喉炎**　应尽量使患儿安静，给予蒸汽吸入稀释痰液；选用抗菌药物；重症者可用肾上腺皮质激素以减轻喉部水肿；出现喉阻塞者及早行气管切开或气管插管。

3. **心肌炎**　有心衰者宜及早静注强心药，高热中毒症状严重者可用肾上腺皮质激素保护心肌，有循环衰竭按休克处理。

▶ 预防

采取预防接种为主的综合措施。

**（一）管理传染源**

对麻疹患者应早发现、早诊断、早隔离、早治疗。隔离期为出疹后 5 日，有并发症者延长至 10 日。对密切接触的易感儿应检疫 3 周，已做被动免疫者应延长至 4 周。

**（二）切断传播途径**

流行期间避免易感儿童到公共场所或探亲访友；病房每日通风并用紫外线照射消毒；患者衣物应在阳光下暴晒；医护人员或成人在接触患者后，应穿脱隔离衣和洗手并在空气流通的环境中停留 30 min，方能接触其他易感儿童，以防传播。

**（三）保护易感人群**

1. **主动免疫**　是保护易感人群预防麻疹的最好办法，未患过麻疹的小儿均应接种麻疹减毒活疫苗。我国计划免疫规定为 8 月龄初种，7 岁时复种，皮下注射 0.2 mL，各年龄剂量相同。接种 12 日左右血中即可出现血凝抑制抗体，阳性率可达 95% 甚至 98%。麻疹疫苗应在 2 ~ 8℃、避光环境中保存。易感者在接触患者后 2 日内接种疫苗仍可防止发病或减轻病情。

2. **被动免疫**　年幼体弱者在接触麻疹患者后，应在 5 日内肌内注射丙种球蛋白 3 mL，以预防发病。被动免疫可维持 8 周。

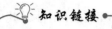

**麻疹疫苗的接种**

　　大量研究证实，小儿由母体中带来的麻疹抗体要到出生 8 个月以后才完全消失，所以麻疹疫苗的初次接种时间应安排在出生第 8 个月以后。麻疹疫苗接种后所产生的免疫力持续 4 ~ 6 年，而不能保持终生。因此，接种麻疹疫苗 4 年后还应加强接种一次。

## ▶ 护理

### （一）主要护理诊断

1. 体温过高：与麻疹病毒感染有关。

2. 皮肤完整性受损：皮疹：与皮肤血管受损有关。

3. 有体液不足的危险：与发热及摄入减少有关。

4. 潜在并发症：支气管肺炎、喉炎、心肌炎等。

### （二）主要护理措施

1. 呼吸道隔离。

2. **休息**　患者卧床休息，保持室内空气新鲜、湿润，光线柔和，避免冷风直吹患者及强光直射眼睛。室内温度以 18 ~ 20℃，湿度维持在 50% ~ 60% 为宜。保持床单清洁、平整，经常更换体位，衣服宽松，忌"捂汗发疹"，出汗后及时更换衣被。

3. **饮食**　给予营养丰富、易消化的流质及半流质饮食如牛奶、鸡蛋等，并应注意多饮水补充足量水分，避免生冷、干硬及刺激性食物。

4. **病情观察**　麻疹并发症多且严重，应密切观察生命体征；出疹顺序、部位、皮疹颜色，有无糠麸样脱屑；意识状况；是否出现并发症表现。

5. **发热的护理**　在前驱期尤其是出疹期，如体温不超过 39℃可不予处理，因体温太低会影响发疹。如体温过高，可用微湿毛巾敷于前额部或用温水擦浴，忌用乙醇擦浴，或服用小剂量退热剂，使体温略降为宜。

6. **皮疹的护理**　出疹期及疹退后常有皮肤瘙痒，应剪短指甲，以防抓破皮肤继发感染。瘙痒者可擦炉甘石洗剂，皮肤干燥可涂润滑油。

7. **眼、鼻、口腔护理**

（1）眼：因麻疹患者易有结膜炎，分泌物较多，可用生理盐水或 4% 硼酸溶液清洁双眼，洗后滴 0.25% 氯霉素眼药水或红霉素眼膏，每日 2 ~ 4 次，可加服维生素 A 预防眼干燥症。

（2）鼻：及时清除鼻腔分泌物，保持鼻腔通畅。麻疹患者鼻腔分泌物较多，易形成鼻痂阻塞鼻腔，影响呼吸，发现有鼻痂应用温水轻洗。

（3）口腔：每日彻底清洗口腔 2 ~ 3 次，每次进食后用温水清拭口腔，以保持口腔清洁、黏膜湿润。口唇或口角干裂者，局部涂以甘油或无菌液状石蜡。

8. **并发症护理**　并发症是麻疹患者的主要死亡原因。应密切观察，以便及时发现并发症。患者不思饮食，精神萎靡、咳嗽频繁、呼吸急促、鼻翼扇动、提示肺炎。皮疹稀疏、心率增快与体温上升不成比例，应警惕心功能不全。哭声嘶哑，甚至失声，咳嗽呈犬吠样，提示并发喉炎。并发肺炎、喉炎时，应给予雾化吸入，以稀释痰液，减轻肺部炎症。喉炎患者喉梗阻明显，应增加雾化吸入次数，并加用地塞米松缓解喉头水肿；做好气管切开的准备。

▶ **健康教育**

1. 进行预防教育，讲述麻疹的传染源、传播方式、传染性强的传播特点，教育群众流行期间作好防护，避免呼吸道传播，特别应强调注射麻疹疫苗对预防麻疹的重要作用。

2. 讲述麻疹的有关知识，如典型麻疹各期的临床表现、并发症表现、治疗措施等。单纯麻疹可在家中隔离、治疗、护理，以减少继发感染及并发症的发生。对麻疹的家庭护理，如发热的护理、皮疹的护理、并发症的观察等给患儿家长以具体指导，以促进病儿康复。

3. 并发症是麻疹患者的主要死亡病因，发生并发症应及时就诊。

◁ 自测题 ▷

## 一、选择题

1. 麻疹病毒主要通过哪种途径传播
   A. 虫媒　　　　　　　　B. 血液　　　　　　　　C. 接触
   D. 呼吸道　　　　　　　E. 消化道

2. 有关麻疹的皮疹特点，正确的是
   A. 皮疹为充血性疱疹　　B. 疹间皮肤正常　　　　C. 压之不褪色
   D. 相互不可融合　　　　E. 大小均匀一致

3. 麻疹患儿无并发症具有传染性的时间段为
   A. 出疹期　　　　　　　　　　　B. 出疹前 10 日至出疹后 5 日
   C. 出疹前 5 日至出疹后 5 日　　D. 出疹前 10 日至出疹后 10 日
   E. 出疹前 5 日至出疹后 15 日

4. 下列麻疹治疗护理的注意事项中，错误的是
   A. 隔离休息
   B. 及早使用抗生素
   C. 居室通风良好，保持适宜的温度和湿度
   D. 注意口眼鼻的护理
   E. 病程发热期间应给予清淡易消化饮食

5. 患儿，男，7 岁，发热 3 日后头颈部出现淡红色充血性丘疹，压之褪色，疹间皮肤正常，体温上升至 39.2℃，护士可以采取下列哪项护理措施
   A. 乙醇擦浴　　　　　　B. 冰袋冷敷　　　　　　C. 冰盐水灌肠
   D. 阿司匹林口服　　　　E. 让患儿卧床休息，多饮温开水

## 二、思考题

1. 简述麻疹患者的出疹顺序。
2. 麻疹流行病学特点及最主要的预防措施是什么？
3. 社区有一麻疹患儿，你如何指导家长护理此患儿？

（朱青芝　黄　新）

# 附：风　疹

风疹（rubella）是由风疹病毒引起的急性传染病。风疹患者为传染源，出疹前后传染性最强，主要经空气飞沫传播。

潜伏期 12 ~ 19 日。前驱期症状轻微，可有低热、上呼吸道感染症状。发热 1 ~ 2 日后出皮疹，皮疹开始于面部，1 日内波及全身，以躯干、背部皮疹较重，融合成片，手掌及足底无疹。皮疹为淡红色、充血性斑丘疹，直径 2 ~ 3mm。出疹时症状加重，伴耳后、枕后颈部淋巴结肿大，有轻压痛。皮疹经 2 ~ 3 日消退，退疹后不留色素沉着。

孕妇感染风疹后，风疹病毒可经胎盘传给胎儿，引起流产、早产、死胎及胎儿畸形。先天性风疹发生在妊娠头 4 个月，受染胎儿在宫内发育迟缓，出生后 20% ~ 80% 的婴儿有先天性器官缺陷，包括眼白内障、视网膜病变、听力损害、心脏和大血管畸形。其长期影响还包括精神发育障碍、糖尿病等严重后果。

本病无特效治疗，主要为对症治疗及护理。隔离期为出疹后 5 日。儿童及育龄妇女可接种风疹减毒活疫苗，特别是对育龄妇女的保护更具有重要意义。

（朱青芝　黄　新）

# 第九节　水　痘

案例 2-9

患儿，女性，10 岁，因发热、咽痛 2 天入院。

患儿 2 天前开始发热，体温高达 38.9 ℃，伴轻微咽痛，胸背部皮肤出现皮疹，伴痒感，继而发展成水疱疹，并蔓延至颈部及面部。患者所在学校近来有水痘患者。

身体评估：T 38.9 ℃，P 102 次 / 分，R 22 次 / 分，BP 96/58 mmHg。精神可，急性面容，咽部充血，全身散在红色斑丘疹，部分为疱疹，疱壁紧张、疱液清亮，部分疱疹破溃形成糜烂面、少数可见结痂。躯干、颈面部皮疹密集，四肢皮疹散在。

辅助检查：WBC $3.6 \times 10^9$/L。

诊断：水痘。

问题：1. 此患儿的皮疹有何特点？

2. 该患儿目前主要的护理问题是什么？

3. 对此患儿应如何进行整体护理及健康教育？

水痘（chickenpox）是由水痘 - 带状疱疹病毒引起的儿童常见急性传染病。临床上以全身分批出现的多形性皮疹为特点。皮疹以斑疹、丘疹、疱疹、结痂为演变过程，一般预后良好。

▶ 病原学

水痘 - 带状疱疹病毒属疱疹病毒科，呈球形，仅有一个血清型。病毒衣壳是由 162 个壳粒排成的对称 20 面体，最外层为脂蛋白包膜，核心为双链 DNA。病毒含有 DNA 聚合酶和胸腺

视频：
水痘

嘧啶激酶，后者与病毒潜伏性感染有关。

病毒对外界抵抗力较弱，不耐热和酸，不能在痂皮中存活、能被乙醚灭活。人是已知自然界中的唯一宿主。

## 流行病学

### （一）传染源

患者是唯一的传染源。病毒存在于患者上呼吸道黏膜和疱疹液中，出疹前 1～2 日至皮疹完全结痂为止均有传染性。带状疱疹患者的传播作用不如水痘患者重要，易感儿童接触带状疱疹患者后也可引起水痘。

### （二）传播途径

主要通过呼吸道飞沫和直接接触传播，亦可通过接触被污染的用具间接传播。

### （三）人群易感性

人群普遍易感，易感儿童接触水痘患者后 90% 发病、以 1～5 岁儿童多见，6 个月以内的婴儿较少见、病后可获持久免疫力，二次感染发病者极少见但以后可发生带状疱疹。

### （四）流行特征

本病一年四季均可发生，以冬春季为高。

## 发病机制与病理变化

病毒经上呼吸道侵入人体后，在呼吸道黏膜细胞中增殖，而后进入血流，形成病毒血症，并在单核 - 巨噬细胞系统内再次增殖后释放入血，形成第二次病毒血症，引起各组织、器官病理性损害。病毒主要累及皮肤，偶尔累及内脏。由于病毒间歇性播散入血，导致患者皮疹分批出现，且各类皮疹同时存在。以后因特异性抗体产生，病毒血症终止，症状随之好转。水痘的皮肤病变主要在表皮棘细胞层，故脱屑后一般不留瘢痕。

部分患者水痘痊愈后，病毒可潜伏于脊髓后根神经节和三叉神经节的神经细胞内，形成慢性潜伏性感染。当机体免疫力下降或某些诱因激活病毒时，即可发生带状疱疹。

## 临床表现

潜伏期 10～24 日，以 14～16 日多见。

### （一）前驱期

婴幼儿常无症状或症状轻微。年长儿及成人可有低热、头痛、乏力、咽痛、恶心、食欲缺乏等症状，持续 1～2 日后出现皮疹。

### （二）出疹期

皮疹首先见于躯干和头部，以后延及面部和四肢。头部、躯干部皮疹密集而四肢皮疹散在，呈向心性分布。皮疹初为红色斑疹，数小时后变为丘疹并发展成疱疹。疱疹为单房性，椭圆形，壁薄，周围有红晕，疱疹处常伴瘙痒。疱疹液透明，后变混浊，若继发感染则呈脓性。1～2 日后疱疹从中心开始干枯、结痂，持续 1 周左右痂皮脱落，一般不留瘢痕。水痘皮疹是分批、连续出现，故病程中在同一部位可见斑疹、丘疹、疱疹、结痂同时存在。部分患者皮疹也可发生于口腔、咽喉、眼结膜、外阴黏膜处，破裂后形成溃疡。

水痘为自限性疾病，10 日左右自愈。儿童患者症状较轻，成人患者症状较重，易并发水痘性肺炎。免疫功能低下者，易出现播散性水痘，皮疹融合形成大疱。妊娠期感染水痘 - 带状疱疹病毒，可致胎儿畸形、早产或死胎。若多脏器受病毒侵犯，病死率极高。

## ▶▶ 实验室及其他检查

### （一）血常规

血白细胞总数正常或稍增高，淋巴细胞分数升高。继发细菌感染时，白细胞计数显著增多，中性粒细胞升高。

### （二）血清学检查

应用补体结合试验、免疫荧光等方法检测抗体。

### （三）病原学检查

1. **病毒分离** 将疱疹液直接接种于人胚成纤维细胞，分离出病毒，再做鉴定，用于非典型病例的诊断。

2. **抗原检查** 对病变皮肤刮取物，用免疫荧光法检查病毒抗原。

## ▶▶ 诊断要点

典型水痘根据流行病学及临床皮疹特点诊断多无困难，非典型患者须依赖于实验室检查确定。

## ▶▶ 治疗要点

### （一）一般及对症治疗

1. 发热期注意水分和营养的补充。

2. 维生素 $B_{12}$ 500 ~ 1000μg 肌内注射，1 次 / 日，连用 3 日，可促进皮疹干燥、结痂。

3. 皮肤瘙痒可用含 0.25% 冰片的炉甘石洗剂或 5% 碳酸氢钠溶液局部涂擦。疱疹破裂可涂抗生素软膏预防继发感染。

4. 水痘一般禁用激素，如患水痘前已长期使用激素，应尽快减量或停用，以防病毒播散。

### （二）抗病毒治疗

早期应用阿昔洛韦已证明有一定疗效，是治疗水痘 - 带状疱疹病毒感染的首选药物。2 岁以上儿童按体重一次 20 mg/kg，一日 4 次，共 5 日。如在皮疹出现 24 h 内进行治疗，则能控制皮疹发展，加速病情恢复。

### （三）并发症治疗

皮肤继发感染者，应适当选用抗菌药物。

## ▶▶ 预防

### （一）管理传染源

水痘患者应隔离至疱疹全部结痂，或出疹后 7 日。无并发症的患儿可在家中隔离治疗。托幼机构中接触患儿的易感者应检疫 3 周。

### （二）切断传播途径

应重视通风和换气，流行期间水痘易感儿不宜去公共场所。

### （三）保护易感人群

1. **主动免疫** 采用水痘减毒活疫苗预防注射，有较好的预防效果。

2. **被动免疫** 有免疫缺陷者、应用免疫抑制剂治疗者、患有严重疾病者等，在接触水痘患者后 12 h 内肌注丙种球蛋白或使用水痘 - 带状疱疹免疫球蛋白 5 mL 肌内注射，有预防功效。

## ▶ 护理

### （一）主要护理诊断

1. 体温过高：与病毒感染有关。

2. 皮肤完整性受损：与病毒对皮肤损害有关。

3. 有感染的危险：与皮肤损伤有关。

### （二）主要护理措施

1. 呼吸道隔离，做好病室消毒。每日用紫外线照射消毒一次，每次一小时。

2. **休息及饮食**　发热时应嘱患者卧床休息，给予营养丰富、易消化的饮食和充足的水分。

3. **病情观察**　①主要观察体温的变化，每日测4次体温；②记录出入量；③皮疹发展情况和有无继发细菌感染。

4. **发热的护理**　可采用物理降温。禁用乙醇擦浴，以避免对皮肤的刺激。

5. **口腔护理**　协助患者在饭后、睡前漱口，加强口腔黏膜的清洁卫生，避免口腔内感染。

6. **皮疹护理**　每日清洁皮肤2次，如有皮肤继发感染需增加清洁次数，衣服经高压灭菌或日晒后使用，以防感染加重。婴幼儿注意剪短指甲，避免抓破皮肤。

## ▶ 健康教育

1. 进行预防教育，在水痘流行季节，水痘易感儿不去公共场所、避免与水痘患者接触，并采用水痘减毒活疫苗注射以预防水痘。

2. 讲述水痘的发病过程，指导家长做好皮肤护理以预防感染。

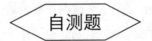

自测题

## 一、选择题

1. 水痘的好发年龄是

A.1～3岁　　B.1～5岁　　C.3～6岁

D.3～5岁　　E.3～7岁

2. 下列哪项是水痘出疹期特征性的表现

A. 疱疹发于面部和四肢

B. 疱疹空泡易破

C. 疱疹周围有红晕

D. 同一部位可见斑疹、丘疹、疱疹、结痂同时存在

E. 疱疹痂皮脱落，不留瘢痕

3. 水痘的潜伏期多为

A.2周左右　　B.3～5天　　C.5～7天

D.7～9天　　E.3周

4. 水痘的隔离期是

A. 疱疹结痂　　B. 疱疹结痂后1周　　C. 发热消退后1周

D. 全部疱疹结痂或出疹后7日　　E. 疱疹消退1周

5. 患儿，女，5岁，发热1天后出现红色斑丘疹，躯干多，四肢少，数小时后变成小水疱，痒感重，应考虑该患儿为

A. 麻疹　　　　　　　B. 水痘　　　　　　　C. 猩红热

D. 腮腺炎　　　　　　E. 乙型脑炎

## 二、思考题

1. 水痘的临床表现有哪些？皮疹特点是什么？

2. 水痘主要的传染源、传播途径是什么？怎样预防？

3. 如何指导家长护理水痘患儿？

（陈玉红）

# 第十节　流行性腮腺炎

> **案例 2-10**
>
> 患儿，男性，10岁，因发热、左侧面颊部肿痛3日，头痛、呕吐1日入院。
>
> 患者于3日前出现发热，伴全身不适，左侧面颊部肿痛，有张口受限。1日前出现头痛、呕吐，呕吐物为胃内容物。
>
> 身体评估：T 39℃，P 100次/分，R 22次/分。神志清楚，左侧面颊以耳垂为中心肿大，边缘不清，局部皮肤发亮但不红，有压痛，腮腺导管口红肿，无脓性分泌物。心肺检查无异常，颈抵抗（+）。
>
> 问题：1. 患儿可能的医疗诊断是什么？有何诊断依据？
>
> 　　　2. 造成患儿头痛、呕吐、颈抵抗的原因是什么？
>
> 　　　3. 如何对患儿实施护理？

视频：
流行性腮腺炎

流行性腮腺炎（epidemic mumps）是由腮腺炎病毒引起的急性呼吸道传染病。主要发生在儿童和青少年。临床特征为腮腺非化脓性炎症，腮腺区肿痛及发热，可累及其他腺体组织或脏器以及神经系统，引起脑膜炎、脑膜脑炎、睾丸炎、卵巢炎和胰腺炎等。本病为自限性疾病，大多预后良好。

## ▶ 病原学

腮腺炎病毒属副黏病毒科，为单股RNA病毒，呈球形，含有V抗原（病毒抗原）和S抗原（可溶性抗原），感染后可出现相应的抗体。V抗体有保护作用，一般在感染后2～3周出现。S抗体无保护性，但出现较早，可用于诊断。

腮腺炎病毒抵抗力低，不耐热，加热56℃ 30 min可被灭活，对紫外线、甲醛和乙醚敏感。但4℃时能存活数日，在-70℃可存活数年。

## ▶ 流行病学

### （一）传染源

为早期患者和隐性感染者。患者腮腺肿大前7日至肿大后9日，能从唾液中分离出病毒，此时患者具有高度传染性。仅有其他器官感染者亦能从唾液和尿中排出病毒，有脑膜炎者能从脑脊液中分离出病毒。

**（二）传播途径**

主要通过空气飞沫传播。孕妇感染本病可通过胎盘传染胎儿，导致胎儿畸形或死亡，流产的发生率也增加。

**（三）人群易感性**

人群普遍易感，感染后可获得持久免疫力。1 岁以下婴幼儿可从母体获得特异性抗体而很少发病，约 90% 病例为 5 ~ 15 岁儿童，但近年来成人病例有增多的趋势。

**（四）流行特征**

本病呈全球性分布，全年均可发病，但以冬、春季为高峰，呈散发性或流行性，有时在儿童机构可形成暴发。

## 发病机制与病理变化

腮腺炎病毒通过飞沫侵入上呼吸道后，在局部黏膜上皮细胞和局部淋巴结中复制，然后进入血液循环，形成第一次病毒血症。病毒经血流侵入腮腺等腺体和中枢神经系统，引起腮腺炎和脑膜炎。病毒在受累部位进一步繁殖复制后，再次进入血流，形成第二次病毒血症，可侵犯第一次病毒血症时未受累的腺体和器官，如颌下腺、舌下腺、睾丸、胰腺等，引起相应的临床表现。因此，流行性腮腺炎实际上是一种系统性、多器官受累的疾病，临床表现形式多样。

流行性腮腺炎的病理特征是受累组织的非化脓性炎症。

## 临床表现

潜伏期一般为 14 ~ 21 日，平均 18 日。

多数患者可无前驱症状，少数患者有发热、肌肉酸痛、全身不适、乏力、食欲缺乏等前驱症状。发病 1 ~ 2 日后出现颧骨弓或耳部疼痛，腮腺逐渐肿大，体温逐渐上升可达 40℃。腮腺肿大先由一侧开始，2 ~ 4 日后累及对侧，双侧肿大者约占 75%。腮腺肿大的特点是以耳垂为中心，向前、向后、向下扩大，边缘不清，触之有弹性感，并有触痛，局部皮肤发亮，皮温增高，但不红。因腮腺管阻塞，故咀嚼或进食酸性食物等促进唾液分泌增加时疼痛加重。早期腮腺管口常有红肿，按压无脓性分泌物。腮腺肿大 2 ~ 3 日达到高峰，持续 4 ~ 5 日后逐渐消退。

颌下腺或舌下腺可单独或同时受累。颌下腺肿大时，下颌部明显肿胀，可触及椭圆形腺体。舌下腺肿大时，可见舌下及颈前下颌部肿胀，并出现吞咽困难。

## 并发症

**（一）神经系统**

脑膜炎、脑膜脑炎或脑炎为儿童流行性腮腺炎最常见的并发症，其中以脑膜脑炎多见。多发生在腮腺肿大后 4 ~ 5 日，少数亦可发生在腮腺肿大前，可出现神经系统表现，症状多在 1 周内消失，预后良好。

**（二）生殖系统**

病毒多侵犯成熟生殖腺体，主要见于青春期后的成年人，出现睾丸炎或卵巢炎。常发生于病后 6 ~ 10 日，表现为腮腺肿大开始消退后再次高热，男性出现睾丸肿大、疼痛，可并发附睾炎、鞘膜积液和阴囊水肿；女性则出现下腹疼痛，明显者可触及肿大的卵巢，有触痛。多为单侧受累，症状持续 3 ~ 5 日后逐渐消退，一般不影响生育能力。

**（三）胰腺炎**

常发生于腮腺肿大后数日，表现为体温再次升高，并出现恶心，呕吐，上中腹疼痛和压痛。多在 1 周内恢复。

## ▶ 实验室及其他检查

### （一）血常规

白细胞计数大多正常或稍减少，淋巴细胞相对增多。

### （二）血清淀粉酶和尿淀粉酶测定

约 90% 患者发病早期有血清淀粉酶和尿淀粉酶水平增高，其增高的程度与腮腺的肿胀程度呈正比。此项检查可作为腮腺炎早期诊断的依据。若考虑并发胰腺炎，应进一步做血清脂肪酶检测。

### （三）脑脊液检查

无脑膜炎表现的患者中，约有 50% 患者脑脊液中白细胞计数轻度升高，并可从脑脊液中分离出腮腺炎病毒。

### （四）血清学检查

特异性 IgM 抗体检测的敏感性高，特异性强，可作为早期诊断的依据。

### （五）病毒分离

从早期患者的唾液、血液、尿液、脑脊液中可分离出腮腺炎病毒。

## ▶ 诊断要点

1. **流行病学资料**　根据流行季节、当地流行情况及发病前 2 ~ 3 周内有接触史可协助诊断。
2. **临床表现**　具有起病较急、发热、腮腺肿大多为双侧，呈非化脓性炎症的特点。
3. **实验室检查**　不典型病例的诊断，需要依靠血清学及病毒分离。

## ▶ 治疗要点

### （一）抗病毒治疗

发病早期可试用利巴韦林每日 1 g，儿童每日 15 mg/kg，静脉滴注，疗程 5 ~ 7 日。

### （二）对症治疗

为减轻腮腺胀痛，局部可选用紫金锭、青黛散或如意金黄散等，以适量食醋调和后外敷，胀痛较重时可给予镇痛药。体温过高时给予药物或物理降温。

### （三）并发症治疗

1. **睾丸炎**　用丁字带将肿大的睾丸托起，局部冷敷以减轻疼痛，疼痛较剧时可用 2% 普鲁卡因做精索封闭。早期可口服己烯雌酚 1 mg，3 次 / 日，以预防睾丸炎的发生。

2. **脑膜脑炎**　除对高热、头痛、呕吐等进行对症治疗外，可静脉滴注 20% 甘露醇进行脱水治疗。重症患者可短期应用肾上腺皮质激素治疗。

## ▶ 预防

### （一）管理传染源

隔离至腮腺肿胀完全消退为止。对于接触者，成人一般不留验，儿童应医学观察 3 周。

### （二）切断传播途径

在流行期间，对易感者较多的机构应注意通风、勤晒被褥及空气消毒。

### （三）保护易感人群

可用腮腺炎减毒活疫苗进行皮内、皮下接种，亦可采用喷鼻或气雾方法，预防效果可达 90%。由于患者在症状出现前数日已开始排出病毒，因此对易感者进行预防接种是预防本病的重点。疫苗有致畸的可能性，孕妇不宜使用。有系统性免疫损害者为相对禁忌。年幼体弱者接触患者后 5 日内应注射特异性免疫球蛋白。

## ▶ 护理

### （一）主要护理诊断

1. 体温过高：与腮腺炎病毒感染有关。

2. 疼痛：腮腺胀痛：与腮腺炎病毒引起的腮腺炎症有关。

3. 营养失调：低于机体需要量：与高热及进食困难有关。

4. 潜在并发症：脑膜炎、脑膜脑炎、脑炎、睾丸炎、胰腺炎。

### （二）主要护理措施

1. **隔离** 呼吸道隔离。

2. **休息** 发热或有并发症者应卧床休息。

3. **饮食** 保证营养及液体的摄入，给予清淡、易消化的流质或半流质饮食，避免进食酸性食物，以免加剧腮腺疼痛。

4. **病情观察** 流行性腮腺炎是多器官受累的疾病，并发症较多，应注意观察病情，以便及早发现并及时处理。应密切观察：①生命体征。②腮腺肿痛的表现及程度，腮腺导管开口有无红肿及分泌物。③并发症的表现：特别是体温下降后又升高更应注意。发生头痛、恶心、呕吐、脑膜刺激征、病理反射等说明并发脑膜脑炎；发生睾丸肿痛等说明并发睾丸炎，发生中上腹痛、恶心、呕吐说明并发胰腺炎。④及时了解血常规、血及尿淀粉酶等检查结果。

5. **发热护理** 监测体温，高热时可采用头部冷敷、温水或乙醇擦浴进行物理降温或服用适量退热剂。

6. **疼痛护理** 可选用中药制剂局部外敷，以减轻疼痛。嘱患者餐后用温盐水漱口，以保持口腔黏膜的清洁卫生，防止继发细菌感染。

7. **并发症护理** ①有睾丸炎者用棉垫和丁字带将肿胀的睾丸托起，应注意避免束缚过紧影响血液循环；②并发胰腺炎者应注意观察腹痛的表现，并予以禁食，按胰腺炎护理；③脑膜脑炎的护理参见本章"流行性乙型脑炎"的相关内容。

## ▶ 健康教育

1. 进行腮腺炎的预防教育，特别是要做好儿童的预防接种工作；在流行期间，幼儿园、托儿所等儿童较集中的机构应加强通风、空气消毒等。

2. 进行疾病有关的知识教育，教给家长降温、减轻腮腺疼痛的护理措施及观察并发症的方法。如发现并发症应立即到医院就诊。本病为自限性疾病，大多预后良好。

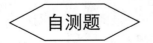

自测题

## 一、选择题

1. 腮腺炎的好发年龄是

    A.1～3岁                 B.3～5岁                 C.5～15岁

    D.3～10岁            E.3～7岁

2. 关于流行性腮腺炎的说法，错误的是

    A.由腮腺炎病毒引起               B.腮腺以耳垂为中心，呈弥漫性肿胀

    C.腮腺部位面部皮肤发红           D.患者及隐性感染者均有传染性

    E.患病后可获终生免疫

3. 腮腺炎的潜伏期平均为

A.2 周左右       B.18 天       C. 10 天

D.6 天       E.9 天

4. 患有流行性腮腺炎患儿具有传染性的时段为

A. 腮腺肿大前 1 天至肿大后 3 天       B. 腮腺肿大前 1 天至肿大后 5 天

C. 腮腺肿大前 2 天至肿大后 5 天       D. 腮腺肿大前 7 天至肿大后 9 天

E. 腮腺肿大期

5. 患儿，男，5 岁，患流行性腮腺炎第 3 天出现高热、头痛、呕吐，应初步考虑该患儿并发了了

A. 肾炎       B. 胰腺炎       C. 脑膜脑炎

D. 心肌炎       E. 支气管炎

## 二、思考题

1. 流行性腮腺炎腮腺肿痛的特点是什么？常见并发症有哪些？

2. 幼儿园发现 1 例流行性腮腺炎患儿，应采取哪些预防措施？

（陈玉红）

# 第十一节 手 足 口 病

> **案例 2-11**
>
> 患儿，男性，3 岁，因发热、口腔溃疡 3 日入院。
>
> 患儿 3 日前无明显诱因出现发热、口腔黏膜溃疡，伴有明显疼痛，影响进食。2 日前发现两手掌、足底出现红色斑丘疹、疱疹，疱内液体量少。
>
> 身体评估：T 38.8 ℃，P 96 次 / 分，R 23 次 / 分，BP 98/60 mmHg。上下腭均可见米粒大小溃疡面，周边红润。两侧颌下淋巴结肿大。手掌、足底可见散在红色斑丘疹、疱疹，疱内液体量少。心肺检查无异常。
>
> 辅助检查：血红蛋白 120 g/L，白细胞 $11×10^9$/L，中性粒细胞 50%，淋巴细胞 40%。
>
> **问题：** 1. 患儿可能的医疗诊断及诊断依据是什么？
>
>       2. 患儿皮疹有什么特点？
>
>       3. 如何对患儿实施护理？

视频：
手足口病

手足口病（hand-foot-mouth disease，HFMD）是由肠道病毒引起的急性传染病，以婴幼儿多见，是我国法定报告的丙类传染病。大多数患儿症状轻微，以发热和手、足、口等部位的丘疹或疱疹为主要特征。少数患者可伴脑膜炎、脑炎、脑脊髓炎、肺水肿、循环障碍、弛缓性麻痹等，个别重症患儿可致死亡。

▶ **病原学**

引起手足口病的病原属于小 RNA 病毒科、肠道病毒属，主要包括如下三类：①柯萨奇病

毒 A 组（CoxA）4、5、7、9、10、16 型，B 组 2、5、13 型；②埃可病毒 11 型；③肠道病毒 71 型（EV71）。其中以 EV71 及 CoxA16 型最为常见。

肠道病毒适合在湿、热的环境下生存与传播，对乙醚、脱氧胆酸盐、乙醇等不敏感，对紫外线、甲醛、碘酊、各种氧化剂（高锰酸钾、漂白粉等）等敏感，加热 50 ℃可被迅速灭活，病毒在 4 ℃可存活 1 年，在 –20 ℃可长期保存，在外环境中病毒可长期存活。

## ▶ 流行病学

### （一）传染源
人是肠道病毒唯一宿主，患者、隐性感染者和无症状带病毒者均为本病的传染源。

### （二）传播途径
主要经粪 - 口途径传播，也可经呼吸道飞沫传播。亦可经接触患者皮肤、黏膜的疱疹液而感染，通常以发病后一周内传染性最强。

### （三）人群易感性
人对肠道病毒普遍易感，以 5 岁以下儿童为主，尤以 3 岁以下婴幼儿发病率最高。感染后可获免疫力，病毒的各型间无交叉免疫。

### （四）流行特征
手足口病分布极广泛，无严格地区性，四季均可发病，以夏秋季多见，在本病流行期间，幼儿园和幼托机构易发生暴发流行。

## ▶ 发病机制

病毒进入人体后，在咽部和肠黏膜细胞内繁殖，进而侵入血液形成病毒血症，再散布至中枢神经系统、呼吸道、心脏、肌肉、皮肤等处，引起无菌性脑膜炎、急性心肌炎和心包炎、流行性肌痛、上呼吸道感染、疱疹性咽喉炎及婴儿腹泻等。有些类型的柯萨奇病毒也可由孕妇经胎盘传给胎儿，引起胎儿畸形或死亡，也可引起新生儿的心肌炎、先天性心脏病。

## ▶ 临床表现

潜伏期为 2 ～ 10 天，多 3 ～ 5 天。

### （一）普通病例
起病急，发热，口腔黏膜出现散在疱疹，手、足和臀部出现斑丘疹、疱疹，疱疹周围可有炎性红晕，疱内液体较少。可伴有咳嗽、流涕、食欲减退等症状。部分病例仅表现为皮疹或疱疹性咽峡炎，多在 1 周内痊愈，预后良好。部分病例皮疹不典型，如在单一部位或仅表现为斑丘疹。

### （二）重症病例
少数病例（尤其是小于 3 岁者）病情进展迅速，可出现脑炎、脑膜炎、脑脊髓炎、肺水肿和循环衰竭等表现，病情凶险，可致死亡或留有后遗症。

1. **神经系统表现** 精神差、嗜睡、易惊、头痛、呕吐、谵妄甚至昏迷；肢体抖动、肌痉挛、眼球震颤、共济失调、眼球运动障碍；无力或急性弛缓性麻痹，惊厥。查体可见脑膜刺激征，腱反射减弱或消失，巴宾斯基征等病理征阳性。

2. **呼吸系统表现** 呼吸浅促、呼吸困难或节律改变，口唇发绀，咳嗽，咳白色、粉红色或血性泡沫样痰；肺部可闻及湿啰音及痰鸣音。

3. **循环系统表现** 面色苍白、皮肤花纹、四肢发凉、指（趾）发绀，出冷汗，毛细血管再充盈时间延长。心率增快或减慢，脉搏浅速或减弱甚至消失；血压升高或下降。

▶ **实验室及其他检查**

**（一）血常规**

普通病例白细胞计数正常，重症病例白细胞计数可明显升高。

**（二）血生化检查**

部分病例有轻度谷丙转氨酶（ALT）、谷草转氨酶（AST）、肌酸激酶同工酶（CK-MB）升高，重症病例可有肌钙蛋白、血糖升高。

**（三）脑脊液检查**

神经系统受累时，脑脊液呈病毒性脑炎的表现，外观清亮，压力增高，白细胞增多，蛋白正常或轻度增多，糖和氯化物正常。

**（四）病原学检查**

肠道病毒特异性核酸阳性或分离到肠道病毒。咽分泌物、疱疹液、粪便阳性率较高。

**（五）血清学检查**

急性期与恢复期血清肠道病毒 IgG 抗体有 4 倍以上的升高。

▶ **诊断要点**

1. **流行病学资料**　在流行季节发病，常见于学龄前儿童，以婴幼儿多见。

2. **临床表现**　主要特征为发热，手、足、口、臀部出现斑丘疹、疱疹。

3. **实验室检查**　白细胞总数轻度升高，将咽拭子或粪便标本送至实验室检测病毒，肠道病毒特异性核酸阳性等。

▶ **治疗要点**

**（一）普通病例治疗**

可门诊治疗，注意隔离，避免交叉感染，适当休息，清淡饮食，做好口腔和皮肤护理。

**（二）重症病例治疗**

1. **神经系统受累治疗**　主要控制颅内高压、静脉注射免疫球蛋白、酌情应用糖皮质激素治疗、对症治疗（降温、镇静、止惊）等。

2. **呼吸、循环衰竭治疗**　主要控制心力衰竭和呼吸衰竭。

3. **恢复期治疗**　避免继发呼吸道感染，促进各脏器功能恢复，中西医结合治疗。

▶ **预防**

手足口病传播途径多，婴幼儿和儿童普遍易感。做好儿童、家庭和托幼机构的卫生是预防本病的关键。

**（一）管理传染源**

早发现、早诊断、早报告、早隔离、早治疗患者。发现可疑患儿时，及时送诊，轻症患儿无并发症者不必住院，可居家治疗和休息。

**（二）切断传播途径**

饭前便后、外出后要用肥皂或洗手液给儿童洗手，不要让儿童喝生水、吃生冷食物。本病流行期间不宜带儿童到人群聚集、空气流通差的公共场所，注意保持家庭环境卫生，居室要经常通风，勤晒衣被。

**（三）保护易感人群**

目前 EV71 灭活疫苗已应用于临床，但仅能预防 EV71 所致手足口病，并不能预防其他肠道病毒所致手足口病的流行。对密切接触者应加强自身防护，并定期检查。

▶ 护理

**（一）主要护理诊断**

1. 体温过高：与病毒感染有关。

2. 皮肤完整性受损：与病毒侵犯皮肤有关。

3. 潜在并发症：呼吸功能障碍、暴发性心肌炎、病毒性脑炎。

**（二）主要护理措施**

**1. 隔离与消毒**

（1）按呼吸道、消化道、接触隔离，一般需要隔离2周。

（2）患儿用过的物品要彻底消毒，一般可用含氯的消毒液浸泡，不宜浸泡的物品可置于日光下曝晒。

（3）患儿居室内定期开窗通风，保持空气新鲜、流通、温度适宜，有条件的家庭每日可用醋熏蒸进行空气消毒。居室内勿让过多人员进入，禁止吸烟，防止空气污浊，避免继发感染。

**2. 休息** 出疹期或有并发症者应卧床休息。

**3. 饮食** ①观察患儿呕吐及进食情况。②患儿因发热、口腔疱疹，胃口较差，不愿进食，应给予清淡、温性、可口、易消化的流质或半流质饮食，禁食冰冷、辛辣等刺激性食物；③多喂温开水和热汤，利于排毒、退热；④进食不足、呕泻严重者可静脉补充营养；⑤恢复期应添加高蛋白、高维生素食物。

**4. 病情观察**

（1）有无持续高热、咳嗽、鼻翼扇动、喘憋、发绀、肺部啰音增多等肺炎表现；有无心率明显增快、心音减弱等心衰表现；有无嗜睡、惊厥、昏迷等脑炎表现。

（2）具有下列特征的患者有可能在短期内发展为重症病例，应密切观察病情变化，有针对性地做好救治工作：①年龄小于3岁；②持续高热不退；③末梢循环不良；④呼吸、心率明显增快；⑤精神差、呕吐、抽搐、肢体抖动或无力；⑥外周血白细胞计数明显增高。

**5. 对症护理**

（1）高热：①监测体温，观察热型，及时补充热量、水分、电解质及维生素；②患儿应绝对卧床休息至体温正常为止；③衣被穿盖适宜，忌捂汗，出汗后及时擦干并更换衣被；④物理降温，使用乙醇擦浴、冷敷等；⑤药物降温，对乙酰氨基酚（扑热息痛）和布洛芬等。

（2）皮肤：①保持皮肤清洁，洗澡时不用肥皂等刺激性的化学用品，用温水即可，水温不宜过高，以免加重皮肤损伤；②保证患儿衣服、被褥清洁，床单平整干燥，尽量减少对皮肤的刺激；③勤剪指甲，必要时包裹双手，防止患儿抓破皮疹；④臀部有皮疹时要保持臀部的清洁干燥，避免皮疹感染；⑤皮疹或疱疹已破裂者，局部皮肤可涂抗生素软膏或炉甘石洗剂；⑥已结痂处应让其自行脱落，不能强行撕脱。

（3）口腔：保持口腔清洁，每次进食前后，用温水或生理盐水漱口。禁食患儿每日用生理盐水清洁口腔2～3次，预防细菌继发感染。已有溃疡者可给予超声雾化吸入，同时将维生素$B_2$直接涂于口腔糜烂部位，亦可口服维生素C、维生素$B_1$、维生素$B_2$等，或者给予双料喉风散局部涂抹，以消炎止痛和促进溃疡面愈合。

（4）呼吸及循环衰竭

1）呼吸衰竭：①保持呼吸道通畅，及时吸痰、拍背、引流等以利于痰液排出，痰液黏稠者可雾化吸入糜蛋白酶，伴有支气管痉挛可用异丙肾上腺素雾化吸入，无效者行气管插管、气管切开；②持续给氧，必要时行人工辅助呼吸；③肺部感染者遵医嘱使用抗菌药物；④遵医嘱应用呼吸兴奋剂，无效者应用人工呼吸机维持呼吸。

2）循环衰竭：①迅速建立静脉通道，按医嘱补充血容量及血管活性药，迅速纠正休克，快速扩容时，注意观察心功能，避免发生急性肺水肿；②急性左心衰竭患者应给予高浓度大流量氧；③密切观察治疗效果，做好各种抢救的准备工作，备好抢救药品及抢救设备；④应做好交叉配血、备血，为输血做好准备。

（5）脑炎：①密切观察并记录呕吐次数、呕吐物性状及量，定时监测患儿的意识、瞳孔、生命体征和颅内压、脑膜刺激征等；②抬高患儿的头部15°～30°，以利于颅内血液的回流；③频繁呕吐者取侧卧位，及时清除口腔内的分泌物，防止误吸；④遵医嘱应用糖皮质激素或20%甘露醇等，减轻脑水肿，降低颅内压。

▶ 健康教育

积极开展手足口病防治知识的宣传工作，使5岁以下儿童家长及托幼机构工作人员等了解手足口病的临床症状，掌握最基本的预防措施。强调保持良好的个人卫生习惯及环境卫生对于有效预防手足口病的重要性。

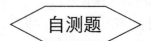

自测题

## 一、选择题

1. 手足口病发病率最高的年龄组是
   A. ≤3岁　　　　　　　　B. ≤4岁　　　　　　　　C. ≤5岁
   D. ≤6岁　　　　　　　　E. ≤2岁

2. 引起手足口病的病原体为
   A. 病毒　　　　　　　　B. 细菌　　　　　　　　C. 立克次体
   D. 螺旋体　　　　　　　E. 支原体

3. 手足口病的潜伏期平均为
   A. 1周左右　　　　　　　B. 3～5天　　　　　　　C. 5～7天
   D. 7～9天　　　　　　　E. 3周

4. 下列哪项肠道病毒的理化性质的描述是错误的
   A. 对紫外线及干燥敏感　　　　　　　B. 各种氧化剂、甲醛、碘酊均能灭活病毒
   C. 病毒在50℃可被迅速灭活　　　　　D. 75%的乙醇能将其灭活
   E. 对乙醚、脱氧胆酸盐等不敏感

5. 患儿，女，2岁，发热，口腔黏膜出现疱疹，手、足和臀部出现斑丘疹、疱疹，2天后患者病情进展，患儿精神差、嗜睡、呕吐，出现肢体抖动、肌痉挛，应考虑该患儿合并哪个系统的表现
   A. 呼吸系统　　　　　　B. 神经系统　　　　　　C. 循环系统
   D. 消化系统　　　　　　E. 血液系统

## 二、思考题

1. 手足口病的皮疹特征是什么？
2. 简述手足口病的临床表现。
3. 如何有效预防手足口病？

（陈玉红）

## 第三章

# 细菌感染性疾病

思政之光

### 学习目标

1. 说出本章各种细菌感染性疾病的病原学特点。
2. 结合各种细菌感染性疾病的发病机制解释其临床表现。
3. 描述各种细菌感染性疾病的常用实验室及其他检查。
4. 解释各种细菌感染性疾病的治疗要点。
5. 结合各种细菌感染性疾病的流行病学制定预防措施。
6. 应会进行各种细菌感染性疾病患者的整体护理及健康教育。
7. 运用所学的知识深刻理解"敬佑生命、救死扶伤、甘于奉献、大爱无疆"的精神内涵。

## 第一节　伤　寒

案例 3-1

患者，男性，20 岁，因持续发热，伴食欲减退、腹胀、腹泻 1 周入院。

患者 1 周前开始出现发热，体温波动于 39 ~ 40 ℃，食欲明显下降，乏力，腹胀、腹泻，粪便不成形，粪便中无黏液脓血，每日 2 ~ 3 次，无里急后重。发病前有外出就餐史。

身体评估：T 39.5 ℃，P 92 次 / 分，R 26 次 / 分，BP 106/80 mmHg，急性病容，表情淡漠，胸腹部可见数颗淡红色斑丘疹，直径 2 ~ 3 mm。肝右肋下 2 cm，质软，局部轻压痛，脾肋下 1 cm，质软，无压痛。

辅助检查：血常规：白细胞 $3.8 \times 10^9$/L，中性粒细胞 60%，淋巴细胞 45%；肥达反应："O"抗体 1：160，"H"抗体 1：320。

问题：1. 患者可能的医疗诊断及诊断依据是什么？

　　　2. 对本病具有确诊意义的检查是什么？

　　　3. 本病主要的护理诊断是什么？

伤寒（typhoid fever）是由伤寒沙门菌引起的急性肠道传染病。典型的临床表现为持续发热、表情淡漠、相对缓脉、玫瑰疹、肝脾大及白细胞减少等。肠出血、肠穿孔为主要的严重并发症。副伤寒（paratyphoid fever）是由甲、乙、丙型副伤寒沙门菌所致的急性传染病。包括副伤寒甲、副伤寒乙、副伤寒丙三种。副伤寒甲、乙、丙的临床疾病过程、治疗、护理等与伤寒相同。但当副伤寒丙出现化脓性病灶时，应行外科手术排脓，并加强抗菌药物的使用。

## ➡ 病原学

伤寒沙门菌为沙门菌属 D 群，革兰氏染色阴性，菌体呈短杆状，有周身鞭毛能运动。菌体裂解时释放出强烈的内毒素，是其致病的主要因素。伤寒杆菌具有菌体"O"抗原、鞭毛"H"抗原和表面"Vi"抗原，在机体感染后均可刺激机体产生相应的抗体，通过检测血清中"O"及"H"抗体可辅助伤寒的临床诊断；"Vi"抗体的检测有助于流行病学调查。

伤寒沙门菌在自然环境中生命力较强，在水中能存活 2～3 周，在粪便、污水中可存活 1～2 个月，耐低温，在寒冷环境中可存活数月。但对热、干燥环境抵抗力较弱，加热 60 ℃ 15 min 或煮沸即可灭活。对一般化学消毒剂敏感，5%苯酚接触 5 min 即可杀灭。

## ➡ 流行病学

### （一）传染源

患者和带菌者均为传染源。伤寒患者从潜伏期末即可从粪便排菌，发病后 2～4 周内排菌量最多，传染性最强。恢复期或病愈后排菌量逐渐减少，若持续排菌 3 个月以上者为慢性带菌者，是本病不断传播或流行的重要传染源，个别患者可终生带菌。

### （二）传播途径

主要通过消化道传播。伤寒杆菌可通过污染的水、食物、日常生活接触、苍蝇及蟑螂等媒介而传播，其中水源污染是传播本病的重要途径，也是引起暴发流行的主要原因。日常生活接触多引起散发流行。

### （三）人群易感性

人群普遍易感。病后可产生持久免疫力，再次患病极少见，但伤寒与副伤寒之间无交叉免疫。

### （四）流行特征

本病终年可见，以夏、秋季多发。发病以儿童及青壮年较多，无明显性别差异。

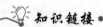

**伤寒玛丽**

"伤寒玛丽"本名叫玛丽·梅伦（Marry Mallon），是美国第一位被发现的伤寒健康带菌者。1906 年玛丽为纽约银行家华伦一家做厨师，同住的 11 人中，有 6 个人患病。专家将目标锁定在玛丽身上。调查发现玛丽在过去的 7 年工作地点都曾暴发过伤寒，累计 22 个病例，其中 1 例死亡。此后玛丽一直在小岛上隔离。医生对隔离中的玛丽使用了治疗伤寒的所有药物，但伤寒沙门菌却一直顽强存在于她体内。最终，玛丽于 1938 年去世。

## ➡ 发病机制与病理变化

伤寒沙门菌随污染的水或食物进入胃内，一般可被胃酸杀死。当侵入的病原菌数量多或胃酸缺乏时，细菌则进入小肠，进一步侵入小肠壁淋巴组织及肠系膜淋巴结进行繁殖并致敏，然后经胸导管进入血流，引起第一次菌血症。此阶段相当于潜伏期，患者多无症状。伤寒杆菌随血流进入肝、脾、胆囊及骨髓中继续大量繁殖，再次进入血流，引起第二次菌血症，同时释放内毒素，引起发热、全身不适、皮肤玫瑰疹和肝脾大等临床症状。此时相当于病程的第 1 ~ 2 周，毒血症症状逐渐加重，血液及骨髓培养阳性率最高。在病程第 2 ~ 3 周，伤寒杆菌随胆汁排入肠道，部分随粪便排出体外，向外界播散病原菌，此时粪便及尿液培养可获阳性。部分细菌经小肠黏膜再度侵入肠壁淋巴组织，使原已致敏的淋巴组织产生严重的超敏反应，导致其肿胀、坏死、脱落而形成溃疡。若病变累及血管则可引起肠出血，侵入肌层与浆膜层则可引起肠穿孔，均为本病严重并发症。病程第 4 周，机体免疫力进一步增强，在血液及脏器中的细菌逐渐被消灭，肠壁溃疡逐渐愈合，病情缓解，进入恢复期。少数患者由于免疫功能低下，潜伏在体内的细菌可再度繁殖，并侵入血流而形成复发。或因胆囊内长期存在病菌，而成为慢性带菌者。

伤寒的病理特点为单核巨噬细胞系统增生性反应，以回肠末段的集合淋巴结及孤立淋巴滤泡病变最具特征性。病程第 1 周，淋巴组织高度肿胀、隆起；第 2 周肿大淋巴结发生坏死；第 3 周坏死组织脱落，形成溃疡，可并发肠出血和肠穿孔；第 4 周后溃疡逐渐愈合，不留瘢痕。

## ▶ 临床表现

潜伏期为 3 ~ 60 日，一般 7 ~ 14 日。

## 一、典型伤寒

临床经过可分为四期：

### （一）初期

相当于病程第 1 周。多数患者起病缓慢，主要症状为发热，体温呈阶梯形上升，于 5 ~ 7 日达到高峰，可高达 39 ~ 40℃。并常伴有畏寒、乏力、头痛、腹痛、腹泻、全身不适、食欲缺乏等。本期末已可触及肿大的肝、脾。

### （二）极期

相当于病程第 2 ~ 3 周，常出现伤寒特征性表现。

1. **发热**　持续高热，典型者呈稽留热，少数呈弛张热型或不规则热型。若未进行有效治疗，发热可持续 2 周以上。

2. **消化道症状**　食欲明显减退、腹部不适、腹胀、便秘，少数患者可有腹泻，腹痛以右下腹明显，可有轻压痛。

3. **神经系统症状**　由于内毒素的致热和毒性作用，患者可有耳鸣、听力下降、表情淡漠、反应迟钝、精神恍惚。重者可出现谵妄、昏迷、病理反射等中毒性脑病表现。

4. **循环系统症状**　常有相对缓脉，以成人多见，重症者可并发中毒性心肌炎，相对缓脉不明显。

5. **玫瑰疹**　于病程第 7 ~ 14 日，半数以上患者胸、腹部出现淡红色小丘疹，直径 2 ~ 4 mm，稍隆起、压之褪色，称为玫瑰疹。皮疹数量少，多在 10 个以下，分批出现，一般 2 ~ 4 日后消退。

6. **肝脾大**　大多数患者有脾大，质软，伴轻度压痛。少数患者有肝大，质软，伴轻度压痛，如并发中毒性肝炎时，可见黄疸或肝功能明显异常。

### （三）缓解期

病程第 3 ~ 4 周，患者体温逐渐下降，各种症状逐渐减轻，肿大的肝脾开始回缩，食欲好转，但肠道病变尚未完全恢复，应警惕发生肠出血和肠穿孔等并发症。

### （四）恢复期

病程第 5 周，体温逐渐下降至正常，各系统症状消失，肝脾恢复正常，完全康复约需 1 个月。

## 二、其他临床类型

除典型伤寒以外，还有轻型伤寒、迁延型伤寒、逍遥型伤寒、暴发型伤寒、儿童伤寒、老年伤寒等类型，临床经过多不典型。

## 三、复发与再燃

少数患者体温正常后 1～3 周，临床症状再度出现，体温重新升高，血培养再次阳性，称为复发，与病灶内的细菌未被完全清除、重新侵入血流有关，多见于抗菌治疗不充分的患者。部分缓解期患者体温尚未下降至正常时，又重新升高，持续 5～7 日后退热，血培养可阳性，称为再燃，可能与菌血症未被完全控制有关，有效和足量的抗菌药治疗可减少或杜绝再燃。

### ▶ 并发症

#### （一）肠出血

肠出血为常见的严重并发症，多出现在病程第 2～3 周。轻重不一，从粪便潜血阳性至大量血便，出血量少可无症状，大量出血时可引起失血性休克。饮食不当、腹泻、排便用力过度、高压灌肠等常为肠出血诱因。

#### （二）肠穿孔

肠穿孔为最严重的并发症，常发生于病程第 2～3 周，穿孔部位好发于回肠末段。穿孔前常有腹胀、腹泻或肠出血等先兆表现，穿孔时常有急性腹膜炎的症状和体征，X 线检查膈下有游离气体。肠穿孔的诱因与肠出血大致相同，部分病例出血与穿孔同时发生。

#### （三）中毒性肝炎

常见于病程第 2～4 周，主要表现为肝大伴压痛，血清丙氨酸氨基转移酶（ALT）轻度升高，少数患者可有轻度黄疸，易与病毒性肝炎混淆。随着病情好转，肝大及肝功能可恢复正常。

### ▶ 实验室及其他检查

#### （一）常规检查

1. **血常规**　白细胞数减少，一般在（3～5）×$10^9$/L，中性粒细胞减少，嗜酸性粒细胞减少或消失。嗜酸性粒细胞数值随病情好转而恢复，复发时再度减少或消失，故其对伤寒的诊断和病情评估有一定参考价值。

2. **尿常规**　可有轻度蛋白尿和少量管型。

3. **粪便常规**　腹泻患者可有少量白细胞，并发肠出血时粪便隐血试验阳性。

#### （二）细菌培养

应在使用抗菌药物前进行，细菌培养阳性可确诊。

1. **血培养**　为最常用的确诊方法。病程第 1～2 周的阳性率可高达 80%～90%，以后逐渐下降，复发与再燃时再度阳性。

2. **骨髓培养**　阳性率高于血培养，阳性持续时间较长，对早期曾使用抗生素治疗、血培养阴性者，骨髓培养更有助于诊断。

3. **粪便培养**　于病程第 3～4 周阳性率最高，但对早期诊断价值不大，常用于慢性带菌者的检查。

4. **尿培养**　初期常为阴性，病程第 3～4 周可有 25% 的阳性率。

#### （三）免疫学检查

1. **肥达试验（Widal test）**　又称肥达反应、伤寒杆菌血清凝集反应。伤寒抗体通常在 1

周左右出现，此后阳性率逐渐增加，第 3 ～ 4 周阳性率最高，可达80%，并可持续数月。菌体（O）抗体凝集效价在 1 ： 80 及鞭毛（H）抗体在 1 ： 160 或以上时，可确定为肥达试验阳性，有辅助诊断价值。1 周后复检，血清抗体效价上升 4 倍以上有助于确诊。Vi 抗体的检测可用于伤寒慢性带菌者的调查，效价在 1 ： 32 以上时有意义。

**2. 其他免疫学试验**　特异性抗原或抗体均有助于伤寒的诊断。

▶ **诊断要点**

**1. 流行病学资料**　当地有伤寒流行，有伤寒患者接触史，未接种过伤寒疫苗等可作为诊断参考。

**2. 临床表现**　根据伤寒流行季节和地区有持续高热 1 ～ 2 周，并出现表情淡漠、相对缓脉、玫瑰疹、肝脾大等即可诊断。

**3. 实验室检查**　从患者血、骨髓、尿、粪便等标本中分离到伤寒杆菌即可确诊；血清特异性抗体阳性、肥达试验阳性，有助于诊断。

▶ **治疗要点**

**（一）病原治疗**

**1. 第三代喹诺酮类药物**　是目前治疗伤寒的首选药物，具有抗菌谱广、杀菌作用强、耐药发生率低、体内分布广、使用方便等优点。但因其影响骨骼发育，孕妇、儿童、哺乳期妇女慎用。常用药物有诺氟沙星、氧氟沙星、环丙沙星、左氧氟沙星等。

**2. 第三代头孢菌素**　第三代头孢菌素在体外有强大的抗伤寒杆菌作用，临床应用效果良好。但因需要静脉给药，且价格昂贵，除孕妇和儿童外一般不作为首选药物。常用的药物有头孢曲松、头孢他啶、头孢噻肟、头孢哌酮等。

**3. 氯霉素**　对氯霉素敏感的病例可选用，因其对骨髓有抑制作用，治疗期间应密切观察血常规的变化。新生儿、孕妇和肝功能异常者忌用。

**4. 其他**　可选用氨苄西林、复方磺胺甲噁唑等，用于敏感菌株的治疗。

**（二）慢性带菌者的治疗**

应用氨苄西林与丙磺舒联合治疗 4 ～ 6 周；或应用喹诺酮类药物，疗程 10 ～ 14 日。若内科治疗效果不佳，合并胆道炎、胆石症可考虑手术切除胆囊。

**（三）并发症治疗**

**1. 肠出血**　禁食，绝对卧床休息。严密观察血压、脉搏、神志及便血情况。注射镇静剂及止血剂，适量输液或输新鲜血。大量出血经内科治疗无效时，可考虑手术治疗。

**2. 肠穿孔**　禁食，胃肠减压。加用对肠道敏感的抗菌药物，以控制腹膜炎，根据患者具体情况，尽快手术治疗。

▶ **预防**

**（一）管理传染源**

对伤寒患者应尽早隔离、治疗。隔离至体温正常后15 日，或症状消失后每隔 5 ～ 7 日做粪便培养 1 次，连续 2 次阴性，则可解除隔离。密切接触者医学观察 2 周，发热者立即隔离治疗。对饮食业从业人员定期检查，带菌者调离饮食服务业工作岗位，并予以治疗。

**（二）切断传播途径**

为预防本病的关键。应积极开展健康教育，加强公共饮食卫生管理、水源保护和粪便处理，消灭苍蝇、蟑螂，养成良好的个人卫生习惯。

## （三）保护易感人群

高危人群可应用伤寒和副伤寒甲、乙三联菌苗预防注射，以增加对伤寒的抵抗力，或应急性地预防服用复方磺胺甲噁唑片。

## ▶ 护理

### （一）主要护理诊断

1. 体温过高：与伤寒杆菌感染、释放出大量内毒素有关。
2. 营养失调：低于机体需要量：与高热、食欲减退、腹胀、腹泻有关。
3. 腹泻／便秘：与内毒素释放致肠道功能紊乱、中毒性肠麻痹、低钾、长期卧床有关。
4. 潜在并发症：肠出血、肠穿孔。

### （二）主要护理措施

1. 采取接触隔离，对患者排泄物、呕吐物及其污染物品进行严格消毒。

2. **休息与活动**　发热期患者必须卧床休息至热退后 1 周，恢复期患者无并发症可逐渐增加活动量。

3. **饮食**　发热期间应给予营养丰富、清淡易消化的无渣流质或半流质饮食，少量多餐，避免过饱，同时保证每日有足够的液体量，入量不足者可给予静脉补液；退热期间给高热量、高蛋白、少渣或无渣的流质或半流质饮食，避免刺激性和产气的食物，并观察进食反应；恢复期患者食欲好转，可由软食逐渐恢复至正常饮食，但此期仍可能发生肠道并发症，故应节制饮食，避免食用生冷、粗糙、不易消化食物，并密切观察进食后胃肠道反应。

4. **病情观察**　应密切观察患者生命体征、面色、神志变化；观察粪便颜色、性状，有无血便，并注意检查粪便隐血；患者并发肠出血时应注意有无血容量不足体征；观察有无腹痛及肠穿孔体征。

5. **对症护理**

（1）腹胀：注意少量多餐，减少或停止易产气食物的摄入，并注意钾盐的补充。可用松节油热敷腹部及肛管排气，但禁用新斯的明，以免引起剧烈肠蠕动，诱发肠出血或肠穿孔。

（2）便秘：伤寒患者应保证至少间日排便 1 次，便秘时可用开塞露或温生理盐水低压灌肠。忌用泻药，并避免排便时过度用力，防止因剧烈肠蠕动或腹腔内压力过大而造成不良后果。

（3）腹泻：腹泻时给予低糖、低脂饮食，遵医嘱补液，注意评估患者腹泻的次数、粪便的颜色、性状、量，观察有无便血，检查粪便隐血。

6. **并发症护理**　肠出血患者应绝对卧床休息，保持安静，必要时给镇静剂。出血时禁食，遵医嘱静脉补液，给予止血药物，严禁灌肠治疗。密切观察患者面色、脉搏、血压变化及每次粪便的颜色和量。肠穿孔时应给予胃肠减压，密切监测生命体征，积极配合医生做好术前准备。

## ▶ 健康教育

1. 进行预防教育，讲述本病的消毒、隔离知识，预防传播。普及卫生知识，注意饮食、饮水及个人卫生。易感人群可注射疫苗，以预防伤寒、副伤寒发生。

2. 讲述伤寒的相关知识，教育患者养成良好的卫生与饮食习惯，讲解本病的疾病过程，告知患者伤寒如不发生并发症则预后良好。重点讲述并发症知识及饮食管理的重要性，以预防或减少并发症。

自测题

## 一、选择题

1. 伤寒的传播途径是
   A. 粪—口 　　　　　　B. 呼吸道 　　　　　　C. 虫媒叮咬
   D. 皮肤黏膜 　　　　　E. 血液

2. 伤寒的典型临床表现是
   A. 持续发热、脾大、瘀点、重脉、白细胞减少
   B. 持续发热、脾大、玫瑰疹、相对缓脉、白细胞减少
   C. 弛张热、脾大、玫瑰疹、相对缓脉、白细胞减少
   D. 不规则发热、脾大、玫瑰疹、相对缓脉、白细胞减少
   E. 低热、脾大、瘀点、重脉、白细胞减少

3. 确诊伤寒最可靠的依据是
   A. 发热及中毒症状，外周血白细胞降低　　B. 血培养阳性
   C. 粪便培养阳性　　　　　　　　　　　　D. 玫瑰疹
   E. 肥达反应"O"抗体 >1 ∶ 80，"H"抗体 >1 ∶ 160

4. 伤寒最严重的并发症是
   A. 伤寒性肝炎 　　　　B. 伤寒性心肌炎 　　　C. 肠结核
   D. 便秘 　　　　　　　E. 肠穿孔

5. 对伤寒腹胀患者的护理，不正确的是
   A. 用松节油热敷腹部 　B. 肛管排气 　　　　　C. 协助轻轻翻身
   D. 可进食牛奶 　　　　E. 可轻轻按摩背部

6. 伤寒致病的重要因素
   A. 神经毒素 　　　　　B. 细胞毒素 　　　　　C. 内毒素
   D. 外毒素 　　　　　　E. 肠毒素

## 二、思考题

1. 伤寒的流行病学特点是什么？
2. 对伤寒患者如何进行饮食护理？

（陈　姝）

# 第二节　细菌性痢疾

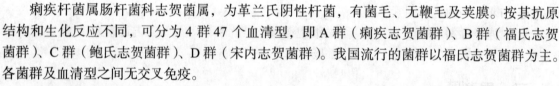

**案例 3-2**

患者，女性，18 岁，因发热 1 日，腹痛、腹泻 12 h 入院。

患者 1 日前出现发热，体温 39.5 ℃，12 h 后出现腹痛、腹泻，伴里急后重。约半小时腹泻 1 次，粪便初为黄色稀水样，后转为黏液脓血便，量少。发病前 1 日曾在外就餐。

身体评估：T 39.5 ℃，P 108 次 / 分，R 26 次 / 分，BP 110/80 mmHg。神志清楚，急性病容，心肺检查无异常，腹平软，左下腹压痛，无反跳痛，肠鸣音 10 ～ 12 次 / 分，病理反射（－）。

辅助检查：血常规：白细胞 $21.5 \times 10^9$/L，中性粒细胞 85%，淋巴细胞 16%；粪便常规：黏液脓血便，白细胞 30 ～ 40/HP，红细胞 10 ～ 15/HP。

**问题：** 1. 患者可能的医疗诊断是什么？

2. 如确诊还需进一步做什么检查？

3. 患者主要的治疗和护理措施是什么？

细菌性痢疾（bacillary dysentery）简称菌痢，是由痢疾杆菌（志贺菌属）引起的肠道传染病，又称志贺菌病（shigellosis）。主要临床表现为腹痛、腹泻、里急后重和排黏液脓血便，可伴有发热及全身毒血症状，严重者可有感染性休克和（或）中毒性脑病，预后不良。

## ▶ 病原学

**音频：**
细菌性痢疾

痢疾杆菌属肠杆菌科志贺菌属，为革兰氏阴性杆菌，有菌毛、无鞭毛及荚膜。按其抗原结构和生化反应不同，可分为 4 群 47 个血清型，即 A 群（痢疾志贺菌群）、B 群（福氏志贺菌群）、C 群（鲍氏志贺菌群）、D 群（宋内志贺菌群）。我国流行的菌群以福氏志贺菌群为主。各菌群及血清型之间无交叉免疫。

各群痢疾杆菌均可产生内毒素，是引起发热、毒血症、休克等全身反应的主要因素；此外，A 群还可产生外毒素，具有肠毒性、神经毒性和细胞毒性，故 A 群所致的临床症状比其他三群更为严重。

痢疾杆菌对外界环境有一定的抵抗力，在阴暗、潮湿的环境中可生存 11 天，在瓜果、蔬菜及污染物上可生存 1 ～ 3 周，对各种化学消毒剂敏感，易被杀死。

## ▶ 流行病学

### （一）传染源

传染源为急、慢性患者和带菌者。其中轻型患者、慢性患者及无症状带菌者，由于症状轻或无症状，不易被发现，故在流行病学上意义更大。

### （二）传播途径

主要经粪 - 口途径传播。痢疾杆菌随粪便排出体外，通过污染食物、水源、手及生活用品，经口传播；也可通过苍蝇污染食物而传播。

### （三）人群易感性

人群普遍易感，以儿童、青壮年高发。病后可获得一定的免疫力，但持续时间较短，且不同菌群和血清型之间无交叉免疫，故易重复感染。

**（四）流行特征**

本病多见于卫生条件差的地区，呈全年散发，以夏、秋季发病率高。

## ▶ 发病机制与病理变化

痢疾杆菌经口进入人体后是否发病，取决于细菌数量、致病力和人体的抵抗力。经口进入胃内的痢疾杆菌，大部分被胃酸杀死，少量细菌借助菌毛作用黏附于肠黏膜，侵入上皮细胞和固有层并在其中繁殖，引起肠黏膜的炎症反应，出现局部细胞变性、坏死、溃疡，引起腹痛、腹泻和脓血便等症状，直肠括约肌受刺激后还可产生里急后重。痢疾杆菌产生的内毒素吸收入血后，可引起发热等全身毒血症症状。此外，内毒素入血后还可直接作用于肾上腺髓质，刺激交感神经系统和网状内皮系统，释放各种血管活性物质，引起急性微循环障碍，进而出现感染性休克、DIC 和重要脏器功能衰竭，临床上表现为中毒型菌痢（休克、意识障碍、抽搐、呼吸衰竭等），以儿童多见，其发生可能与患者的特异性体质有关。

菌痢的病理变化主要发生在结肠，以乙状结肠和直肠病变最为显著。急性期病理变化主要是黏膜弥漫性纤维蛋白渗出性炎症以及多数不规则的浅表溃疡。慢性期可有肠黏膜水肿和肠壁增厚，肠黏膜溃疡不断发生与修复，导致瘢痕和息肉形成，少数可引起肠腔狭窄。中毒性菌痢肠道病变不明显而肠外病变较重。

## ▶ 临床表现

潜伏期为数小时至 7 日，一般 1~3 日。

**（一）急性菌痢**

**1. 普通型（典型）** 起病急，高热伴畏寒、寒战，体温可达 39 ℃，伴头痛、乏力、食欲缺乏等全身不适，继而出现腹痛、腹泻、里急后重。每日排便十几次至数十次，量少，初为稀便，1~2 日后转为黏液脓血便。体检可有左下腹压痛及肠鸣音亢进。1~2 周病情逐渐恢复而痊愈，少数患者可转为慢性。

**2. 轻型（非典型）** 全身毒血症状轻，不发热或低热。腹泻较轻，每日数次，为黏液稀便，常无脓血，腹痛不明显。病程短，3~7 日可痊愈，少数亦可转为慢性。

**3. 中毒型** 以 2~7 岁儿童多见。起病急骤，病情凶险，有严重的全身毒血症状。表现为突发高热（体温可达 40 ℃）、反复惊厥、嗜睡、昏迷，迅速发生循环衰竭和呼吸衰竭。而肠道症状轻微或缺如，用生理盐水灌肠或用直肠拭子采便镜检，可见大量白细胞及红细胞。根据临床表现分为三型：

（1）休克型（周围循环衰竭型）：较常见，主要表现为感染性休克。由于全身微循环障碍，患者早期可出现精神萎靡、面色苍白、四肢厥冷、脉搏细速、尿量减少、血压正常或偏低。后期出现发绀、皮肤花斑、血压明显降低甚至测不到，伴不同程度意识障碍，并可出现心、肾功能不全表现。

（2）脑型（呼吸衰竭型）：此型最为严重，病死率高，以严重脑部症状为主。由于脑血管痉挛引起脑缺氧、脑水肿、颅内压增高，甚至脑疝。患者表现为烦躁不安、剧烈头痛、频繁呕吐、持续或反复惊厥、昏迷。瞳孔大小不等或忽大忽小、对光反射迟钝或消失，呼吸节律不齐、深浅不匀、双吸气或叹息样呼吸，严重者出现呼吸衰竭而死亡。

（3）混合型：兼有以上两型的临床表现，常先出现惊厥，未能及时抢救则迅速发展为呼吸衰竭和循环衰竭。该型病情最为凶险，预后极差，病死率高达 90% 甚至更高。

**（二）慢性菌痢**

病程反复发作或迁延不愈超过 2 个月，即为慢性菌痢，可分为慢性迁延型、急性发作型、慢性隐匿型三型。慢性菌痢可能与下列因素有关：①急性期治疗不及时、治疗不当或为耐药菌感染；②患者营养不良或免疫功能低下；③合并其他疾病如胃肠疾病、肠道寄生虫病等。

## 实验室及其他检查

### （一）血常规

急性期白细胞总数轻度至中度增高，多在（10～20）×10$^9$/L，以中性粒细胞增高为主。慢性菌痢可有轻度贫血。

### （二）粪便检查

1. **常规检查**　外观为黏液脓血便，镜检可见大量脓细胞或白细胞、少量红细胞，如发现吞噬细胞有助于诊断。

2. **粪便细菌培养**　粪便培养出痢疾杆菌为确诊的依据。为提高培养阳性率，粪便采集要求：①粪便标本要新鲜，留取后立即送检；②挑取粪便的黏液脓血部分；③在使用抗菌药物前采取标本；④需多次培养。

### （三）免疫学检查

采用免疫学方法检测细菌或抗原，具有早期、快速的优点，对菌痢的早期诊断有一定的帮助。但由于粪便中抗原成分复杂，易出现假阳性，故目前临床上尚未广泛应用。

## 诊断要点

1. **流行病学资料**　当地菌痢流行情况、夏秋季、有进食不洁食物史、与菌痢患者接触史等可作为诊断参考。

2. **临床表现**　典型病例急性期发热、腹痛、腹泻、黏液脓血便、里急后重等症状。中毒性菌痢以儿童多见，急性高热、惊厥、意识障碍及循环衰竭或呼吸衰竭，而胃肠道症状轻微。慢性菌痢患者则有急性菌痢史，病程超过2个月而病情未愈者。

3. **实验室检查**　粪便检查肉眼见黏液脓血便，镜检有大量脓细胞、白细胞、红细胞及巨噬细胞，粪便培养发现痢疾杆菌可确诊。

## 治疗要点

### （一）急性菌痢

1. **病原治疗**　喹诺酮类对痢疾杆菌有强大的杀菌作用，是目前成人菌痢的首选用药。首选环丙沙星（环丙氟哌酸），疗程5～7日，病情重不能口服者可静脉滴注。也可选用其他喹诺酮类药，如诺氟沙星、氧氟沙星等。因此类药可影响骨骺发育，故孕妇、哺乳期妇女和儿童慎用。

2. **对症治疗**　高热者可用退热药物或物理降温；腹痛剧烈者可给予解痉药如阿托品、山莨菪碱等；脱水者可口服或静脉补液，以保证水、电解质及酸碱平衡。

### （二）慢性菌痢

1. **病原治疗**　根据粪便培养及药敏试验选择有效的抗菌药物。常联合应用2种不同类型的抗菌药物，疗程应适当延长，必要时可采用多疗程治疗。亦可应用药物保留灌肠。

2. **对症治疗**　肠道功能紊乱者可用镇静、解痉药物。出现肠道菌群失调，可应用微生态制剂如乳酸杆菌或双歧杆菌制剂进行纠正。

### （三）中毒型菌痢

本病病势凶险，应早期诊断，除有效的抗菌药物治疗外，应及时采取综合抢救措施。

1. **病原治疗**　控制感染是救治中毒型菌痢的主要环节，应选用敏感、抗菌作用强的药物静脉滴注，如环丙沙星、氧氟沙星等；也可选用第三代头孢菌素，如头孢噻肟、头孢他啶等。待病情好转后改为口服。

**2. 对症治疗**

（1）高热与惊厥：高热易引起惊厥而加重脑缺氧及脑水肿，应积极给予药物降温及物理降温；惊厥者可用地西泮、水合氯醛灌肠等。如高热伴躁动不安、反复惊厥者，可用亚冬眠疗法，使体温尽快降至 37 ℃。

（2）抗休克治疗

1）扩充血容量、纠正酸中毒、维持水电解质平衡，常用的扩容液体有低分子右旋糖酐、生理盐水、平衡盐液等。可用 5% 碳酸氢钠液、11.2% 乳酸钠液等碱性液体纠正酸中毒。

2）在补充血容量及纠正酸中毒基础上应用血管活性药物，以解除血管痉挛，常用山莨菪碱、阿托品等静脉推注。如血压回升不佳者，可用多巴胺、酚妥拉明等升压药。

3）短期应用糖皮质激素，可以减轻毒血症症状，解除小血管痉挛，改善微循环，增加心肌收缩力，纠正休克。常用地塞米松、氢化可的松等。

4）保护重要脏器功能，主要是保护心、脑、肾等脏器的功能，如有心功能不全者可用强心剂。

（3）脑水肿的治疗：脑水肿患者可用 20% 甘露醇快速静脉滴注进行脱水治疗，每 6 ~ 8 h 重复使用，以防止发生脑疝；也可应用糖皮质激素如地塞米松静脉滴注，以减轻脑水肿、降低颅内压。

（4）呼吸衰竭的治疗：对于呼吸衰竭患者应给予吸氧，并保持呼吸道通畅，应用呼吸兴奋剂，必要时行气管切开及应用呼吸机。

## ▶ 预防

应采取以切断传播途径为主的综合措施。

### （一）管理传染源

急性期患者应行消化道隔离至症状消失、粪便培养连续 2 次阴性，方可解除隔离。从事饮食业、自来水厂及保育工作人员应定期做粪便培养，发现带菌者应调离工作岗位，并进行彻底治疗。

### （二）切断传播途径

养成良好的个人生活习惯，特别注意饮食和饮水卫生，餐前便后洗手，不饮生水，不摄入不洁食物，杜绝"病从口入"。

### （三）保护易感人群

在菌痢流行期间可口服痢疾减毒活菌苗，提高机体抵抗力。

---

💡 **知识链接**

**口服菌痢疫苗**

口服痢疾疫苗使用方便，可提高自身机体抵抗能力，是预防菌痢的手段之一。兰州生物制品研究所利用基因工程技术，研制成功双价痢疾活疫苗，是目前世界上唯一获准生产的细菌性痢疾基因工程疫苗。该疫苗不但可以同时预防国内流行的福氏和宋内氏痢疾杆菌的感染，对其他型的痢疾杆菌感染也有良好的防护效果。

▶ 护理

**（一）主要护理诊断**

1. 体温过高：与痢疾杆菌感染有关。

2. 腹泻：与痢疾杆菌引起肠道病变有关。

3. 组织灌注量不足：与中毒性菌痢导致微循环障碍有关。

4. 疼痛：腹痛：与肠道炎症、肠痉挛有关。

5. 潜在并发症：休克、呼吸衰竭、脑水肿、脑疝。

**（二）主要护理措施**

1. **严格执行隔离措施**　患者的食具、便具每日消毒 1 次，呕吐物、粪便要随时消毒。

2. **休息**　急性期患者腹泻频繁、全身症状明显时应卧床休息，避免精神紧张、烦躁等不良情绪，必要时遵医嘱给予镇静剂。

3. **饮食**　严重腹泻伴呕吐者暂禁食，遵医嘱由静脉补充水分和热量。病情较轻可进食者，给予高热量、高蛋白、高维生素、少渣、少纤维素，易消化的清淡流质或半流质饮食。少量多餐，避免生冷、油腻、多渣和刺激性食物，待病情好转后逐步过渡到正常饮食。

4. **病情观察**　严密监测患者生命体征；观察排便的次数、量及性状，准确记录 24 h 出入量；注意是否有脱水及电解质紊乱表现；观察神志、面色、瞳孔的变化，及时发现脑疝。

5. **对症护理**

（1）高热：监测体温，首选物理降温，效果不佳时遵医嘱给予药物降温。

（2）腹泻：密切观察排便情况；保护肛周皮肤，排便后用温水清洗肛周，保持肛周皮肤清洁，并涂以消毒凡士林油膏，减少刺激；也可用高锰酸钾溶液坐浴，防止感染；发生脱肛时可戴橡皮手套轻揉局部，以助其回纳。

（3）循环衰竭：①患者应绝对卧床休息，取平卧位或休克体位，注意保暖，给予吸氧，氧流量为 2 ~ 4 L/min；②迅速建立静脉通路，保证输液畅通和药物及时使用，记录 24 h 出入量，并根据血压、尿量随时调整输液速度；③抗休克有效指征：患者口唇红润、肢端温暖、发绀消失，提示组织灌注量良好。收缩压稳定在 80 mmHg 以上，脉压 >30 mmHg、脉搏 <100 次 / 分且充盈有力，尿量 >30 mL/ 小时，表示肾血液灌注良好。

（4）呼吸衰竭：保持呼吸道通畅，及时吸痰、吸氧。若有呼吸停止者，应配合气管切开、气管插管，给予机械通气。

▶ 健康教育

1. 进行预防教育，讲述细菌性痢疾的传染源、传播方式，教育群众改善环境卫生、注意个人卫生，防止病从口入。

2. 讲述菌痢的有关知识，如患病时对休息、饮食、饮水的要求，肛门周围皮肤护理的方法等，尤其应嘱患者遵医嘱及时、按时、按量、按疗程坚持服药，一定要在急性期彻底治愈，以防转变成慢性痢疾。

3. 嘱患者出院后避免过度劳累、受凉、暴饮暴食、情绪波动，以防慢性菌痢再次发作。复发时应及时治疗。

＜ 自测题 ＞

## 一、选择题

1. 细菌性痢疾的主要病变部位在
   A. 结肠　　　　　　　　B. 回肠　　　　　　　　C. 回盲部
   D. 结肠和空回肠　　　　E. 乙状结肠和直肠

2. 慢性菌痢指病程超过
   A. 1个月　　　　　　　B. 2个月　　　　　　　C. 3个月
   D. 6个月　　　　　　　E. 1年

3. 中毒型菌痢多见于
   A. 婴儿　　　　　　　　B. 2～7岁儿童　　　　　C. 青少年
   E. 老年人　　　　　　　D. 成年人

4. 患儿，男，5岁，突起高热伴惊厥，出现面色苍白、四肢厥冷及口唇发绀，怀疑中毒型菌痢。未明确诊断，需留取粪便送检，护士正确的做法是
   A. 标本多次采集，集中送检　　　　B. 选取粪便黏液脓血部分送检
   C. 可用开塞露灌肠取便　　　　　　D. 患者无排便时，口服泻剂留取粪便
   E. 如标本难以采集，可取其隔日粪便送检

5. 患儿，男，6岁，确诊为中毒型菌痢。为预防传播，应隔离至
   A. 临床症状消失　　　　B. 临床症状消失后3天　　C. 1次粪便培养阴性
   D. 连续2次粪便培养阴性　　E. 连续3次粪便培养阴性

## 二、思考题

1. 细菌性痢疾流行病学特点是什么？
2. 中毒型细菌性痢疾的临床特征有哪些？

（陈　姝）

# 第三节　细菌性食物中毒

**案例 3—3**

患者，男性，28岁，因发热、腹痛伴腹泻5h入院。

患者5h前出现发热、腹痛并腹泻数次，为黄色水样便，无里急后重。随后出现恶心、呕吐，呕吐物为胃内容物。自诉中午与同事聚餐，同吃的6人均出现类似情况。

身体评估：T 38.2 ℃，P 95次/分，BP 106/80 mmHg，R 26次/分，神志清楚，口腔黏膜干燥，心肺检查无异常，腹软，腹部无压痛，肠鸣音14～18次/分。

辅助检查：粪便常规：稀水样便，白细胞满视野，红细胞1～2/HP。

**问题：** 1. 患者可能的医疗诊断及诊断依据是什么？

2. 如何对患者进行治疗及护理？

3. 如何对患者进行健康教育？

细菌性食物中毒（bacterial food poisoning）是因进食被细菌或细菌毒素污染的食物而引起的急性感染中毒性疾病。临床上可分为胃肠型与神经型两大类，以前者常见。

## 一、胃肠型食物中毒

较常见，多发生于夏秋季，以恶心、呕吐、腹痛、腹泻等急性胃肠炎症状为主要特征。本病潜伏期短，常集体发病。

音频：
细菌性食物中毒

### ▶ 病原学

引起胃肠型食物中毒的细菌种类较多，常见的有以下几种：

#### （一）沙门菌属

为最常见的病原菌之一，其中以猪霍乱沙门菌、鼠伤寒沙门菌、肠炎沙门菌等较常见。沙门菌为革兰氏阴性杆菌，在自然环境中抵抗力较强，可在水、肉类、蛋类及乳类食品中存活数月，在 22 ～ 30 ℃下可在食物中大量繁殖。但其不耐热，60 ℃ 10 ～ 20 min 即可灭活，5% 苯酚 5 min 可将其杀灭。该菌广泛存在于家畜、家禽及鼠类的肠道、内脏和肌肉中，主要通过污染水、肉、内脏、乳类、蛋类等食物，人进食后而致病。

#### （二）副溶血性弧菌

为革兰氏阴性杆菌，有荚膜，为多形性球杆菌。该菌嗜盐，广泛存在于海产品以及含盐较高的腌制食品中。本菌抵抗力较强，在海水中能存活 47 日以上，淡水中生存 1 ～ 2 日。但对酸及热敏感，普通食醋中 3 ～ 5 min，或加热 56 ℃ 5 min、90 ℃ 1 min 可将其灭活。

#### （三）变形杆菌

为革兰氏阴性小杆菌，可分为普通变形杆菌、奇异变形杆菌和摩根变形杆菌。变形杆菌在食物中能产生肠毒素，还可产生组胺脱羧酶，使肉类中的组氨酸脱羧成组胺，引起类似组胺中毒的过敏反应。变形杆菌在外界环境中极易生长繁殖，夏季的凉拌菜或存放稍久的饭、菜均易被此菌污染。

#### （四）大肠埃希菌

为革兰氏阴性短杆菌，对外界抵抗力较强，耐低温，在水和土壤中能存活数月，但加热 60 ℃ 15 ～ 20 min 可被灭活。大肠埃希菌是肠道正常存在的主要菌群，一般情况下不致病，少数血清型可以引起食物中毒，如产毒型大肠埃希菌、致病性大肠埃希菌、侵袭性大肠埃希菌、肠出血性大肠埃希菌等。

#### （五）金黄色葡萄球菌

为革兰氏阳性球菌。广泛存在于人体的皮肤、鼻腔、鼻咽部、指甲或皮肤化脓性病灶内。在乳类、肉类食物、剩饭菜中极易生长繁殖，并产生肠毒素，是其致病的主要因素。此菌污染食物后，在 37 ℃经 6 ～ 12 h 繁殖产生肠毒素，此毒素耐高温，煮沸 30 min 仍能保持其毒性而致病。

#### （六）蜡样芽孢杆菌

为革兰氏阳性的粗大芽孢杆菌。其繁殖型不耐热，80 ℃ 20 min 可将其杀灭，但是其芽孢耐高温，100 ℃ 20 min 以上才能被灭活。该菌广泛分布于土壤、尘埃、米、面粉、奶粉等食物中。

### ▶ 流行病学

#### （一）传染源

为被致病菌感染的动物或人。

**（二）传播途径**

主要通过进食被细菌或其毒素污染的食物而致病，苍蝇和蟑螂等可作为传播媒介。

**（三）人群易感性**

人群普遍易感。感染后产生的免疫力弱，故可重复感染发病。

**（四）流行特征**

多发生在夏、秋季节。病例可散发，但集中发病常见，多以暴发和集体发病形式出现。通常有共同的传染源，有共同进食可疑食物的经历，未食者不发病，病情轻重常与进食量有关；停止进食被污染的食物后疫情可控制。

## 发病机制与病理变化

细菌及其毒素随污染的食物进入人体后，发病与否及病情轻重与食物受细菌或其毒素污染的程度、进食量、人体的抵抗力等因素有关。根据其发病机制可分为毒素型、感染型和混合型。金黄色葡萄球菌、产毒型大肠埃希菌、副溶血性弧菌等产生的肠毒素，可激活肠上皮细胞膜上的腺苷酸环化酶而引起一系列的酶反应，抑制肠上皮细胞对水和钠的吸收，促进肠液和氯离子的分泌，导致腹泻；沙门菌的菌体裂解后释放的内毒素可引起发热、胃肠黏膜炎症，进而导致呕吐和腹泻；沙门菌、侵袭性大肠埃希菌等还可直接侵入肠壁，引起肠黏膜充血、水肿，上皮细胞变性、坏死并形成溃疡，导致黏液血便。

## 临床表现

潜伏期短，常于进食后数小时发病，病程大多为1～3日。各种细菌引起的胃肠型食物中毒临床表现大致相似，主要为恶心、呕吐、腹痛、腹泻等急性胃肠炎症状。腹泻严重者可导致脱水、酸中毒，甚至休克。

1. **沙门菌属食物中毒** 潜伏期4～24 h，主要表现为恶心、呕吐，腹部绞痛后腹泻，粪便呈水样便，量多。常有发热伴畏寒、脱水等。

2. **金黄色葡萄球菌食物中毒** 潜伏期1～6 h，呕吐最剧烈，呕吐物含胆汁，有时含血液和黏液。腹泻频繁，多为黄色稀便和水样便。腹痛以上腹部及脐周多见。

3. **侵袭性细菌食物中毒** 潜伏期2～20 h，可有发热、腹部阵发性绞痛、里急后重和黏液脓血便，并伴有明显的全身毒血症状。

4. **副溶血弧菌食物中毒** 潜伏期6～12 h，腹痛明显，呈阵发性绞痛，腹泻。部分病例粪便呈血水样，无里急后重感。

5. **变形杆菌食物中毒** 潜伏期5～18 h，除恶心、呕吐、腹痛、腹泻外，患者还可表现为颜面潮红、头痛、荨麻疹等过敏反应。

## 实验室及其他检查

**（一）细菌培养**

取患者的吐泻物、粪便及可疑食物等做细菌培养，分离出相同病原菌即可确诊。

**（二）血清学检查**

可取患者急性期和恢复期双份血清监测，特异性抗体升高4倍以上可确诊。但由于病程短，患病数天即可痊愈，故血清学检查较少应用。

## 诊断要点

1. **流行病学资料** 在夏秋季有进食可疑被污染食物史，如已变质的食物、海产品、腌制品或病畜等。同食者在短期内集体发病有重要的诊断参考价值。

**2. 临床表现**　根据临床表现同食者在短时间内出现相似胃肠炎症状，如恶心、呕吐，腹痛、腹泻等即可诊断。

**3. 实验室检查**　对患者呕吐物、粪便及可疑食物作细菌培养，各种标本获得相同病原菌，即可确诊。

## 治疗要点

本病病程短，病原菌或其毒素多于短期内迅速排出体外，故以对症治疗为主。

### （一）对症治疗

呕吐、腹痛严重者可用阿托品、山莨菪碱等解痉剂；剧吐不能进食或腹泻频繁者，可给予葡萄糖生理盐水静脉滴注；脱水严重甚至休克者应积极补液及抗休克治疗，并注意维持水、电解质和酸碱平衡。

### （二）病原治疗

本病一般不用抗菌药物，但病情严重伴有高热或排脓血便者，应根据不同致病菌选用敏感的抗菌药物，如沙门菌属食物中毒可选用喹诺酮类或氯霉素，大肠埃希菌食物中毒可选用第三代头孢菌素，副溶血性弧菌食物中毒可选用四环素或喹诺酮类。

## 预防

预防本病的关键是加强食品卫生管理，注意饮食卫生。

### （一）管理传染源

一旦发生可疑食物中毒要及时送诊，并立即上报当地卫生防疫部门，及时进行调查、分析，并制订防疫措施，及早控制疫情。

### （二）切断传播途径

加强对屠宰场、食品加工和饮食卫生行业的监督，严禁出售病死动物的肉类及腐败变质食物。向群众进行个人卫生宣教，不吃不洁、腐败、变质的食物；消灭苍蝇、蟑螂、老鼠等传播媒介。

### （三）保护易感人群

养成良好的卫生习惯。饮食行业工作人员要定期作健康检查，及时发现和治疗带菌者。

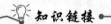

**知识链接**

**告别剩菜剩饭**

预防细菌性食物中毒，加强个人卫生意识很重要。大量丰盛的菜肴未吃完，往往会放置于冰箱中等下餐再吃，而这极易造成剩菜中细菌的滋生。如果食用含有大量致病菌的食物，就会造成细菌性食物中毒。尤其在疾病高发的夏秋季，食物易变质，更应避免食用剩菜剩饭。

## 护理

### （一）主要护理诊断

1. 疼痛：腹痛：与胃肠道炎症及痉挛有关。

2. 腹泻：与细菌和毒素导致消化道蠕动增加有关。

3. 有体液不足的危险：与呕吐、腹泻引起大量体液丢失有关。

4. 潜在并发症：酸中毒、电解质紊乱、休克。

**（二）主要护理措施**

1. **隔离**　采取接触隔离。对患者接触的物品、餐具、呕吐物及排泄物等进行消毒处理。

2. **休息**　急性期卧床休息，以减少体力消耗，病情严重者需绝对卧床休息。

3. **饮食**　鼓励患者多饮水或饮淡盐水，以补充丢失的水分和电解质，促进毒素的排泄。呕吐严重者暂禁食，待呕吐停止后可给予清淡易消化的流质或半流质饮食，剧烈呕吐不能进食或腹泻频繁者，可静脉滴注葡萄糖生理盐水。恢复期后可逐渐过渡到正常饮食。

4. **病情观察**　密切观察患者生命体征、呕吐及腹泻的次数、量及性状的变化；观察有无畏寒、发热、恶心、腹痛等伴随症状；严格记录 24 h 出入量；呕吐、腹泻严重者应密切观察血压、神志、面色、皮肤弹性变化，警惕有无脱水、休克、酸中毒等并发症表现。

5. **对症护理**

（1）呕吐：呕吐有助于清除胃肠道内残留的毒素，故一般不予止吐处理。但应帮助患者及时清理呕吐物，用清水漱口，保持口腔及床单位的清洁卫生。

（2）腹泻：因腹泻可加速胃肠道内毒素的排出，故早期不用止泻剂，护理措施参见本章第二节细菌性痢疾的护理。

（3）腹痛：腹痛时注意腹部保暖，禁食冷饮。剧烈腹痛者可遵医嘱给予解痉剂如阿托品皮下注射，以缓解疼痛。

## 二、神经型食物中毒

神经型食物中毒又称肉毒中毒（botulism），是由于进食被肉毒杆菌外毒素污染的食物而引起的急性中毒性疾病。临床上以恶心、呕吐以及中枢神经系统症状如眼肌、咽肌甚至呼吸肌麻痹等为主要表现，若抢救不及时，病死率较高。

### ▶ 病原学

肉毒杆菌是肉毒梭状芽孢杆菌的简称，为革兰氏阳性粗短杆菌，严格厌氧，能运动。本菌广泛分布于土壤及泥浆中。火腿、腌制品、罐装或瓶装食物被肉毒杆菌污染后，在缺氧条件下大量繁殖，并产生一种剧毒的嗜神经外毒素——肉毒素，其对人的致死量仅为 0.01 mg。各型肉毒杆菌可产生抗原性不同的外毒素，引起人类发病的主要是 A 型、B 型和 E 型。

肉毒杆菌因有芽孢，在外界抵抗力极强。干热 180 ℃加热 15 min、煮沸后 5 h、高压蒸汽灭菌 120 ℃ 20 min 方可灭活。外毒素对酸有抵抗力，但不耐热。

### ▶ 流行病学

**（一）传染源**

患者无传染性，传染源为携带肉毒杆菌的家畜、家禽及鱼类。肉毒杆菌存在于动物肠道内，随粪便排出体外，芽孢污染食品，在缺氧环境下肉毒杆菌大量繁殖，产生大量外毒素。

**（二）传播途径**

主要通过进食被肉毒杆菌外毒素污染的食物传播，多见于腊肉、罐头等腌制食品，或发酵的豆制品类及面制品。

**（三）人群易感性**

人群高度易感，病后无免疫力。

### ▶ 发病机制

外毒素经口进入消化道后，不易被胃酸和消化酶破坏，经肠黏膜吸收入血，主要作用于脑神经核、神经肌肉连接处和自主神经末梢，抑制神经传导介质乙酰胆碱的释放，导致肌肉收缩运动发生障碍而致瘫痪。

## 临床表现

潜伏期一般为 12 ~ 36 h，最短为 2 h，最长可达 10 日。中毒剂量越大则潜伏期越短，病情亦越重。起病突然，以神经系统症状为主要表现，胃肠道症状较轻。病初可有全身乏力、头痛、眩晕，随后出现眼内外肌瘫痪的眼部症状，如视物模糊、复视、眼睑下垂、瞳孔散大、对光反射消失等。严重者出现咽肌麻痹，表现为吞咽、咀嚼、发音困难，甚至出现呼吸困难。病程中患者神志清楚，感觉正常，不发热。病程长短不一，轻者通常于 4 ~ 10 日内逐渐恢复，但全身乏力及眼肌麻痹可持续数月之久。危重者可在 3 ~ 6 日内死于呼吸衰竭或继发感染。

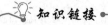

**知识链接**

### 婴儿肉毒病

本病于 1976 年由美国首先报道。近年来发现婴儿被喂食有肉毒杆菌芽孢的蜂蜜或其他食物后芽孢发芽、繁殖，产生毒素被吸收而致病。早期症状是便秘、吸乳及啼哭无力等。

## 实验室及其他检查

### （一）细菌培养

取可疑食物或患者粪便做厌氧菌培养发现肉毒杆菌，可确诊。

### （二）动物试验

取可疑食物渗出液做动物实验，动物可出现外毒素所致的四肢瘫痪表现且迅速死亡，即可确诊。

## 诊断要点

1. **流行病学资料** 有进食可疑被污染食物史，如腊肉、罐头等腌制食品，或发酵的豆制品类及面制品。同食者在短期内集体发病有重要的诊断参考价值。

2. **临床表现** 根据临床表现同食者在短时间内出现相似胃肠炎症状和典型的神经系统表现即可诊断。

3. **实验室检查** 对患者呕吐物、粪便及可疑食物作细菌培养，各种标本获得相同病原菌，即可确诊。

## 治疗要点

### （一）一般治疗

患者于进食可疑食物 4 h 内，可选用 5% 碳酸氢钠溶液或 1：4000 高锰酸钾溶液洗胃，口服 50% 硫酸镁导泻并作清洁灌肠，以清除肠内毒素。吞咽困难者可鼻饲或静脉输液以补充营养和液体。呼吸困难者给予吸氧，必要时及早气管切开，使用人工呼吸机。继发感染者给予抗生素治疗，为防止肉毒杆菌在肠道内繁殖产生神经毒素，可应用青霉素消灭肠道内肉毒杆菌。

### （二）抗毒素治疗

早期应用多价抗毒血清（包括 A 型、B 型和 E 型），对本病有特效，尤以病后 24 h 内或肌肉麻痹出现前应用效果最佳。静脉或肌内注射，剂量为每次 5 万 ~ 10 万 U，必要时 6 h 后同样剂量重复 1 次。用药前先做皮肤过敏试验，阳性者采用脱敏疗法。

## 预防

一般预防措施同胃肠型食物中毒。应加强对罐装及瓶装食品、火腿、腊肠、发酵的豆制品及面制品的卫生监督检查。对已进食可疑食物而目前尚未发病者，尤其该食物已证实被肉毒杆菌或其外毒素污染，或同食者已发生中毒表现时，应立即注射多价抗毒血清 1000 ～ 2000 U，预防发病。

## 护理

### （一）主要护理诊断

1. 有受伤的危险：与眼肌麻痹引起视物不清有关。

2. 营养失调：低于机体需要量：与咽肌麻痹所致进食困难有关。

3. 潜在并发症：窒息、呼吸衰竭。

### （二）主要护理措施

1. 采取接触隔离。

2. **休息**  患者应严格卧床休息。

3. **饮食**  胃肠道症状较轻者，可普通饮食，以满足机体对营养和液体的需要。有进食困难者可给予鼻饲或静脉输液补充营养。

4. **病情观察**  密切监测生命体征的变化，注意有无呼吸困难或继发感染的表现；观察患者眼肌麻痹的表现及进展情况，特别是视觉功能的改变；注意有无咽肌麻痹的表现，如吞咽困难、咀嚼困难、发音困难等；注意有无胃肠道症状，如恶心、便秘或腹胀等。

5. **对症护理**

（1）眼肌麻痹：患者常因眼肌麻痹而影响视觉功能，故应加强环境安全护理，协助患者进行日常活动，以防受伤。

（2）咽肌麻痹：咽肌麻痹者易致口腔分泌物积聚于咽喉部，引起吸入性肺炎，应及时吸出口腔分泌物；呼吸困难者予以吸氧，并做好气管切开等抢救准备。

## 健康教育

1. 进行预防教育，重点是加强饮食卫生，严把"病从口入"关；做好卫生宣传教育工作，不吃不洁、腐败、变质的食品。必要时尽早注射多价抗毒血清。

2. 讲述食物中毒的有关知识，感染性食物中毒患者的呕吐物和排泄物可携带病菌，有传染性，应注意消毒隔离。胃肠型食物中毒较多见，预后良好。神经型食物中毒的预后与摄入毒素的量及治疗早晚有关，病死率较高，应尽早治疗。

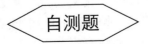

自测题

## 一、选择题

1. 细菌性食物中毒主要通过哪种途径感染

　　A. 血液　　　　　　　　B. 接触　　　　　　　　C. 呼吸道

　　D. 消化道　　　　　　　E. 虫媒

2. 胃肠型细菌性食物中毒的治疗护理中，错误的是

　　A. 实施接触隔离　　　　　　　　　　　B. 尽早使用止泻剂

    C. 维持水电解质平衡         D. 腹痛剧烈者可酌情使用阿托品

    E. 呕吐及腹泻严重者暂时禁食

3. 某工厂部分工人在下午时相继出现发热、腹痛及腹泻，大便为黄色水样便，部分患者大便中有黏液脓血。所有患者中午曾在工厂食堂就餐。最有可能的诊断为

    A. 细菌性食物中毒         B. 细菌性痢疾         C. 霍乱

    D. 非细菌性食物中毒       E. 肉毒中毒

## 二、思考题

1. 如何对胃肠型食物中毒患者进行饮食护理？
2. 细菌性食物中毒的预防措施有哪些？

（陈　姝）

# 第四节　霍　乱

> **案例 3-4**
>
> 患者，女，34 岁，因"腹泻 1 日"入院。
>
> 患者 1 日前无明显诱因突然出现腹泻，排便 20 余次，为黄色稀水样便，未见黏液脓血。伴呕吐 3 次，均为胃内容物，无腹痛及发热，病后尿少。病前曾与类似腹泻者接触。
>
> 身体评估：T 36.7 ℃，BP 80/50 mmHg，P 108 次 / 分，脉细速，烦躁不安，皮肤弹性差，眼窝凹陷。心肺查体未见明显异常。舟状腹，无压痛、反跳痛及肌紧张。
>
> 辅助检查：粪便常规：水样便，白细胞 0 ~ 2/HP。粪便悬滴试验：见运动力很强的细菌。
>
> 涂片染色：见革兰氏染色阴性弧形菌。
>
> **问题：** 1. 患者可能的医疗诊断及诊断依据是什么？
>
>       2. 该病最关键的治疗措施是什么？
>
>       3. 该病应如何隔离？怎样上报疫情？

霍乱（cholera）是由霍乱弧菌感染所致的烈性肠道传染病，属国际检疫的传染病，在《中华人民共和国传染病防治法》中被列为甲类传染病。本病发病急、传播快、涉及面广，临床表现轻重不一，多数患者仅有轻度腹泻；典型患者由于剧烈腹泻、呕吐，可引起脱水、肌肉痉挛，严重者甚至出现周围循环衰竭、急性肾衰竭。

**音频：**
**霍乱**

▶ ## 病原学

霍乱弧菌于 1883 年由 Koch 发现，根据菌体（O）抗原特异性、生化性状、致病性等不同，将其分为 $O_1$ 群霍乱弧菌、非 $O_1$ 群霍乱弧菌、不典型 $O_1$ 群霍乱弧菌。霍乱弧菌为革兰氏染色阴性呈弧形或逗点状的杆菌，尾端有一鞭毛，菌体活动力极强，在碱性肉汤或蛋白胨水中繁殖迅速。霍乱弧菌对加热、干燥、酸性环境及一般常用消毒剂均很敏感，在煮沸的开水中仅存活 1 min，但对低温和碱耐受力强。

### ▶ 流行病学

#### （一）传染源

主要传染源为患者和带菌者，尤其是中、重型患者，排菌量较大，传染性强，是重要的传染源。需注意的是，轻型患者及隐性感染者因诊断较困难而未得到及时的隔离及治疗，在霍乱传播中也起着重要作用。

#### （二）传播途径

被霍乱弧菌污染的水源和食物可引起霍乱暴发流行，日常生活接触和苍蝇亦可引起间接传播。

#### （三）人群易感性

人群普遍易感，隐性感染较多。病后可获一定免疫力。

#### （四）流行特征

霍乱在热带地区全年均可发病，我国以夏、秋季为流行季节，7～10月为多。流行地区主要是以沿海一带如广东、广西、浙江、上海等省、自治区、直辖市多见。

---

**💡 知识链接**

**霍乱流行情况**

历史上发生过8次霍乱大流行。第一次始于1817年，起源于印度，到1923年的百余年间，印度死亡人数超过3800万，霍乱成为"最令人害怕、最引人注目的19世纪世界病"。2010年海地共和国发生了霍乱大流行，造成52万余人感染，近7000人死亡。

---

### ▶ 发病机制与病理变化

霍乱弧菌经口进入胃后，在正常情况下，一般可被胃酸杀灭。但当胃酸分泌减少或因入侵的细菌数量较多时，未被胃酸杀死的弧菌可进入小肠，黏附于小肠上皮细胞表面并迅速繁殖，产生大量霍乱肠毒素，引起发病。霍乱肠毒素由A、B两个亚单位组成，B亚单位首先与小肠上皮细胞膜的受体——神经节苷脂结合，改变肠道上皮细胞膜的通透性，继而具有酶活性的A亚单位通过细胞膜进入肠黏膜细胞，并作用于上皮细胞的腺苷酸环化酶（AC）使之活化。腺苷酸环化酶使三磷酸腺苷（ATP）变成环磷酸腺苷（cAMP），细胞内浓度增高的cAMP发挥第二信使的作用，促使细胞内一系列的酶反应，抑制肠黏膜绒毛细胞对钠的正常吸收，并且刺激隐窝细胞，使其分泌氯化物、水和碳酸氢盐的功能增强，以致大量水分与电解质分泌并聚积于肠腔内，超过了肠道正常吸收功能，因而出现本病特征性的剧烈水样腹泻及呕吐。剧烈泻、吐可致脱水和电解质紊乱、代谢性酸中毒、周围循环衰竭及肾衰竭。由于胆汁分泌减少以及肠液中大量水分、电解质及黏液的聚集，吐泻物呈米泔水样。

本病病理改变为严重脱水，脏器实质性损害不重。可见脱水、皮肤干燥、发绀。皮下组织和肌肉极度干瘪，内脏浆膜呈深红色、无光泽。胆囊充满黏稠胆汁。心脏、肝、脾等脏器多见缩小，肾小球及肾间质毛细血管扩张，肾小管变性及坏死。

### ▶ 临床表现

潜伏期一般为1～3日，典型病例病程分为三期。

#### （一）泻吐期

腹泻常为首发症状，其特点为无痛性剧烈腹泻，不伴里急后重，多数不伴腹痛。最初粪便有粪质，呈黄色稀水样，迅速转为水样或米泔水样，少数患者可呈洗肉水样，无粪臭。每日排便数次至数十次，甚至排便失禁。患者腹泻量数千毫升至上万毫升不等。呕吐一般发生在腹泻后，多不伴恶心，呈喷射性，呕吐物初为胃内容物，后为水样，严重者可呕出米泔水样液体。本期可持续数小时至 2 日。

**（二）脱水期**

由于严重泻、吐引起机体水、电解质大量丢失，导致内环境紊乱，甚至出现周围循环衰竭。患者表现为烦躁不安、口渴、声音嘶哑、眼窝凹陷、皮肤皱缩湿冷且弹性消失、指纹皱瘪、腹下陷成舟状、血压下降、脉细速、尿量减少或无尿、意识障碍。且电解质紊乱、低钠可导致腓肠肌或腹直肌痉挛，低钾而导致肌张力下降、腱反射消失、腹胀鼓肠、心律不齐等表现。此期一般为数小时至 3 日。

**（三）恢复期或反应期**

腹泻停止，脱水纠正后，多数患者症状逐渐消失，体温、脉搏、血压恢复正常。少数患者因循环改善后肠毒素吸收增加，可有反应性低热，以儿童多见。

根据脱水程度、血压、脉搏及尿量，临床上分为轻、中、重三型。①轻型：脱水程度轻，血压、脉搏无变化；②中型：失水量相当于体重的 5% ~ 10%，血压下降，尿量减少；③重型：脱水严重，失水量相当于体重的 10% 及以上，血压测不出，处于休克状态，少尿或无尿。

▶ **实验室及其他检查**

**（一）血液检查**

脱水者可表现为红细胞和白细胞计数均增高。生化可见尿素氮、肌酐升高。血清钾、钠和碳酸氢盐均降低。

**（二）尿液检查**

少数患者尿中可有蛋白、红细胞、白细胞及管型。

**（三）粪便检查**

1. **常规检查**　粪便呈水样，镜检仅见少数白细胞。

2. **细菌学检查**

（1）涂片染色：粪便涂片革兰氏染色，显微镜下可见革兰氏阴性呈鱼群样排列的弧菌。

（2）悬滴试验（动力试验）：将新鲜粪便滴于玻片上，在暗视野显微镜下可见穿梭样或流星样运动的弧菌，即为动力试验（+）。

（3）制动试验：加入霍乱免疫血清后可抑制弧菌的动力，为制动试验（+）。结合动力试验可以作快速初筛诊断。

（4）细菌培养：粪便标本直接接种于碱性蛋白胨水培养基增菌，然后在碱性琼脂培养基上进行分离培养，检出霍乱弧菌可确诊。

**（四）血清学检查**

可检测血清中抗体，具有追溯性诊断意义。

▶ **诊断要点**

1. 霍乱流行区内有典型临床表现者应按霍乱患者处理，最后确诊需依靠粪便培养。症状不典型但有密切接触史者，在隔离、检疫、治疗的同时应行细菌培养以确立或排除诊断。

2. 非疫区的典型首发病例，应按疑似患者诊断及处理。

▶ **治疗要点**

治疗原则：严格隔离，及时补液，辅以抗菌和对症治疗。重症患者应加强护理，密切观察病情，监测生命体征，记录出入量变化。

## （一）严格隔离

患者应按甲类传染病进行严格隔离，及时上报疫情。确诊患者和疑似病例应分别隔离，患者排泄物应彻底消毒。患者症状消失后，隔天粪便培养一次，连续两次粪便培养阴性方可解除隔离。

## （二）补液疗法

1. **静脉补液** 适合于重型、不能口服的中型及极少数轻型患者。输液量和速度应视病情轻重、脱水程度、血压和脉搏、尿量及血浆比重等而定。原则：早期、快速、足量，先盐后糖，先快后慢，纠酸补钙，见尿补钾。

液体的种类，① 541 溶液：每升含氯化钠 5 g、碳酸氢钠 4 g、氯化钾 1 g。可按下列配比组合：0.9% 氯化钠 550 mL、1.4% 碳酸氢钠 300 mL、10% 氯化钾 10 mL、10% 葡萄糖 140 mL；② 2：1 溶液：2 份生理盐水、1 份 1.4% 碳酸氢钠。

输液的量和速度：第一个 24 h 的补液量按轻、中、重型分别为 3000 ～ 4000 mL、4000 ～ 8000 mL 和 8000 ～ 12000 mL（儿童分别为 100 ～ 150 mL/kg、150 ～ 200 mL/kg 和 200 ～ 250 mL/kg）。脱水严重者先按 40 ～ 80 mL/min 速度静脉推注，以后按 20 ～ 30 mL/min 速度通过两条静脉快速滴注 2500 ～ 3500 mL，直至桡动脉搏动增强有力时再减慢速度。补液同时注意纠正酸中毒及补充钾盐。

2. **口服补液** 腹泻患者肠道对葡萄糖的吸收能力并无改变，而葡萄糖的吸收还能促进水、钠的吸收，故可采用口服补液。适用于轻、中型患者及重型经过静脉补液情况改善、血压回升者。世界卫生组织推荐的口服补盐液（ORS）配方为：氯化钠 3.5 g、碳酸氢钠 2.5 g、氯化钾 1.5 g、葡萄糖 20 g，溶于 1000 ml 可饮用水内。最初 6 h 成人每小时 750 ml，以后根据腹泻量适当增减，用量约为腹泻量的 1.5 倍。口服液体中电解质及葡萄糖浓度与血浆比较大致是等渗的，且具有配制方便、服用简便、安全、患者免受输液的痛苦等优点。

## （三）病原治疗

抗菌治疗仅作为液体疗法的辅助治疗。目的在于缩短病程、减少腹泻量及缩短排菌期。常用药物有诺氟沙星，成人每次 200 mg，3 次/日，口服。还可应用环丙沙星、复方磺胺甲噁唑、多西环素等，可选择其中一种连服 3 日。

## （四）其他治疗

重症患者经补足液体后，血压仍未上升，可用肾上腺皮质激素及血管活性药。有心功能不全、肾功能不全等并发症者给予相应处理。

# ▶ 预防

## （一）管理传染源

按甲类传染病进行管理。加强疫情监测，建立健全腹泻门诊，对腹泻患者进行登记和粪便培养以及时发现霍乱患者。对患者应进行严密隔离，隔离至症状消失后，隔日粪便培养 1 次，连续 2 次阴性可解除隔离。密切接触者检疫 5 日，并给予预防性服药。

## （二）切断传播途径

加强饮水消毒及食品卫生管理，改善环境卫生，做好粪便管理，消灭苍蝇。对患者或带菌者的粪便及排泄物均应严格消毒。

## （三）保护易感人群

预防接种霍乱菌苗在一定程度上可提高人群免疫力。在霍乱流行时作预防接种，可减少急性病例，控制流行规模。目前应用的是全菌体死菌苗，保护率 50% ～ 90%，保护期 3 ～ 6 个月。菌苗一般作皮下注射 2 次，相隔 7 ～ 9 个月。应用基因工程技术研制的口服菌苗正在研究中。

▶ **护理**

**（一）主要护理诊断**

1. 腹泻：与细菌外毒素作用致肠细胞分泌功能增强有关。

2. 体液不足：与大量腹泻、呕吐有关。

3. 恐惧：与外界严密隔离有关。

4. 潜在并发症：休克、电解质紊乱、急性肾衰竭。

**（二）主要护理措施**

1. **隔离与消毒**　采取接触隔离。发现疫情就地隔离，并立即上报卫生防疫部门，采取消毒隔离措施，防止疫情蔓延。

2. **休息**　应绝对卧床休息。最好卧于带孔的床上，床下对孔放置便器，便于患者排便。应注意保持床铺清洁、平整、干燥。

3. **饮食**　有剧烈泻、吐者应禁食，泻、吐不剧烈者可给流质饮食，恢复期给予易消化半流质饮食。应注意少量多餐，并应逐渐增加食量。

4. **病情观察**　密切监测内容：①生命体征，以便及时发现休克；②腹泻，呕吐物的量、颜色、性状，伴随症状；③严格记录24 h出入量；④水、电解质平衡紊乱症状，特别是低钾表现，如肌张力减低、鼓肠、心律失常等；⑤血清钾、钠、氯、钙、$CO_2$结合力、尿素氮等检验结果，发现异常及时报告医生；⑥治疗效果、脱水纠正情况。

5. **对症护理**

（1）腹泻：参见总论"腹泻"的护理。

（2）肌肉痉挛：有腹直肌及腓肠肌痉挛者，可用局部热敷、按摩、针灸的方法止痛，或遵医嘱给予药物治疗。

（3）口腔护理：每次呕吐后协助患者用温水漱口，预防口腔炎。

6. **液体治疗护理**

（1）迅速补充液体和纠正酸碱失衡、电解质紊乱是霍乱治疗的关键，因此对于重型患者应迅速建立静脉通道或使用加压输液装置，快速输入液体，及时纠正脱水、酸碱失衡、电解质紊乱。输液种类、先后顺序及速度应严格按医嘱执行，做好输液计划，分秒必争，使患者迅速得到救治。

（2）大量、快速输入的溶液应适当加温至37 ~ 38 ℃，以免发生输液反应。

（3）注意观察脱水改善情况及有无急性肺水肿表现，如呼吸困难、发绀、咳粉红色泡沫样痰及肺部啰音等，一旦出现上述症状应酌情减慢输液速度或暂停输液，并立即通知医生，配合医生采取急救措施。

（4）对于口服补液者应注意补液量及观察脱水纠正情况。

▶ **健康教育**

1. **预防教育**　说明霍乱是烈性肠道传染病，起病急、传播快、重症者死亡率高，故对疫点、疫区需进行封锁；对患者采取严密隔离及严格的消毒措施，以防止霍乱传播。还应说明霍乱是经消化道传播的传染病，采取切断传播途径的措施有利于预防霍乱。

2. **疾病知识教育**　讲述本病的临床过程及治疗方法，使患者消除紧张情绪，配合治疗，以尽快控制病情发展。

## 自测题

### 一、选择题

1. 霍乱发病时首先出现的症状为
   - A. 呕吐
   - B. 腹痛
   - C. 发热
   - D. 肌肉痉挛
   - E. 腹泻

2. 霍乱患者发生脱水休克时，补液原则是
   - A. 迅速补充糖盐水，纠正中毒，尿量增多后补钾
   - B. 先补盐后补糖，先快后慢，纠酸、见尿补钾
   - C. 先补糖后补盐，先快后慢，纠酸补钾
   - D. 迅速补充糖盐水，加用激素及血管收缩药以提高收缩压
   - E. 口服足量液体

3. 下列霍乱治疗护理的注意事项中，错误的是
   - A. 隔离休息
   - B. 密切观察生命体征
   - C. 均应口服补液
   - D. 注意口腔护理
   - E. 病程期间应给予流质饮食

### 二、思考题

1. 霍乱的临床表现有哪些？
2. 口服补液治疗霍乱的适应证是什么？
3. 如何预防霍乱？

（殷存静）

# 第五节 流行性脑脊髓膜炎

**案例 3-5**

患儿，男性，10岁，因"高热伴头痛、意识障碍2日"入院。

患儿2日前无明显诱因出现发热，体温最高达40 ℃，伴有全身不适、剧烈头痛、喷射状呕吐3次，呕吐物为胃内容物。

身体评估：T 39.8 ℃，P 120次/分，R 28次/分，BP 90/60 mmHg。神志不清，呼之不应。前胸、后背、四肢可见多个大小不等的瘀点、瘀斑。双侧瞳孔等大等圆，对光反射灵敏。颈有抵抗，心肺检查无异常。凯尔尼格征（＋）、布鲁津斯基征（＋）。

辅助检查：白细胞 $24×10^9/L$，中性粒细胞86%，淋巴细胞10%。

**问题：** 1. 患者可能的医疗诊断及诊断依据是什么？

2. 该患儿应如何隔离？如何护理？

3. 该致病菌有何特点？应如何采集标本？

流行性脑脊髓膜炎（epidemic cerebrospinal meningitis）简称流脑，是由脑膜炎奈瑟菌引起的急性化脓性脑膜炎。其主要临床表现为突发高热、剧烈头痛、频繁呕吐、皮肤黏膜瘀点、瘀斑及脑膜刺激征。严重者可有感染性休克和脑实质损害，常可危及生命。部分患者暴发起病，可迅速致死。

## 病原学

脑膜炎奈瑟菌（又称脑膜炎球菌）属奈瑟菌属，革兰氏染色阴性，呈肾性双球菌，凹面相对成双排列或四联菌排列。根据表面特异性荚膜多糖抗原的不同可分为 13 个血清群，90% 以上为 A、B、C 群。我国目前流行菌群以 A 群为主。细菌裂解后可释放内毒素，是致病的重要因素。可产生自溶酶，在体外极易自溶而死亡。因此采集标本后应注意保温，并立即送检。本菌仅存在于人体，可在患者鼻咽部、血液、脑脊液、皮肤瘀斑中发现，也可从带菌者鼻咽部分离出来。

脑膜炎球菌为专性需氧菌，在普通培养基上不易生长，在巧克力或血培养基上生长良好。在体外抵抗力很弱，对干燥、寒冷、热及一般消毒剂均很敏感。在体外低于 30 ℃ 或高于 50 ℃ 的环境中易死亡。

## 流行病学

### （一）传染源

带菌者和患者是本病的传染源。本病隐性感染率高，流行期间人群带菌率可达 50%，带菌者数量多、无症状而不易被发现，作为传染源意义更大。患者从潜伏期末至发病后 10 日均有传染性。

### （二）传播途径

病原菌主要通过咳嗽、打喷嚏等借助飞沫由呼吸道直接传播。因本菌在外界生活力极弱，故间接传播的机会较少。但密切接触，如同睡、怀抱、接吻等对 2 岁以下婴幼儿的发病有重要意义。

### （三）人群易感性

人群普遍易感，隐性感染率高。人群感染后仅约 1% 出现典型临床表现。5 岁以下儿童尤其是 6 个月～2 岁的婴幼儿发病率最高，新生儿有来自母体的杀菌抗体而很少发病。人感染后产生持久免疫力。各群之间有交叉免疫，但不持久。

### （四）流行特征

本病全年均可发病，但以冬、春季节最多。以往流脑通常每 3～5 年出现一次小流行，7～10 年出现一次大流行。这主要与人群免疫力下降、易感者的积累、人口频繁流动等有关。1985 年以来，由于普遍接种 A 群疫苗，此规律已不明显。

## 发病机制与病理变化

病原菌自鼻咽部侵入人体后，是否发病取决于人体防御功能和细菌毒力及数量。感染后，50%～70% 成为带菌者，30% 为上呼吸道感染型和出血点型，仅 1% 左右表现为典型的化脓性脑膜炎。人体免疫功能强，病原菌则迅速被消灭。免疫力不足以杀灭病原菌时，细菌可在鼻咽部繁殖而成为无症状带菌状态，或仅有轻微上呼吸道感染症状。当免疫力明显低下或细菌毒力较强时，细菌可进入血液循环，形成短暂菌血症，表现为皮肤、黏膜出血点。仅少数患者发展为败血症，细菌可通过血脑屏障侵犯脑脊髓膜，形成化脓性脑脊髓膜炎。细菌还可迁徙到其他器官引起相应器官的化脓性病灶，如肺炎、心内膜炎、化脓性关节炎等。

暴发型流脑休克型发病迅速，目前认为主要是由于脑膜炎奈瑟菌内毒素所致的急性微循环障碍造成的，表现为早期休克症状，易并发弥散性血管内凝血（DIC）；暴发型流脑脑膜脑炎型则主要是由于脑部微循环障碍所致，内毒素引起脑血管痉挛、缺氧、酸中毒，血管通透性增加，血浆渗出而形成脑水肿、颅内压增高，引起惊厥、昏迷等症状，严重者可发生脑疝，出现瞳孔改变及呼吸衰竭。

病理变化：败血症期主要病变为血管内皮损害。脑膜炎期主要病变为软脑膜和蛛网膜的化脓性炎症。暴发型流脑休克型患者的皮肤、内脏血管损害更为严重、广泛，造成皮肤、内脏的广泛出血。暴发型流脑脑膜脑炎型病变主要在脑实质，有颅内压升高，严重者可有脑疝。

## ▶ 临床表现

潜伏期为 1 ~ 7 日，一般 2 ~ 3 日。

**（一）普通型**

最常见，占发病者的 90% 以上。按发病过程可分为以下四期。

**1. 上呼吸道感染期（前驱期）**　多数患者无明显症状，部分患者可有咽痛、咳嗽等上呼吸道感染表现，鼻咽拭子培养可发现脑膜炎奈瑟菌。此期持续 1 ~ 2 日，但因发病急，进展快，此期常被忽视。

**2. 败血症期**　起病急，常表现为突然寒战、高热，体温可迅速升至 40 ℃或以上，伴明显的全身中毒症状，头痛、呕吐、全身不适及精神萎靡等。幼儿常表现为哭啼吵闹、烦躁不安、皮肤感觉过敏及惊厥等。70% ~ 90% 的患者有皮肤、黏膜瘀点或瘀斑，以四肢、软腭、眼结膜及臀等部位多见。病情严重者瘀点或瘀斑迅速扩大，中央呈紫黑色坏死或大疱。此期血培养可阳性，瘀点涂片可找到病原菌。多数病例持续 1 ~ 2 日后进入脑膜炎期。

**3. 脑膜炎期**　脑膜炎症状可与败血症症状同时出现。除高热及中毒症状外，还出现剧烈头痛、频繁呕吐、烦躁不安、惊厥、意识障碍等，脑膜刺激征阳性。有些婴儿脑膜刺激征可缺如，前囟未闭者可隆起，有助于诊断。本期经治疗后常在 2 ~ 5 日内进入恢复期。

**4. 恢复期**　经治疗体温逐渐降至正常，意识及精神状态改善，皮肤瘀点、瘀斑消失，神经系统查体恢复正常。病程中约 10% 患者在口唇周围可出现单纯性疱疹，提示预后较好。患者一般在 1 ~ 3 周内痊愈。

**（二）暴发型**

多见于儿童，起病急骤，病情凶险，如不及时治疗可于 24 h 内危及生命，病死率高。根据临床表现可分为三型：

**1. 休克型**　严重中毒症状，急起寒战、高热，短时间内出现全身皮肤及黏膜广泛瘀点、瘀斑，并迅速融合成大片伴中央坏死。24 h 内迅速出现休克症状，表现为面色苍白、四肢厥冷、皮肤呈花斑状、口唇及肢端发绀、脉搏细速、血压下降或测不出。大多数患者脑膜刺激征缺如，脑脊液澄清，细胞数正常或轻度增加。瘀点、瘀斑涂片和血培养多阳性。本型易并发 DIC。

**2. 脑膜脑炎型**　主要表现为脑膜及脑实质损伤。常于 1 ~ 2 日内出现严重的神经系统症状，患者除高热、瘀斑外，还表现为剧烈头痛、频繁呕吐、反复惊厥、迅速进入昏迷。颅内压增高，脑膜刺激征阳性。严重者可发展为脑疝。

**3. 混合型**　可先后或同时出现上述两型的临床表现，病情更凶险，病死率极高。

**（三）轻型**

多发生于流行后期，病变轻微。临床表现为低热，轻微头痛及咽痛等上呼吸道症状，可见少数出血点。脑脊液多无明显变化。

**（四）慢性型**

不多见，成人患者较多，病程可迁延数周至数月。常表现为间歇性发冷、发热，每次发热历时 12 h 左右缓解，相隔 1 ~ 4 天再次发作。

### ▶ 实验室及其他检查

#### （一）血常规

白细胞总数明显增高，一般在（10 ~ 30）× $10^9$/L，中性粒细胞在 80% 以上，有 DIC 者血小板明显减少。

#### （二）脑脊液检查

本方法是确诊的重要方法。典型改变为脑脊液压力升高，外观混浊或脓样，白细胞数明显升高达 $1000 × 10^6$/L 甚至以上，以多核细胞为主，蛋白含量增高，糖及氯化物含量明显降低。

#### （三）细菌学检查

细菌学检查阳性是确诊最可靠的依据。

1. **涂片** 皮肤瘀点涂片检查简便、迅速，细菌阳性率为 50% ~ 70%。脑脊液沉淀涂片检查，阳性率为 60% ~ 80%。

2. **细菌培养** 可取瘀斑组织液、血液或脑脊液进行细菌培养，应在抗菌药物使用前收集标本。

#### （四）血清免疫学检测

检测患者早期血及脑脊液中细菌特异性抗原，有助于早期诊断，阳性率在 90% 以上。

### ▶ 诊断要点

1. **流行病学资料** 冬春季节发病，既往无流脑疫苗接种史等。

2. **临床表现** 突发高热、剧烈头痛、频繁呕吐、皮肤黏膜瘀点、瘀斑及脑膜刺激征。严重者可有高热、惊厥、意识障碍、大片瘀点和瘀斑、循环衰竭及呼吸水解等。

3. **实验室检查** 白细胞总数和中性粒细胞明显增高，脑脊液呈化脓性改变，细菌学检查阳性即可确诊。免疫学检查特异性抗原阳性有助于早期诊断。

### ▶ 治疗要点

#### （一）普通型

1. **一般治疗** 维持水及电解质平衡，保持呼吸道通畅，呼吸困难者给予吸氧。

2. **病原治疗** 一旦高度怀疑流脑，应在 30 min 内给予抗菌治疗。

（1）青霉素：青霉素 G 为首选药，成人每日 800 万 U，每 8 h 1 次。儿童按每日 20 万 ~ 40 万 U/kg 计算，分 3 次加入 5% 葡萄糖液中静脉滴注，疗程 5 ~ 7 日。对青霉素过敏者禁用。

（2）头孢菌素：第三代头孢菌素对脑膜炎奈瑟菌抗菌活性强，易透过血脑屏障，且毒性低，适用于不能使用青霉素和氯霉素的患者。如头孢噻肟成人每日 2 g，儿童 50 mg/kg，每 6 h 静脉滴注 1 次，疗程 7 日。

（3）氯霉素：脑膜炎球菌对氯霉素高度敏感，且易通过血脑屏障，可口服、肌内注射或静脉给药，疗程 5 ~ 7 日。需警惕其对骨髓造血功能的抑制，故用于不能使用青霉素的患者。

3. **对症治疗** 高热者可用药物或物理降温，如有颅内压增高表现者可用 20% 甘露醇进行脱水治疗。

#### （二）暴发型

1. **休克型**

（1）病原治疗：尽早应用有效抗菌药物。

（2）循环衰竭治疗：见第三章第一节中毒型菌痢的抗休克治疗。

（3）DIC 的治疗：如皮肤瘀点、瘀斑不断增加，且融合成大片，并有血小板减少者，应及早应用肝素治疗。

### 2. 脑膜脑炎型

（1）病原治疗：尽早应用有效抗菌药物。

（2）减轻脑水肿及防止脑疝：应用 20% 甘露醇进行脱水治疗。也可同时应用肾上腺皮质激素，有利于减轻脑水肿，降低颅内压。

（3）呼吸衰竭的治疗：除进行脱水治疗及应用肾上腺皮质激素外，还应注意保持呼吸道通畅、应用呼吸兴奋剂，必要时行气管切开及应用人工呼吸机。

（4）高热、惊厥：应用物理及药物降温，并应用镇静剂，必要时行亚冬眠疗法。

## ▶ 预防

### （一）管理传染源

早期发现患者就地隔离治疗，隔离至症状消失后 3 日。密切接触者应医学观察 7 日。

### （二）切断传播途径

流行期间做好卫生宣传工作，搞好个人及环境卫生，保持室内通风，避免大型集会或集体活动，外出戴口罩。

### （三）保护易感人群

1. **疫苗预防**　以 15 岁以下儿童为主要对象，新兵入伍及免疫缺陷者均应注射。应用脑膜炎奈瑟菌 A 群多糖菌苗 0.5 mL 皮下注射，保护率达 90%。近年由于 C 群流行，我国已开始接种 A+C 结合菌苗，也有很高的保护率。

2. **药物预防**　对密切接触者可用复方磺胺甲噁唑进行预防，剂量为成人每日 2 g，儿童 50 ~ 100 mg/kg，连服 3 日。

## ▶ 护理

### （一）主要护理诊断

1. 体温过高：与脑膜炎球菌感染有关。

2. 皮肤完整性受损：与皮肤血管受损有关。

3. 组织灌注量改变：与脑膜炎球菌内毒素引起微循环障碍有关。

4. 意识障碍：与脑膜炎症、脑水肿、颅内压增高有关。

5. 疼痛：与脑膜炎症、脑水肿、颅内压增高有关。

6. 潜在并发症：休克、脑水肿、脑疝、呼吸衰竭。

### （二）主要护理措施

1. **隔离**　采取呼吸道隔离和接触隔离。

2. **休息**　卧床休息，病室应保持空气流通、安静。

3. **饮食**　应给予高热量、高蛋白、高维生素、易消化的流食或半流食。鼓励患者少量、多次饮水。频繁呕吐不能进食及意识障碍者应按医嘱静脉输液，注意维持水、电解质平衡。

4. **病情观察**　流脑患者病情进展快，故密切观察病情变化十分重要。应观察：①生命体征变化，早期发现循环衰竭及呼吸衰竭；②意识障碍是否加重；③皮疹是否继续增加、融合；④面色变化；⑤瞳孔大小、形状变化；⑥抽搐先兆及表现；⑦准确记录出入量。

5. **对症护理**

（1）发热：如体温不超过 38.5 ℃可不予处理，如体温过高，可用微温毛巾敷于前额或用温水擦浴（忌用乙醇擦浴），或遵医嘱使用退热药物。

（2）头痛：头痛较重者可遵医嘱给予止痛药或进行脱水治疗，并向患者说明头痛原因。

（3）呕吐：呕吐时患者应取侧卧位；呕吐后及时清洗口腔，并更换脏污的衣服、被褥，创造清洁环境；呕吐频繁者可给予镇静剂或脱水剂，并应观察有无水、电解质失衡的表现。

（4）皮疹：流脑患者可出现大片瘀斑，甚至坏死，因此应注意皮肤护理。①对有大片瘀斑的皮肤应注意保护，定时进行皮肤消毒，翻身时应避免拖、拉、拽等动作，防止皮肤擦伤，也可使用保护性措施，如海绵垫、气垫等，尽量不使其发生破溃；②若皮疹发生破溃，应注意及时处理，小面积者可涂以龙胆紫或抗生素软膏，大面积者用消毒纱布包扎，防止继发感染；③内衣应宽松、柔软，并勤换洗；④病室应保持整洁，定时通风，定时空气消毒。

（5）循环衰竭：见"中毒性痢疾"的护理。

（6）惊厥、意识障碍、呼吸衰竭：见"流行性乙型脑炎"的护理。

### 6. 用药护理

（1）抗菌药：应用青霉素时应注意给药剂量、间隔时间、疗程及青霉素过敏反应。应用磺胺类药物应注意其对肾的损害，应用氯霉素者应注意观察皮疹、胃肠道反应及定期查血象。

（2）脱水剂：应用脱水剂治疗时应注意按规定时间输入药物（250 mL 液体应在 20 ~ 30 min 内注射完毕），准确记录出入量，注意观察有无水、电解质失衡的表现及患者心功能状态。

（3）抗凝剂：应用肝素进行抗凝治疗时应注意用法、剂量、间隔时间，并注意观察过敏反应及有无自发性出血，如皮肤及黏膜出血、注射部位渗血、血尿及便血等，发现异常应立即报告医生。

## ▶ 健康教育

1. 进行预防教育，流行期间不去公共场所，避免呼吸道传播。在冬、春季节，如有高热、抽搐、意识障碍及皮肤瘀点患者，应及早送至医院诊治。流脑菌苗注射是预防流脑的重要措施。

2. 讲述流脑的流行过程、传播途径、预防措施、治疗用药知识、皮肤自我护理方法及预后等，以促进患者康复。

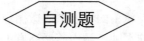

自测题

## 一、选择题

1. 流脑流行期间最重要的传染源是

A. 患者      B. 猪等动物      C. 带菌者

D. 禽类      E. 蚊虫

2. 关于脑膜炎奈瑟菌的特点不正确的是

A. 革兰氏染色阴性      B. 体外易自溶      C. 能产生内毒素

D. 耐低温、干燥      E. 对青霉素敏感

3. 流脑的主要临床特征是

A. 急起高热、惊厥、意识障碍、呼吸衰竭、脑膜刺激征

B. 急起高热、头痛、呕吐、昏迷、呼吸衰竭

C. 急起高热、头痛、呕吐、昏迷、脑膜刺激征

D. 缓慢起病、发热不明显，头痛剧烈，无休克

E. 急起高热、头痛、呕吐、皮肤瘀斑瘀点、脑膜刺激征

4. 确诊流脑的主要依据是

   A.脑脊液呈化脓性      B.当地有流脑流行      C.皮肤黏膜瘀点、瘀斑

   D.血清特异性抗体阳性      E.血液、脑脊液涂片镜检或培养发现脑膜炎奈瑟菌

## 二、思考题

1. 普通型流脑和暴发型流脑的临床表现各有何特点?

2. 流脑的治疗要点是什么?

3. 流脑患者皮疹的护理措施有哪些?

(殷存静)

# 第六节 布鲁菌病

> **案例 3-6**
>
> 患者男性，35 岁，因"反复发热、关节疼痛、睾丸肿胀 3 周"入院。
>
> 患者 1 周前无明显诱因出现发热，发热呈波状热，伴乏力、全身肌肉酸痛、关节酸痛、双侧睾丸肿痛。患者 1 个月前出差外地，居住在牧民家。
>
> 身体评估：T 39.3 ℃，P 110 次/分，R 24 次/分，BP 105/70 mmHg，神志清楚，精神较差，腋下、腹股沟淋巴结肿大，有压痛。双侧膝关节活动时有疼痛，睾丸肿胀，质韧，有触痛。
>
> 辅助检查：血常规：白细胞 $8.3×10^9$/L，中性粒细胞 35%，淋巴细胞 60%；血培养：牛型布鲁菌生长。
>
> **问题：** 1. 该病主要的传染源和传播途径是什么?
>
>        2. 该病存在的主要护理问题及具体护理措施是什么?

布鲁菌病（brucellosis）又称布氏杆菌病或波状热，是由布鲁菌引起的人畜共患的自然疫源性传染病。临床上以长期发热、多汗、关节疼痛、睾丸炎、肝脾及淋巴结肿大为主要特征。

音频：
布鲁菌病

## ▶ 病原学

布鲁菌为球杆状的革兰氏阴性菌，分为 6 个种，即羊种菌、牛种菌、猪种菌、犬种菌、绵羊附睾种菌及沙林鼠种菌。其中羊种菌致病力最强，感染后临床症状最重，猪种菌次之。布鲁菌含有 20 多种蛋白抗原和脂多糖，其中的脂多糖（内毒素）是主要的致病因素。

布鲁菌对紫外线、热和常用消毒剂敏感。加热 60 ℃或日光曝晒 10 ~ 20 min 可使其灭活，3% 含氯石灰（漂白粉）和甲酚皂溶液在数分钟内可将其杀灭。但在自然环境中生命力强，在土壤、毛皮、肉及鲜奶等中能长时间生存。

## ▶ 流行病学

本病为全球性疾病。我国主要流行于内蒙古、吉林、黑龙江和新疆、西藏等牧区。我国流行主要为羊种菌，其次为牛种菌，猪种菌仅见于广西和广东个别地区。

## （一）传染源

主要为病畜，包括患病的羊、牛、猪，其中羊为主要传染源。其他动物如狗、鹿、马、骆驼等亦可为传染源。病原菌存在于病畜的皮毛、胎盘、羊水、尿液、乳汁等中，其中以感染而导致流产、死胎的病畜阴道分泌物传染性最强。乳汁排菌可达数月至数年。人与人之间传染可能性极小。

## （二）传播途径

**1. 消化道传播**　进食被病菌污染的鲜奶、奶制品或被污染的饮水和肉类而感染。

**2. 经皮肤、黏膜接触传播**　直接接触病畜的排泄物、分泌物或在剥皮、挤奶、屠宰以及加工畜产品等过程中通过皮肤、黏膜的接触导致感染；实验室工作人员接触感染菌标本也可感染。

**3. 其他**　布鲁菌还可经呼吸道黏膜、眼结膜、性器官黏膜进入人体。

## （三）人群易感性

人群普遍易感，病后有一定的免疫力，各型间有交叉免疫。

## （四）流行特征

本病一年四季均可发病，流行区在发病高峰季节（春末夏初）可呈点状暴发流行。患病与职业有密切关系，兽医、畜牧者、屠宰工人、皮毛加工者等明显高于一般人群。发病年龄以青壮年为主，男多于女。

## ▶ 发病机制与病理变化

布鲁菌自皮肤或黏膜侵入人体后，在局部淋巴结内生长繁殖成为局部原发病灶，进入血液循环形成菌血症。细菌释放内毒素和其他物质，导致毒血症的出现。细菌随血流播散全身，主要侵犯肝、脾、骨髓、肾，引起组织细胞的变性、坏死。布鲁菌寄生于吞噬细胞内，随吞噬细胞进入人体的多个器官，抗菌物质和抗体难入细胞内，因此易反复发作，以网状内皮系统被侵犯最常见，主要病变为炎性反应、细胞增生、形成结节或肉芽肿，不易根治。

## ▶ 临床表现

潜伏期为 1～3 周，平均 2 周。少数患者可长达数月甚至 1 年以上。临床上分为急性期和慢性期。

## （一）急性期

大多在患病 3 个月以内，多缓慢起病，以寒战、多汗、游走性关节痛为主要表现。

**1. 发热**　热型不规则，典型热型为波浪热，但羊型菌感染多为不规则热和弛张热，持续 2～3 周或更长，间歇数天至 2 周，发热再起，反复多次。高热时全身无明显不适，但热退后自觉症状加重，此现象有诊断价值。牛型菌感染低热者多。此外尚存在相对缓脉现象。

**2. 关节疼痛**　为关节炎所致，常在发病之初出现，也可在发病后 1 个月才出现。多发生于大关节如膝、腰、肩、髋等关节，也可数个关节同时受累。关节疼痛较剧烈，疼痛性质初为游走性、针刺样疼痛，以后疼痛固定在某些大关节。除关节炎外，可有滑膜炎、腱鞘炎和关节周围软组织炎。

**3. 多汗**　是本病主要症状之一，夜间或凌晨退热时大汗淋漓。无论患者发热与否，常有明显多汗。

**4. 泌尿、生殖系统症状**　可发生睾丸炎、附睾炎、前列腺炎、卵巢炎、输卵管炎及子宫内膜炎。尚可发生特异性乳腺炎，表现为乳腺浸润性肿胀而无压痛，孕妇易流产。少数患者可发生肾炎、膀胱炎等。

**5. 神经系统症状** 以神经痛多见，常有坐骨神经痛和腰骶神经痛。少数可发生脑膜脑炎、脊髓炎等。

**6. 肝、脾及淋巴结肿大** 约半数患者可出现肝大和肝区疼痛，脾多为轻度肿大。腋窝、腹股沟等处浅表淋巴结可肿大。肿大的淋巴结一般无明显压痛，可自行消退，偶见化脓和破溃。急性期布鲁菌病患者经抗菌治疗后约有 10% 以上复发。复发常发生于急性感染后数月内，亦有发生于治疗后 2 年者。复发与细菌的耐药性以及不规则治疗有关。

**（二）慢性期**

病程长于 1 年者为慢性期。主要表现为疲乏无力、出汗、低热、头痛，并有固定的或反复发作的关节和肌肉疼痛等。可存在骨和关节的器质性损害，表现为运动受限、关节屈曲畸形、强直和肌肉萎缩。神经系统病变较常见，如周围神经炎、脑膜炎等，此外常有精神抑郁、失眠、注意力不集中等精神症状。

▶ **并发症**

并发症较少见，但可以感染心脏、脑和脑膜，以及引起神经、睾丸、胆囊、肝和骨的炎症。慢性通常导致长期健康不良。

▶ **实验室及其他检查**

**（一）血常规**

白细胞计数正常或减少，淋巴细胞或单核细胞增多，红细胞沉降率增快，部分患者有血小板减少。

**（二）细菌培养**

为确诊本病的重要依据。可取血液、骨髓、乳汁、脑脊液等作细菌培养，其中骨髓培养阳性率高，10 天以上方可获阳性结果。

**（三）血清学检查**

**1. 凝集试验** 检测特异性 IgM 和 IgG 抗体，特异性较强。IgM 效价 ≥ 1 ： 160 有诊断意义。IgG 效价 1 ： 100 以上或双份血清升高 4 倍以上有诊断意义。

**2. 酶联免疫吸附试验** 具有灵敏、特异、快速等特点，适用于急、慢性期患者的诊断。

**3. 其他免疫学检查** 包括免疫荧光抗体检测、抗人球蛋白试验、RIA 等。

**（四）皮内试验**

阳性表示曾经感染或正在感染布鲁菌，阴性有助于鉴别诊断。

▶ **诊断要点**

**1. 流行病学资料** 包括流行地区，职业，与羊、牛等的接触史，有饮用未消毒的羊奶、牛奶等，有重要参考意义。

**2. 临床表现** 多缓慢起病，急性期有发热、多汗、关节疼痛、神经痛和肝、脾、淋巴结肿大等。慢性期有神经、精神症状，以及骨关节系统损害症状。

**3. 实验室检查** 可作血液、骨髓或其他体液等细菌培养及血清特异性检测，作为本病的确诊依据。

▶ **治疗要点**

**（一）急性期**

**1. 一般治疗和对症治疗** 卧床休息、补充维生素和水分。高热患者应用物理降温。头痛、关节疼痛剧烈者应用镇痛剂。中毒症状明显和睾丸炎严重者，可适当应用肾上腺皮质激素。

2. **病原治疗** 布鲁菌为细胞内菌，选择细胞内药物，采用联合给药和多疗程治疗的方法，以减少复发。世界卫生组织将多西环素（200 mg/d）和利福平（600 ~ 900 mg/d）作为首选方案，疗程为 6 周。有神经系统受累者选用头孢曲松钠与利福平。

### （二）慢性期

具有局部病灶或细菌培养阳性的慢性患者，均需病原治疗，方法同急性期。慢性关节炎患者可采用理疗和中医中药治疗等。

## ▶ 预防

### （一）管理传染源

1. 疫区应定期检查，隔离病畜。流产的胎羔应加生石灰后深埋。定期对健康牲畜进行预防接种。

2. 急性期患者应隔离至症状消失，血、尿细菌培养阴性方可解除隔离。患者的排泄物、污染物应消毒。

### （二）切断传播途径

1. **加强粪便、水源管理** 对病畜污染场所严格消毒，防止病畜、患者排泄物污染水源。

2. **加强对畜产品的卫生监督** 生乳应用巴氏消毒法消毒后才可出售，乳类应煮沸后饮用。禁止销售和食用病畜肉类。皮毛应使用环氧乙烷消毒或存放 4 个月后才可出售。

### （三）保护易感人群

1. **个人防护** 凡从事畜牧、屠宰、兽医及畜产品加工者，均应做好个人防护，穿工作服、戴帽子、口罩、手套及穿胶鞋。工作时不吸烟、不进食，工作结束后更衣及用消毒水或肥皂水洗手，并对用具及环境进行严格消毒。

2. **预防接种** 凡有可能受染者均应进行预防接种。目前多采用 M-104 冻干活菌苗皮肤划痕接种法，免疫期 1 年，第 2 年复种 1 次。疫区人员在产羔季节前 2 ~ 4 个月接种。

 **知识链接**

**布鲁菌病疫苗**

疫苗免疫是预防和控制布鲁菌病的主要措施，控制与消除布鲁菌病措施有检疫隔离或淘汰各类染疫畜和对健畜免疫。对高危人群只要接种活菌苗 BA-19 或者 M-104，就可产生长期免疫力。

## ▶ 护理

### （一）常见护理诊断

1. 体温过高：与布鲁菌感染有关。

2. 疼痛：关节痛：与关节炎症有关。

3. 营养失调：低于机体需要量：与食欲减退、高热消耗增加有关。

### （二）主要护理措施

1. 消化道隔离。

2. **休息** 急性期卧床休息。间歇期可在室内活动，但不宜过多。

3. **饮食** 给予高热量、富含维生素、易消化的流质或半流质饮食，鼓励患者多饮水，成人每日入量 3000 mL，出汗多或入量不足者静脉补液。

4. **病情观察** 应注意观察：①体温变化，并注意体温变化规律及热型；②关节有无红肿、疼痛表现；③男性患者注意有无睾丸肿大及疼痛；④淋巴结及肝、脾变化；⑤治疗后病情变化等。

**5. 对症护理**

（1）发热：可采取物理降温，物理降温效果不佳可采用药物降温，严格掌握适应证及注意事项。多饮水，防脱水。

（2）多汗：患者出汗较多，应给予温水擦浴，及时更换内衣裤及寝具，保持皮肤清洁、干燥。

（3）关节痛：急性期关节疼痛者可服用解热镇痛剂，也可用 5% ~ 10% 硫酸镁局部湿热敷，每日 2 ~ 3 次或用理疗等，并采用支架保护损伤关节，防止受压。协助患者翻身、按摩、肢体被动运动，防止关节强直与肌肉挛缩。

（4）睾丸炎：有睾丸肿大者，可用"十"字吊带托扶。

**6. 用药护理** 了解药物作用、疗程、用法及药物不良反应等，定期检查肝功能，并观察有无胃肠反应、皮疹、听神经损害等不良反应。应嘱患者坚持治疗。本药还可使分泌物、排泄物变成橘黄色，服药前应告诉患者，以免引起恐惧。

#### ▶ 健康教育

**1. 疾病知识宣教** 介绍本病有关知识如临床表现、治疗方法等。说明本病复发率较高，急性期常采用联合用药和多疗程疗法，以避免复发及慢性化。

**2. 预防教育** 讲述管理传染源及切断传播途径的措施，特别强调要加强个人防护及进行预防接种，以防止发病。

**3. 出院指导** 本病一般预后良好，但复发率较高，出院后仍应避免过度劳累及注意增加营养，并应于出院后 1 年内定期复查。

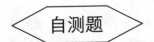

自测题

### 一、选择题

1. 布鲁菌病的潜伏期一般是
   A.1 ~ 3 h　　　　　B.1 ~ 3 天　　　　　C.1 ~ 3 周
   D.1 ~ 3 个月　　　　E.1 ~ 3 年

2. 布鲁菌病患者发热时最典型热型是
   A. 稽留热　　　　　B. 弛张热　　　　　C. 间歇热
   D. 回归热　　　　　E. 波浪热

3. 布鲁菌病的主要传染源是
   A. 病羊　　　　　　B. 患者　　　　　　C. 病鸡
   D. 病犬　　　　　　E. 病鼠

4. 有关布鲁菌病说法，错误的一项是
   A. 人畜共患传染病　　B. 有肝、脾大　　　C. 通过血液传播
   D. 可从急性转为慢性　E. 常见于牧区

### 二、思考题

1. 急性布鲁菌病主要临床表现有哪些？

2. 简述布鲁菌病流行病学特征。

3. 如何对布鲁菌病患者实施健康教育？

（周秀琼）

# 第七节　猩　红　热

> **案例 3-7**　患儿男性，6 岁，因高热、咽峡痛 2 日，皮疹 3 日入院。患儿发病前 2 日接触过猩红热患者，伴头痛、食欲减退、恶心、呕吐 3 次。
>
> 身体评估：T 39.2 ℃，P 110 次 / 分，R 23 次 / 分。神志清楚，精神差，躯干及四肢可见弥漫性、充血性、针尖大小的皮疹，皮疹压之褪色，去压后复现。可见草莓舌，咽部充血明显，扁桃体Ⅱ度肿大，可见脓性分泌物。心肺检查无异常，腹软，肝脾肋下未触及。
>
> 辅助检查：白细胞 $16.2 \times 10^9$/L，中性粒细胞 80%，淋巴细胞 20%，咽拭子涂片见革兰氏阳性链球菌。
>
> **问题：** 1. 患儿可能的医疗诊断及诊断依据是什么？
>
> 　　　　2. 患儿皮疹特点是什么？如何护理？
>
> 　　　　3. 目前存在的主要护理问题及具体护理措施是什么？

音频：
猩红热

　　猩红热（scarlet fever）是由 A 组 β 型溶血性链球菌感染引起的急性呼吸道传染病。主要通过空气飞沫传播，以突发高热、咽峡炎、全身弥漫性充血性点状皮疹和皮疹后脱屑为临床特征。少数患者在病后可出现变态反应性心脏、肾、关节损害。

## ▶ 病原学

　　病原体是 A 组 β 型溶血性链球菌，亦称化脓性链球菌，革兰氏染色阳性。根据菌体细胞壁上所含表面抗原（C 抗原）的不同可分为 19 组，猩红热的主要病原体是 A 组。A 组溶血性链球菌又可依其表面蛋白抗原 M 分为 80 个血清型，且 M 蛋白与细菌的致病力有关。A 组溶血性链球菌在繁殖过程中可产生多种与致病有关的毒素和酶，主要有，①红疹毒素：也称致热性外毒素，可引起发热和猩红热皮疹，还可抑制吞噬系统功能；影响 T 细胞功能及触发内毒素出血性坏死反应。②链球菌溶血素：有溶解红细胞，杀伤白细胞、血小板以及损害心脏的作用。③透明质酸酶与链激酶：能溶解组织间的透明质酸，有利于细菌在组织中扩散。

　　此菌对热及干燥的抵抗力较弱，加热至 56 ℃，30 min 及一般消毒剂均可将其灭活。但在痰液和渗出物中可生存数周。

## ▶ 流行病学

### （一）传染源

传染源主要是患者和带菌者。自发病前 24 h 至出疹期传染性最强。

### （二）传播途径

主要通过空气飞沫传播。亦可经皮肤伤口或产道等处侵入机体，引起"外科型猩红热"或"产科型猩红热"。

### （三）人群易感性

人群普遍易感，感染猩红热后可产生抗菌免疫和抗毒免疫。抗菌免疫是抗 M 蛋白抗体，具有型特异性，且各型间无交叉免疫。对红疹毒素产生的抗毒免疫较持久，故再感染 A 组链球菌时可不发疹，但仍可引起咽峡炎。红疹毒素的 5 种血清型之间无交叉免疫，故感染另一种红疹毒素的化脓性链球菌后仍可再次患病。

### （四）流行特征

全年均可发生，以冬、春季节较多。可发生于任何年龄，但学龄前儿童最为多见。

▶ ## 发病机制与病理变化

病原体侵入机体后主要产生三种病变：

### （一）化脓性病变

病原体从咽部和扁桃体侵入后，通过 M 蛋白抗原黏附于咽部黏膜，并依靠其抵抗机体白细胞的吞噬作用使局部产生化脓性炎症，引起咽峡炎和扁桃体炎。在透明质酸酶、链激酶及溶血素作用下，使炎症扩散和组织坏死。

### （二）中毒性病变

产生的毒素经咽部丰富的血管侵入血液循环，引起发热、头痛、食欲缺乏、皮疹等全身中毒症状。红疹毒素使皮肤充血、水肿、上皮细胞增生和白细胞浸润，以毛囊周围最明显，形成典型的猩红热皮疹。恢复期表皮细胞死亡，角化层脱落，形成脱屑和脱皮。

### （三）变态反应性病变

在病程第 2 ~ 3 周，少数患者可在心脏、肾、关节滑膜等组织出现变态反应性病变。

▶ ## 临床表现

潜伏期为 1 ~ 12 天，一般 2 ~ 5 天。以普通型猩红热最多见，典型病例急性起病具有以下三大特征性表现：

### （一）发热

多为持续性发热，体温在 39 ℃以上，伴有头痛、全身不适、食欲缺乏等中毒性症状，发热程度及热程均与皮疹数量及其增长相一致，病程约一周。

### （二）咽峡炎

表现为咽痛，尤以吞咽时更明显，咽及扁桃体充血并有片状脓性渗出物。腭部可见充血性或出血性黏膜疹。

### （三）皮疹

发热第 2 天开始出现皮疹，最初见于耳后、颈部及上胸部，24 h 内迅速蔓延至全身，典型皮疹可见全身皮肤弥漫性充血的基础上，广泛散布着均匀的、针尖大小的丘疹，压之褪色，伴有痒感。也有与毛囊一致的鸡皮样皮疹，称为"鸡皮疹"。少数患者可见有带黄白色脓头不易破溃的皮疹，称为"粟粒疹"。严重者可有出血性皮疹。在皮肤皱褶处如肘窝、腋窝、腹股沟等处皮疹密集，该处常因压迫、摩擦而引起皮下出血，形成紫红色线状，称为帕氏线（Pastia's line）。颜面部仅有充血而无皮疹，口鼻周围相对苍白，称"口周苍白圈"。皮疹于 48 h 达高峰，然后依出疹先后顺序消退，2 ~ 3 天退尽，重者可持续一周。疹退后皮肤开始脱屑，皮疹越多越密则脱屑越明显，多呈片状脱皮，手掌、足底可见大片脱皮，甚至呈手套、袜套状。面部虽无皮疹，但可有糠屑样脱皮。

在病程初期，患者舌面覆盖白苔，红肿的舌乳头突出于舌苔之外，称为"草莓舌"。2～3日后，白苔脱落，舌面光滑呈绛红色，舌乳头仍突起，称为"杨梅舌"。

除上述典型表现外，临床上还有轻型、中毒型、脓毒型、外科型或产科型等。

## ▶ 并发症

### （一）化脓性或中毒性并发症

疾病初期即可发生，如化脓性淋巴结炎、中耳炎、中毒性心肌炎、中毒型肝炎等。

### （二）变态反应性并发症

发生于病程第2～3周，主要有急性肾小球肾炎、风湿性关节炎等。

## ▶ 实验室及其他检查

### （一）血常规

白细胞总数增高，多达（10～20）×10$^9$/L，中性粒细胞占80%以上，严重者可出现中毒颗粒。

### （二）尿常规

发生肾变态反应时，尿蛋白增加，并出现红、白细胞及管型。

### （三）细菌培养

咽拭子或病灶分泌物培养可有A组β型溶血性链球菌生长，细菌培养阳性可确诊。

## ▶ 诊断要点

1. **流行病学资料** 有与猩红热或咽峡炎患者接触史。
2. **临床表现** 急起发热、咽峡炎、典型皮疹及脱皮、口周苍白圈、帕氏线、草莓舌等。
3. **实验室检查** 白细胞及中性粒细胞增高，细菌培养阳性可确诊。

## ▶ 治疗要点

### （一）病原治疗

首选青霉素，成人每次80万U，儿童每次（2万～4万）U/kg，每日2～4次，根据病情选择肌内注射或静脉给药，疗程5～7日。严重病例应加大用药剂量并延长疗程。对青霉素过敏者可选用红霉素、阿奇霉素。

### （二）并发症治疗

发生急性肾小球肾炎、风湿热等时，给予相应治疗。

## ▶ 预防

### （一）管理传染源

对患者应隔离治疗至咽拭子细菌培养3次阴性或从治疗日起隔离7日。密切接触者医学观察7～12日。在儿童机构工作的带菌者应暂调离工作，并进行治疗，连续3次咽拭子培养阴性后方可恢复工作。

### （二）切断传播途径

流行期间应避免儿童到公共场所，接触患者时应戴口罩，室内注意通风换气。

### （三）保护易感人群

对儿童机构的密切接触者可采用青霉素或磺胺类药物预防。

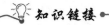知识链接

**猩红热防治知识顺口溜**

　　一类疾病猩红热，传播患者带菌者；感染产生免疫力，以后一般不再得。起病急骤伴发热，咽峡炎症腭充血；全身皮疹鲜红色，退疹过后皮脱屑。口腔周围不充血，形成白圈是特色；舌乳肿胀舌苔脱，草莓舌和杨梅舌。对症杀菌是原则，没有疫苗可注射；预防为主是对策，健康快乐可获得。

▶ 护理

**（一）主要护理诊断**

1. 体温过高：与 A 组 β 型溶血性链球菌感染有关。

2. 皮肤完整性受损：与细菌产生红疹毒素引起皮肤损害有关。

3. 疼痛：与咽部及扁桃体充血水肿有关。

4. 潜在并发症：急性肾小球肾炎、风湿性关节炎、中毒性心肌炎、中耳炎等。

**（二）主要护理措施**

1. 呼吸道隔离。

2. **休息**　急性期或小儿患者应绝对卧床休息 2 ~ 3 周，恢复期应充分休息，以防出现并发症。如合并心肌炎、肾炎则卧床休息时间适当延长。

3. **饮食**　发热期给予高热量、高维生素、易消化的流食或半流食，恢复期可过渡至软食。合并肾炎应注意给予低盐饮食。餐后用生理盐水或用稀释后的复方硼砂含漱液（朵贝尔液）漱口。发热、出诊期间鼓励患者多饮水。

4. **病情观察**　应密切观察：①体温变化；②咽痛症状及咽部分泌物变化；③皮疹变化；④并发症观察：有无其他部位化脓性病灶。注意定时检查尿常规，及时发现肾损害。

5. **对症护理**

（1）皮疹：①注意保持皮肤清洁，每日用温水轻擦皮肤，禁用肥皂水擦拭皮肤；②有皮肤瘙痒者应避免搔抓，并注意修剪指甲，必要时可戴手套，防止抓伤皮肤造成感染，皮肤剧痒者可涂止痒剂等；③疹退后若皮肤干燥可涂以润肤露保护皮肤；④皮肤脱皮时让其自行脱落，不要强行撕脱，翘起的部分可用消毒剪刀剪去；⑤衣着应宽松，内衣裤应勤换洗，床褥应保持清洁、松软、平整、干燥。

（2）发热：给予适当物理降温，可头部冷敷、温水擦浴或遵医嘱服用解热止痛剂。忌用冷水或乙醇擦浴。

（3）咽痛：注意口腔卫生，进行常规口腔护理，咽痛明显者可用硼酸液漱口，口含溶菌酶含片。

6. **用药护理**　应用青霉素治疗时，注意观察疗效及过敏反应。

▶ 健康教育

1. 轻型患者可在家中治疗及护理，并向家属讲述猩红热的临床表现、治疗药物、疗程及病情观察等，对发热及皮疹的护理方法给予具体指导。

2. 进行预防教育，流行期间小儿应避免到公共场所，房间应注意通风。对可疑猩红热、咽峡炎患者及带菌者，都应给予隔离治疗。

3. 在病程第 2 ~ 3 周易出现并发症，其中以急性肾小球肾炎多见，应注意每周查一次尿常规，以便及时发现、早期治疗。如有其他并发症表现及时就医。

自测题

## 一、选择题

1. 关于猩红热的临床表现，下列哪项是错误的
   - A.高热
   - B.杨梅舌
   - C.口周苍白圈
   - D.线状疹
   - E.发热后 4 天开始出疹
2. 猩红热常见的临床类型
   - A.轻型
   - B.中毒型
   - C.普通型
   - D.脓毒型
   - E.产科型
3. 治疗猩红热的首选药物是
   - A.红霉素
   - B.青霉素
   - C.喹诺酮类
   - D.地塞米松
   - E.磺胺类药物
4. 猩红热的主要传播途径是
   - A.空气飞沫传播
   - B.伤口接触传播
   - C.消化道传播
   - D.血液传播
   - E.体液传播

## 二、思考题

1. 猩红热的临床表现特点是什么？
2. 猩红热的传播途径是什么？如何预防？
3. 如何对猩红热患者实施护理？

（周秀琼）

# 第八节 白 喉

> **案例 3-8**
>
> 患者男性，8 岁，因咽痛、咳嗽 2 天，呼吸困难 3 h 来诊。
>
> 患者 2 天来咽痛、咳嗽，咳嗽呈"犬吠样"，伴声音嘶哑、中度发热，3 h 前出现呼吸困难。
>
> 身体评估：T 38.6 ℃，P 115 次/分，R 36 次/分，BP 110/70 mmHg，急性病容，口唇发绀，鼻翼扇动，锁骨上窝轻度凹陷，双侧扁桃体肿大，扁桃体上覆有一层灰白色膜状物，不易拭去，心率 115 次/分，律齐，未闻及杂音。
>
> 血常规检查：WBC $18 \times 10^9$/L，中性粒细胞增高。
>
> 诊断：白喉。
>
> **问题：** 1. 此患者的诊断依据是什么？
>
>       2. 此患者目前存在哪些主要的护理问题？该如何护理？

白喉（diphtheria）是由白喉杆菌引起的急性呼吸道传染病。临床上以咽、喉等处形成灰白色假膜和出现全身毒血症状为特征，严重者可并发中毒性心肌炎及周围神经麻痹。

音频：
白喉

## 病原学

白喉杆菌属棒状杆菌属，革兰氏染色阳性，呈杆状或稍弯曲，一端或两端膨大，侵袭力较弱，但能产生强烈外毒素，是主要的致病因素。外毒素经 0.3% ~ 0.5% 甲醛处理后可制成无毒性但具有抗原性的类毒素，用于预防接种或制备抗毒素血清。

白喉杆菌在外界生活能力较强，耐寒、耐干燥，在各种物品、食品、衣服上可生存数月，对热及一般消毒剂敏感，58 ℃，10 min、直射阳光下数分钟即可死亡。

## 流行病学

### （一）传染源

患者和带菌者均为传染源，患者在潜伏期末即有传染性。

### （二）传播途径

主要经呼吸道飞沫传播，也可通过被污染的手、玩具、食物等物品间接传播。偶可经破损的皮肤传播。

### （三）人群易感性

人群普遍易感，新生儿经胎盘、母乳获得免疫力，1 岁后基本消失。患病后可产生针对外毒素的抗体，有持久免疫力。预防接种或隐性感染后可获得特异性免疫力。儿童易感性高，但实施计划免疫后发病数明显下降，发病年龄向后推迟。

### （四）流行特征

本病一年四季均可发病，以冬、春季多发。世界各地均有发生，以散发为主。居住拥挤、卫生条件差的地区容易发生流行。

## 发病机制

白喉杆菌侵入上呼吸道后，在黏膜表层繁殖，一般不侵入深部组织和血流。其分泌的外毒素具有强烈毒性，可引起细胞破坏、纤维蛋白渗出、白细胞浸润。渗出的纤维蛋白和黏膜坏死组织、炎性细胞、细菌等凝固在一起而形成特征性假膜。假膜覆盖于病变表面，呈灰白色，边缘较整齐。假膜与组织紧密粘连，不易脱落，强行剥脱易出血，但喉、气管及支气管黏膜上皮具有纤毛，形成的假膜与黏膜粘连不紧，易脱落而引起梗阻窒息。外毒素由局部吸收入血可引起全身毒血症状，毒素吸收量与假膜所在部位及广泛度有关，假膜范围越大，毒素吸收越多，病情越重。

## 临床表现

潜伏期 1 ~ 7 天，多为 2 ~ 4 天。按假膜所在部位可分为以下类型：

### （一）咽白喉

最常见，约占白喉的 80%，按假膜大小及病情轻重可分为四型。

1. **普通型** 起病缓慢，表现为咽痛、中度发热、食欲下降、全身不适等。咽部充血，扁桃体肿大，24 h 后即有灰白色假膜形成，假膜边缘清楚，不易剥离，强行剥离则基底面出血，可伴有颌下淋巴结肿大及压痛。

2. **轻型** 全身症状轻，仅有轻微发热、咽痛。假膜多限于扁桃体，呈点状或小片状，假膜也可不明显而白喉杆菌培养阳性。

3. **重型** 全身症状重，有高热、面色苍白、恶心、呕吐。假膜范围广而厚，可扩大至腭弓、腭垂及咽后壁。假膜颜色灰黄污秽，伴口臭。可有淋巴结周围软组织水肿、心肌炎或周围神经麻痹。

4. **极重型** 假膜范围更广，呈污黑色，口腔有腐臭味。颈部因软组织水肿而似"牛颈"。全身中毒症状严重，体温可高达 40 ℃，伴有烦躁不安、呼吸急促、面色苍白、口唇发绀。可有心脏扩大、心律失常、中毒性休克，抢救不及时常易死亡。

### （二）喉白喉

约占白喉的 20%，其中原发性喉白喉约占 25%，余为咽白喉扩散至喉部所致。特征性表现为"犬吠样"咳嗽，声音嘶哑或失音，严重者出现鼻翼扇动、"三凹"现象、发绀等喉梗阻表现。假膜可延伸至气管、支气管，假膜脱落可导致窒息而死亡。

### （三）鼻白喉

多见于婴幼儿。原发性鼻白喉较少见，继发性鼻白喉多由咽白喉扩展而来。表现为鼻塞、浆液血性鼻涕，鼻孔周围皮肤发红、糜烂、结痂，鼻前庭可有假膜。全身症状轻，有张口呼吸或觅乳困难等症状。

### （四）其他部位白喉

皮肤白喉多见于热带地区，眼结膜、耳、口腔、食管、外阴、宫颈、新生儿脐带等部位也可发生白喉，多为局部假膜，全身症状轻。

## ▶ 并发症

### （一）中毒性心肌炎

最常见，是本病死亡的主要原因。多发生在病程第 2 ~ 3 周，常见于重型白喉。表现为极度乏力、面色苍白、呼吸困难、心律不齐，心电图显示心律失常，T 波或 ST 段改变，严重者可出现周围循环衰竭或急性心力衰竭。

### （二）周围神经麻痹

多发生在病程第 3 ~ 4 周，以软腭麻痹最为常见，出现鼻音声重、吞咽困难、进食呛咳、腭垂反射消失等症状。一般在数周内恢复，多无后遗症。

### （三）其他

支气管肺炎、颈部淋巴结炎、中耳炎、败血症等。

## ▶ 实验室及其他检查

### （一）血常规检查

白细胞升高，多在（10 ~ 20）× $10^9$/L，中性粒细胞增高，严重时可出现中毒颗粒。

### （二）细菌学检查

在假膜与黏膜交界处取标本涂片镜检和培养，可检出白喉杆菌，荧光标记特异性抗体染色查白喉杆菌，阳性率高，特异性强，可作为早期诊断手段。

## ▶ 诊断要点

根据发病年龄、季节等流行病学资料，结合假膜等典型临床表现，可作出临床诊断。细菌学检查阳性即可确诊。

## ▶ 治疗要点

### （一）一般治疗

严格卧床 2 ~ 6 周，补充热量，维持水、电解质平衡。

**（二）病原治疗**

早期使用抗毒素和抗生素是治疗成功的关键。

1. **抗毒素** 是本病的特异性治疗方法。由于白喉抗毒素不能中和进入细胞内的外毒素，宜尽早（病后 3 ~ 4 天内）使用。根据假膜部位、中毒症状、治疗早晚确定用量，轻、中型为 3 万 ~ 5 万 U，重型为 6 万 ~ 10 万 U，治疗晚者加大剂量，喉白喉适当减量。

2. **抗生素** 可抑制白喉杆菌生长，缩短病程和带菌时间。首选青霉素 G，80 万 ~ 160 万 U/ 天，分 2 ~ 4 次肌内注射，疗程 7 ~ 10 天。

**（三）对症治疗**

中毒症状重或并发心肌炎者可给予肾上腺皮质激素，喉梗阻或脱落假膜阻塞气道者可行气管切开或喉镜取膜，咽肌麻痹者鼻饲，必要时呼吸肌辅助治疗。

▶ **预防**

**（一）管理传染源**

患者应按呼吸道传染病隔离，全身和局部症状消失，连续 2 次（隔天 1 次）咽拭子培养阴性者，方可解除隔离。接触者检疫 7 天，带菌者隔离 7 天，并用青霉素或红霉素治疗。

**（二）切断传播途径**

患者鼻咽分泌物及所用物品应严格消毒。呼吸道分泌物用双倍 5% 煤酚皂（来苏）或苯酚处理 1 h，污染衣物或用具煮沸 15 min，不能煮沸的物品用 5% 煤酚皂浸泡 1 h。

**（三）保护易感人群**

新生儿生后 3 个月开始按计划免疫程序注射"百白破"三联疫苗。7 岁以上儿童首次免疫或流行期易感者，接种吸附精制白喉类毒素或吸附精制白喉和破伤风类毒素。密切接触的易感者可肌内注射白喉抗毒素，成人 1000 ~ 2000 U，儿童 1000 U，有效预防期为 2 ~ 3 周，1 个月后再行类毒素全程免疫。

 **知识链接**

**白喉的特异性预防**

白喉的特异性预防有人工主动免疫和人工被动免疫两种。注射白喉类毒素是预防白喉的主要措施。目前国内外均应用白喉类毒素、百日咳疫苗和破伤风类毒素混合制剂（简称"百白破"三联疫苗），在出生后 3 个月初次接种，3 ~ 4 岁和 6 岁各加强 1 次。以后每 10 年应重复免疫 1 次。对密切接触的易感者，应肌内注射白喉抗毒素行被动免疫。

▶ **护理措施**

**（一）主要护理诊断**

1. 体温过高：与白喉杆菌感染、白喉外毒素吸收有关。

2. 疼痛：咽痛，与白喉杆菌外毒素引发组织病变有关。

3. 有窒息的危险：与喉梗阻、假膜脱落阻塞气道有关。

4. 潜在并发症：中毒性心肌炎、周围神经麻痹等。

**（二）主要护理措施**

1. **隔离** 采取呼吸道隔离，保持室内通风，病室温湿度适宜。

2. **休息** 患者应卧床休息，病情好转后逐渐恢复日常活动，避免劳累。

3. **饮食** 急性期给予高热量、易消化的流质或半流质饮食，补充维生素 B、C，不能进食者给予鼻饲或静脉输液。恢复期应增加蛋白质供给。

**4. 病情观察**　密切观察患者生命体征、假膜增减情况及有无喉梗阻表现。如体温再度升高，提示可能有继发感染。如呼吸、脉搏增快，面色苍白，四肢末端发绀，提示可能有心功能不全。如出现吞咽困难、进食呛咳，提示可能有周围神经麻痹。

**5. 对症护理**

（1）发热：高热患者可用物理降温，必要时给予适量降温药物。周围循环不良者，忌冷敷和乙醇擦浴。

（2）口腔护理：用生理盐水或过氧化氢溶液清洗口腔，注意动作轻柔，忌擦拭假膜，防止黏膜出血。

（3）咽痛：可用药物雾化吸入或中药喷洒治疗。

（4）窒息：注意保持呼吸道通畅。轻度梗阻者给予氧疗，密切观察病情变化。严重梗阻或假膜脱落阻塞气道者应立即行气管切开或喉镜取膜。

**6. 用药护理**　遵医嘱用药，密切观察药物疗效和不良反应。使用抗毒素和抗生素治疗前，应询问患者过敏史，做皮肤过敏试验。如抗毒素过敏试验阳性，应采用脱敏疗法。对青霉素过敏者可改用红霉素，也可用阿奇霉素或头孢菌素治疗。

**7. 并发症护理**

（1）中毒性心肌炎：患者应绝对卧床休息 6 周以上，避免饮食过饱，保持大便通畅，限制探视，减少不必要的干扰。

（2）周围神经麻痹：遵医嘱给予 B 族维生素治疗，咽肌麻痹者给予鼻饲，呼吸肌麻痹伴呼吸衰竭者应用呼吸机辅助治疗。

### ▶ 健康教育

1. 进行预防教育，讲述白喉的传染源、传播途径，教育群众流行期间作好防护，特别应强调接种"百白破"疫苗，对预防白喉起重要作用。

2. 讲述白喉的有关知识，如典型的临床表现、治疗要点、主要护理措施等。嘱患者出院后注意休息，避免劳累、受凉，保持室内通风。

3. 并发症中中毒性心肌炎是白喉患者死亡的主要原因，对并发心肌炎患者，应特别强调休息的重要性，严重心肌炎患者在 1 年内禁止剧烈活动，定期复查。

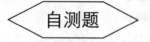

自测题

## 一、选择题

1. 白喉的主要传播途径是
   - A. 呼吸道传播
   - B. 消化道传播
   - C. 接触传播
   - D. 虫媒传播
   - E. 血液、体液传播

2. 白喉最常见的临床类型是
   - A. 咽白喉
   - B. 喉白喉
   - C. 鼻白喉
   - D. 皮肤白喉
   - E. 眼结膜白喉

3. 患者，女，3 岁，发热、咽痛 3 天。查体：咽部充血，扁桃体肿大，扁桃体上覆有灰白色膜状物，不易剥离。初步诊断为
   - A. 急性咽炎
   - B. 急性喉炎
   - C. 急性扁桃体炎
   - D. 白喉
   - E. 普通感冒

4. 关于白喉的治疗，下列描述不正确的是

 A. 白喉患者需严格卧床休息   B. 抗生素治疗是本病特异性治疗方法

 C. 抗生素使用可缩短病程    D. 发生严重喉梗阻时应行气管切开

 E. 患者症状消失，咽拭子培养阴性，即可解除隔离

## 二、思考题

1. 白喉的致病因素是什么？

2. 白喉假膜是如何形成的？其特点是什么？

3. 不同部位白喉的临床表现有哪些？其最重要的并发症是什么？

4. 白喉如何治疗？如何预防？

5. 白喉护理应注意哪些问题？

（杨 杰）

# 第九节 百 日 咳

> **案例 3-9**
>
> 患者女性，4 岁，因咳嗽 9 天来诊。
>
> 患者 9 天来咳嗽，开始为单声干咳，5 天前咳嗽加剧，尤以夜晚为甚，表现为阵发性、痉挛性，在咳嗽末伴有鸡鸣样吸气吼声。
>
> 身体评估：T 36.9 ℃，P 100 次 / 分，R 26 次 / 分，BP 100/68 mmHg，一般情况可，神志清楚，心律齐，未闻及杂音。
>
> 血常规检查：WBC $50 \times 10^9$/L，L 70%。
>
> 诊断：百日咳。
>
> **问题：** 1. 此患者的临床表现有哪些特点？为什么会发生鸡鸣样吸气声？
>
>     2. 此患者的诊断依据是什么？
>
>     3. 此患者目前存在哪些主要的护理问题？该如何护理？

  百日咳（pertussis）是由百日咳杆菌引起的急性呼吸道传染病。临床表现为阵发性、痉挛性咳嗽，以及咳嗽终止时伴有吸气性"鸡鸣样"吼声。多见于儿童，病程可持续 2 ~ 3 个月，故名"百日咳"。

音频：
百日咳

### ➤ 病原学

  百日咳杆菌属鲍特菌属，革兰氏染色阴性，为两端着色较深的短杆菌。该菌为需氧菌，有荚膜，无芽孢，无鞭毛，不能运动。最适生长温度为 35 ~ 37 ℃，最适 pH 为 6.8 ~ 7.0。百日咳杆菌可产生多种致病物质，目前认为外膜蛋白中的凝集抗原、百日咳杆菌黏附素、百日咳外毒素等具有诱导机体产生保护性抗体的作用。

  百日咳杆菌对理化因素抵抗力弱，加热至 56 ℃ 30 min 或干燥 3 ~ 5 h 即死亡，对紫外线和一般消毒剂均敏感。

## ▶ 流行病学

### （一）传染源

患者、隐性感染者和带菌者是本病的传染源。自潜伏期开始至发病后6周均有传染性，其中潜伏期末到病后卡他期2～3周内传染性最强。

### （二）传播途径

经呼吸道飞沫传播，家庭内传播较多见，间接传播可能性小。

### （三）人群易感性

人群普遍易感，5岁以下儿童易感性最高。由于母体缺乏足够的保护性抗体传递给胎儿，所以6个月以下婴儿发病率较高，新生儿亦可发病。患病后不能获得终生免疫。

### （四）流行特征

本病一年四季均可发生，但冬、春季多见。世界各地均有发生，但多见于温带和寒带。一般为散发，但在儿童集体机构如托儿所、幼儿园等也可引起流行。

## ▶ 发病机制

百日咳杆菌侵入呼吸道，黏附于呼吸道上皮细胞纤毛上，繁殖并产生多种毒素和毒素性物质，引起上皮细胞纤毛麻痹、细胞变性、坏死，纤毛麻痹和细胞破坏，使呼吸道炎症所产生的黏稠分泌物排出障碍，潴留的分泌物不断刺激神经末梢，兴奋咳嗽神经中枢，引起痉挛性咳嗽，直至分泌物排出为止。连续性、痉挛性咳嗽导致吸气暂时中断，体内缺氧，出现深长的吸气，大量气体急速通过痉挛的声门，即发出一种特殊的、高音调的"鸡鸣样"吼声。由于长期咳嗽刺激，使咳嗽中枢形成兴奋灶，导致在疾病的恢复期或病愈后一段时间内，受到一些刺激即可诱发百日咳样咳嗽。

## ▶ 临床表现

潜伏期2～21日，平均7～10日。典型临床经过可分为三期：

### （一）痉咳前期（卡他期）

从起病至阵发性痉咳出现之前，持续7～10日。本期主要为上呼吸道感染表现，可有低热、流涕、打喷嚏、咳嗽等症状，3～4日后上述症状好转，唯有咳嗽进一步加重，尤以夜间为甚。此期传染性最强，若及时治疗，能有效控制病情发展。

### （二）痉咳期

持续数周。此期已不发热，主要表现为日益加重的阵发性、痉挛性咳嗽，每日发作数次至10余次，夜间尤重，每次连续咳嗽十余声后有一次深长吸气，产生吸气性"鸡鸣样"吼声，如此反复多次，可持续数分钟，直到将黏稠痰液咳出。发作时表情痛苦、面红耳赤，部分患者因胸腔压力增高影响静脉回流，可出现颈静脉怒张，此外腹压增高可导致大小便失禁。严重病例，咳嗽发作后可能出现呕吐，也可能出现颜面水肿、眼结膜充血鼻出血、舌系带溃疡（因咳时舌外伸与门齿摩擦所致）等，咳嗽可自发，也可因进食受凉、劳累、情绪激动、吸入烟尘等诱发。无并发症者体温不高，肺部无阳性体征。

婴幼儿和新生儿由于声门较小，常无典型痉咳，因声带痉挛声门关闭以及黏稠分泌物堵塞而发生窒息，因缺氧出现发绀甚至抽搐，若抢救不及时可因窒息而死亡。

### （三）恢复期

自痉咳减轻至完全不咳为止，一般经历2～3周。若有并发症，病程可延长达数周至数月。

▶ **并发症**

最常见并发症为支气管肺炎，多发生于痉咳期，为继发感染所致。其次为百日咳脑病，最为严重，常危及生命。

▶ **实验室及其他检查**

**（一）血常规**

白细胞总数增高，可达（20 ~ 40）×10⁹/L，淋巴细胞所占比例增高，可达60%以上。

**（二）细菌学检查**

咽拭子法培养细菌，阳性可确诊。目前已开展从鼻咽分泌物中检测百日咳杆菌DNA，具有快速、敏感、特异性强的特点。

**（三）血清学检查**

ELISA检测特异性IgM抗体，可作早期诊断。

▶ **诊断要点**

1. **流行病学资料**　有与百日咳患者接触史；既往未患过百日咳；未接种过百日咳疫苗等有助于百日咳的诊断。

2. **临床表现**　典型痉咳伴有"鸡鸣样"吼声，夜间显著，咳嗽虽重但肺部无阳性体征。

3. **实验室检查**　血白细胞总数及分类淋巴细胞增高，血清特异性IgM抗体阳性和细菌培养阳性可确立诊断。

▶ **治疗要点**

早诊断、早治疗，卡他期早期治疗可以缩短疾病的临床过程。

**（一）病原治疗**

首选红霉素，每天30 ~ 50 mg/kg，分次服用，疗程14 ~ 21天。也可用罗红霉素、阿奇霉素等。

**（二）对症治疗**

咳嗽可用祛痰剂，痰液黏稠可加用雾化吸入。痉咳剧烈者可给予镇静剂。

**（三）肾上腺皮质激素与高效价免疫球蛋白治疗**

重症患儿可加用肾上腺皮质激素。应用高效价免疫球蛋白，能减少痉咳次数、缩短痉咳期。

**（四）并发症治疗**

有肺炎、百日咳脑病等并发症时给以相应治疗。

▶ **预防**

**（一）管理传染源**

隔离至病后40天。接触者隔离21天，并服用红霉素等3 ~ 5天。

**（二）切断传播途径**

流行期间应避免前往公共场所，减少集会；室内通风换气；患者的痰、口鼻分泌物应消毒。

**（三）保护易感人群**

百日咳菌苗接种是预防该病的重要手段，目前国内多采用百日咳、白喉、破伤风三联制剂，从出生3个月开始，每月注射1次，共3次。

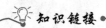

**"百白破"疫苗接种程序**

"百白破"疫苗是百日咳、白喉、破伤风三合一疫苗，适用于3月龄至6周岁的儿童，是我国国家免疫计划中的疫苗。3月龄～12月龄完成基础免疫。1.5～2周岁再加强免疫1针，抗体可维持2～3年甚至更长时间。

## ▶ 护理

### （一）主要护理诊断

1. 清理呼吸道无效：与痰液黏稠不易咳出有关。

2. 营养失调：低于机体需要量：与痉咳引起呕吐或拒食有关。

3. 有窒息的危险：与声带痉挛、黏稠分泌物堵塞等有关。

4. 潜在并发症：支气管肺炎、百日咳脑病等。

### （二）主要护理措施

1. **隔离**　采取呼吸道隔离，保持病室内温度、湿度适宜。半岁以下婴儿常突发窒息，应有专人照护。

2. **休息**　如痉咳次数不多、无并发症时，可不必严格限制活动。对痉咳频繁、体弱、年龄小及有并发症者应卧床休息。

3. **饮食**　应选择浓稠、无需长时间咀嚼、不久留胃内的营养丰富、高维生素、易消化饮食，少量多餐。如入量不足、呕吐次数多者可给以静脉输液，并注意水、电解质平衡。因呕吐剧烈而拒食者，应鼓励患儿进食，并应少量多次喂食，以保证营养需要。各种治疗、护理操作应在餐前半小时进行。

4. **病情观察**　①痉咳次数、发作表现及严重程度；②观察发作诱因；③呕吐次数、量、性状；④体重变化；⑤观察并发症表现：有无发热、呼吸困难、发绀、惊厥、意识障碍等表现，如有异常，及时报告医生并配合处理。

5. **对症护理**

（1）痉咳：①避免痉咳诱发因素，如进食、寒冷、劳累、情绪激动、吸入烟尘等，使患儿保持精神愉快；②痰液黏稠者按医嘱应用祛痰剂、雾化吸入等，以稀释痰液，便于咳出；③必要时按医嘱给以镇静剂。

（2）口腔护理：保持口腔清洁，每天口腔护理3～4次，呕吐后应及时漱口。

6. **并发症护理**

（1）支气管肺炎：遵医嘱给予抗生素、止咳祛痰药物治疗，高热者物理降温，呼吸困难者取半坐位，发绀者予以氧疗。

（2）百日咳脑病：密切观察生命体征、意识、瞳孔变化。患者在惊厥时因呼吸道常有大量分泌物积聚，应及时给予吸痰、吸氧。护理操作动作应轻柔，避免引发惊厥、抽搐。

7. **用药护理**　遵医嘱用药，注意观察药物疗效和不良反应。除有严重继发感染，一般不采取抗生素联合使用。

## ▶ 健康教育

1. 进行预防百日咳的健康教育，防止传播，并说明接种百日咳菌苗的重要意义。

2. 讲解痉咳发作的表现、发作诱因、治疗药物及疗程、本病对患儿的危害、饮食要求等，避免诱因、减少发作次数。

自测题

## 一、选择题

1. 治疗百日咳首选的抗菌药物是
   A. 青霉素　　　　　　B. 红霉素　　　　　　C. 氯霉素
   D. 克林霉素　　　　　E. 头孢菌素

2. 百日咳最常见的并发症是
   A. 支气管肺炎　　　　B. 肺气肿　　　　　　C. 皮下气肿
   D. 百日咳脑病　　　　E. 肺不张

3. 百日咳患者的确诊依据是
   A. 痉挛性咳嗽　　　　　　　　　　B. 咳嗽终止时伴有鸡鸣样吸气吼声
   C. 咳嗽症状晨轻夜重　　　　　　　D. 鼻咽拭子培养出百日咳杆菌
   E. 红霉素治疗有效

4. 患儿，男性，2 岁，咳嗽伴低热、喷嚏 10 余天，曾在家服用"感冒药"治疗，效果不佳，患者 3 天前咳嗽加剧，夜间为甚，昨日出现阵发性、痉挛性咳嗽，发出鸡鸣样吸气声，血常规白细胞计数和淋巴细胞分类计数升高，诊断应首先考虑
   A. 流行性感冒　　　　B. 急性肺炎　　　　　C. 肺结核
   D. 百日咳　　　　　　E. 过敏性鼻炎

## 二、思考题

1. 百日咳鸡鸣样吸气吼声的产生机制是什么？
2. 百日咳患者的主要护理问题有哪些？
3. 如何预防百日咳？
4. 对于百日咳患儿的痉咳应采取哪些护理措施？

（杨　杰）

# 第十节　鼠　疫

> **案例 3-10**　　患者，男性，23 岁，因发热、咳嗽伴咳血 1 日入院。患者 1 日前无明显诱因出现发热，体温最高达 39.6 ℃，咳嗽咳痰，痰中带血。呼吸急促伴胸痛明显，有濒死感，恶心、呕吐，不能进食，病情进展快，由家属急送入院。患者居住地有老鼠。
>
> 　　身体评估：T 40 ℃，P 108 次 / 分，R 30 次 / 分，BP 110/65 mmHg。神志清楚，极度烦躁，皮肤发绀，全身可见散在瘀点、瘀斑。双肺呼吸音低，可闻及散在湿啰音。
>
> 　　辅助检查：白细胞 $28 \times 10^9$/L，中性粒细胞 75%，淋巴细胞 20%。
>
> **问题：** 1. 患者可能的医疗诊断及诊断依据是什么？
>
> 　　　　2. 该病的主要传播途径是什么？疫情如何上报？
>
> 　　　　3. 如何进行健康教育？

鼠疫（plague）是由鼠疫耶尔森菌（亦称鼠疫杆菌）引起的自然疫源性传染病。主要以带菌的鼠蚤为媒介，经皮肤侵入淋巴结引起腺鼠疫；经呼吸道进入人体发生肺鼠疫；严重者可引起败血症。临床表现为寒战、高热、出血倾向、淋巴结肿痛及休克等。本病传染性强、病死率高，属国际检疫传染病，我国将其列为甲类传染病之首。

## 病原学

鼠疫耶尔森菌为革兰氏阴性杆菌，无鞭毛，无芽孢，有荚膜。鼠疫杆菌含有多种抗原和毒素，主要有，①鼠毒素：其毒性可致血压下降甚至休克和局部出血、坏死性病变；② V 抗原、W 抗原、FI 抗原：V 和 W 抗原具有很强的抗吞噬作用，FI 抗原具有高度的特异性和免疫原性，产生相应的抗体具有保护作用；③内毒素：其所致病理变化主要是末梢血管损伤等。

鼠疫耶尔森菌对外界抵抗力较弱，特别是对热和干燥的抵抗力低，常用消毒剂可迅速将其杀灭。阳光直射 4 ~ 5 h、加热 55 ℃ 15 min 或 100 ℃ 1 min、5% 苯酚、5% 甲酚皂溶液（来苏）等均可使其灭活。

## 流行病学

### （一）传染源

主要是鼠类和其他啮齿类动物。肺鼠疫患者是人间鼠疫的重要传染源。储存宿主以黄鼠和旱獭最为重要，褐家鼠是次要储存宿主，但却是人间鼠疫的主要传染源。

### （二）传播途径

1. **经鼠蚤传播** 是主要传播途径。鼠蚤吸入含有病菌的鼠血后，鼠疫耶尔森菌在其前胃内大量繁殖，形成菌栓阻塞消化道。当其在叮咬其他鼠或人时，吸入的血受阻反流，病菌随之侵入，而引起鼠或人的感染。

2. **经皮肤传播** 接触病鼠的皮、血、肉和患者的脓血或痰等分泌物，均可经破损的皮肤或黏膜引起感染。

3. **经呼吸道飞沫传播** 肺鼠疫患者痰中的鼠疫耶尔森菌可通过飞沫经呼吸道传播给他人，引起人间鼠疫的流行。

### （三）人群易感性

人群普遍易感，可发生隐性感染，病后可获得持久免疫力。

### （四）流行特征

目前世界各地仍存在许多鼠疫自然疫源地，随时对人类构成威胁。我国人间鼠疫主要发生于青藏高原地区和云南省。鼠疫流行与鼠类和鼠蚤的繁殖活动有关，人间鼠疫多发生在鼠类及鼠蚤繁殖最旺盛的夏、秋季。人间鼠疫首发病例常与职业有关，如狩猎者等。

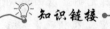

> **鼠疫流行情况**
>
> 鼠疫曾发生三次世界大流行，14 世纪大流行时波及中国。1894 年，中国华南暴发鼠疫，并传播至香港。法国细菌学家亚历山大·耶尔森在香港的患者身上分离出鼠疫的病原菌。为了纪念耶尔森，1967 年，鼠疫杆菌改名为鼠疫耶尔森菌。

## 发病机制与病理变化

鼠疫耶尔森菌经皮肤侵入人体后，经淋巴管侵入局部淋巴结，引起剧烈的出血、坏死性淋巴结炎，此即腺鼠疫。病菌经血流侵入肺组织引起继发性肺鼠疫。病菌通过空气飞沫经呼吸道侵入他人体内，则可引起原发性肺鼠疫。各型鼠疫均可发生鼠疫败血症，并出现严重中毒症状。

## 临床表现

腺鼠疫潜伏期一般为 2 ~ 5 日（1 ~ 8 日），原发性肺鼠疫为数小时 ~ 3 日。曾接受鼠疫菌苗预防接种者可延长为 9 ~ 12 日。

### （一）腺鼠疫

最常见，主要表现为严重的急性淋巴结炎，好发部位依次为腹股沟淋巴结、腋下淋巴结和颈部淋巴结，多为单侧。病初即有局部淋巴结肿大、变硬，且迅速加剧，淋巴结及其周围组织有显著的红、肿、热、痛。若未及时治疗，淋巴结迅速化脓、破溃，常可发展为败血症和肺鼠疫。可伴有高热及全身毒血症症状。

### （二）肺鼠疫

可以是原发性，也可以是继发性。原发性肺鼠疫起病急骤，寒战、高热、胸痛、呼吸急促、发绀、咳嗽，痰为黏液或血性泡沫痰，肺部仅可闻及少量湿啰音及轻微胸膜摩擦音。肺部体征相对较少，与严重的全身症状不相称。X 线检查呈支气管肺炎改变。此型病情危重，发展迅速，常因心力衰竭、出血、休克而危及生命。

### （三）败血症型鼠疫

也称鼠疫败血症、暴发型鼠疫，是鼠疫中最凶险的一型，多继发于肺鼠疫或腺鼠疫。表现为原有症状进一步加重，出现高热、寒战、谵妄、昏迷、脉搏细数、血压下降，进而发生感染中毒性休克，弥散性血管内凝血（DIC），皮肤、黏膜广泛出血和坏死，还可出现严重的脏器和腔道出血。若不及时治疗，可于 1 ~ 3 日内死亡，病死率极高。败血症型鼠疫和肺鼠疫因皮肤发绀和广泛的出血、坏死，患者死后皮肤常呈黑紫色，故有"黑死病"之称。

### （四）其他类型鼠疫

如皮肤鼠疫、肠鼠疫、眼鼠疫等，均少见。

## 实验室及其他检查

### （一）常规检查

1. **血常规**　白细胞计数增高，可高达 $30 \times 10^9$/L 甚至以上，中性粒细胞明显增高。

2. **尿常规**　可有蛋白尿、血尿及管型尿。

### （二）细菌学检查

细菌学检查是确诊的重要依据。可取淋巴结穿刺液、脓、血、痰、脑脊液等，通过涂片、细菌培养，或动物接种进行细菌学检查，可找到病原菌。

### （三）血清学检查

采用反向间接血凝试验、免疫荧光等，具有早期、快速、特异的诊断价值。检测血液中FI 抗体，也有助于诊断。

### （四）分子生物学检查

采用 DNA 探针或 PCR 方法检测病原体核酸。

## 诊断要点

1. **流行病学资料**　10 日内曾到过鼠疫流行区、与患病动物或患者有密切接触等有助于诊断。

2. **临床表现**　起病突然，出现各型鼠疫典型的临床表现，如急性淋巴结炎伴毒血症；急性支气管肺炎伴咯血性痰、呼吸困难等；败血症有皮肤、黏膜甚至腔道出血及严重毒血症等，应考虑疑似病例。

3. **实验室检查** 细菌学和血清学检查阳性可确立诊断。

▶ 治疗要点

**（一）病原治疗**

早期应用抗生素是降低鼠疫病死率的关键。一般多采用联合疗法，早期、足量、注射给药。首选药物是链霉素，成人（2～4）g/d，儿童 30 mg/（kg·d），分 2 次肌内注射，疗程 10日。其他如庆大霉素、四环素、氯霉素及第三代头孢菌素也可选用。

**（二）对症治疗**

急性期应注意补液，休克者应及时抗休克治疗；高热者应给予药物或物理降温；局部疼痛者给予止痛剂；肺鼠疫和鼠疫败血症应给予吸氧；中毒症状严重者可给予肾上腺皮质激素。

**（三）局部治疗**

腺鼠疫淋巴结肿切忌挤压，以防导致败血症发生，可予以局部湿敷至确已软化后方可切开引流，或用 0.1% 依沙吖啶等外敷。

▶ 预防

**（一）严格管理传染源**

1. 加强疫情监测，及时了解鼠间鼠疫和人间鼠疫的疫情变化。加强国境及交通检疫。对来自疫区的车、船、飞机等进行严格检疫，对可疑旅客应隔离检疫。

2. 广泛开展灭鼠、灭蚤工作，以监测和控制鼠间鼠疫。加强疫情报告。

3. 对患者和疑似病例应分别进行严格的消毒隔离，就地治疗，并立即向上级卫生防疫部门报告。腺鼠疫患者隔离至淋巴结肿大完全消散后，再观察 7 日。肺鼠疫患者隔离至痰培养 6次阴性。接触者检疫 9 日，曾预防接种者应检疫 12 日。

4. 患者的分泌物、排泄物和可能染菌的物品应彻底消毒或焚烧。病死者的尸体应用尸袋严密包裹后焚烧。死鼠和捕杀的可疑动物应焚烧。

**（二）切断传播途径**

加强国境及交通检疫，对来自疫区的车、船、飞机等进行严格检疫并灭鼠灭蚤。对可疑旅客应隔离检疫。

**（三）保护易感人群**

1. **加强个人防护** 疫区工作人员必须穿衣裤相连的防护衣帽，戴面罩、防护眼镜、厚口罩及橡皮手套等。

2. **预防性服药** 接触患者、病鼠者应预防服药，可口服磺胺嘧啶，每次 1 g，2 次 / 日，或口服四环素，每次 0.5 g，4 次 / 日，两者均需连服 6 日。

3. **预防接种** 对疫区及其周围人群和进入疫区的工作人员，应进行鼠疫菌苗预防接种。通常于接种后 10 日产生抗体，1 个月后达高峰，免疫有效期为 1 年。非疫区人员在预防接种10 日后方可进入疫区。

▶ 护理

**（一）主要护理诊断**

1. 体温过高：与鼠疫耶尔森菌感染有关。

2. 疼痛：淋巴结疼痛：与淋巴结急性出血、坏死性炎症有关。

3. 气体交换受损：与鼠疫耶尔森菌所致肺部病变有关。

4. 潜在并发症：出血、感染、中毒性休克、DIC。

**（二）主要护理措施**

1. 严密隔离，并做到病区及病室无鼠、无蚤；对患者做好卫生处理；病区、病室内定期消毒；对患者分泌物和排泄物严格消毒。

2. 绝对卧床休息。

3. **饮食** 给予高热量、易消化、营养丰富流质或半流质饮食，并注意液体的补充。必要时给予鼻饲或静脉输液，以保证营养及液体的摄入。

4. **病情观察** ①监测生命体征及神志变化，每 1～2 h 一次，必要时随时监测；②密切观察局部淋巴结病变及其变化情况；③观察呼吸系统症状及肺部体征变化；④有无皮肤及黏膜、脏器和腔道出血表现；⑤记录 24 h 出入量。

5. **发热的护理** 详见本教材总论"发热"的护理。

6. **肿大淋巴结的护理** ①患者因局部淋巴结炎引起剧烈痛，而使肢体不能活动，应给予软垫或毛毯等适当衬垫，以缓解疼痛；②药物局部外敷，可缓解疼痛；③切忌挤压；④肿大淋巴结化脓时应切开引流，破溃者应及时清创，做好创口护理和消毒、隔离处理。

7. **肺鼠疫患者的护理** 应注意保持呼吸道通畅，及时清除口咽部的分泌物及痰液。有呼吸困难患者可取半坐位或坐位，并给予吸氧。

8. **用药护理** 熟悉鼠疫的治疗原则、常用药物及不良反应。如应用链霉素应观察有无耳鸣及听力下降，若出现耳鸣，则应立即停用，并通知医生。

▶ **健康教育**

1. 宣传鼠疫的传染源、传播途径及预防措施，说明鼠疫传染性强、死亡率高，目前虽已有所控制，但我国仍有人间鼠疫发生及流行，对鼠疫的预防必须给以充分重视。

2. 做好疾病知识教育，鼠疫为甲类传染病，对患者必须采用严密隔离措施，以免疫情蔓延。应讲述各种消毒、隔离措施的重要性及要求，并讲述鼠疫的临床过程、治疗药物及不良反应等，使患者配合治疗。

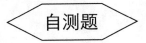

自测题

## 一、选择题

1. 鼠疫的主要传播途径是
   A. 消化道传播　　　　B. 经鼠蚤传播　　　　C. 经血传播
   D. 间接接触传播　　　E. 苍蝇、蟑螂等媒介传播

2. 治疗鼠疫的首选抗菌药物是
   A. 青霉素　　　　　　B. 链霉素　　　　　　C. 氯霉素
   D. 磺胺嘧啶　　　　　E. 红霉素

3. 关于鼠疫下列概念正确的是
   A. 是甲类传染病，在我国已经消灭
   B. 是甲类传染病，城镇在诊断后 6 h 之内报告
   C. 鼠疫为非典型的自然疫源性疾病
   D. 是乙类传染病，但应按甲类处理
   E. 鼠疫是由鼠疫耶尔森菌引起的自然疫源性烈性传染病

4. 鼠疫分型中病死率极高、最严重的临床类型是

　　A. 肺鼠疫　　　　　　　B. 腺鼠疫　　　　　　　C. 败血症型鼠疫

　　D. 肠鼠疫　　　　　　　E. 肾鼠疫

5. 腺鼠疫淋巴结病变的特点为

　　A. 淋巴结肿大不明显

　　B. 淋巴结肿大，但不疼痛

　　C. 淋巴结肿大，剧烈疼痛，但与周围组织不粘连

　　D. 淋巴结肿大，剧烈疼痛，与周围组织粘连，但不破溃

　　E. 淋巴结肿大，剧烈疼痛，与周围组织粘连，迅速化脓破溃

## 二、思考题

1. 临床上鼠疫分几型？各型有哪些临床表现？

2. 对鼠疫有诊断价值的实验室检查是哪几项？

3. 鼠疫的传染源、传播途径是什么？如何预防？

4. 如何护理鼠疫患者？

（朱青芝　黄　新）

# 第四章

# 立克次体感染性疾病

## 学习目标

1. 说出不同立克次体感染性疾病的病原体。
2. 复述不同立克次体感染性疾病的传染源、传播途径及预防措施。
3. 描述不同立克次体感染性疾病的临床表现。
4. 叙述不同立克次体感染性疾病的治疗要点。
5. 运用所学知识感悟勇于探索、献身科学的伟大精神。

思政之光

## 第一节　流行性斑疹伤寒

> **案例 4-1**
>
> 患者，男性，30岁，因发热、剧烈头痛5日，谵妄、皮疹1日入院。
>
> 身体评估：T 40 ℃，P 108 次 / 分，R 22 次 / 分，BP 90/60 mmHg，意识模糊、躁动不安，躯干及四肢布满鲜红色充血性皮疹。全身浅表淋巴结未触及，心肺检查无异常，腹软，肝右肋下 2 cm，质软，轻触痛，脾肋下可及。患者家中有高热伴全身皮疹的患者。
>
> 辅助检查：血常规：白细胞 $3.9 \times 10^9$/L，血红蛋白 125 g/L，血小板 $110 \times 10^9$/L。
>
> 外 - 斐反应：$OX_{19}$ 1 ： 160，$OX_K$ 1 ： 40。
>
> **问题：** 1. 患者的医疗诊断及诊断依据是什么？
>
> 　　　　2. 患者的皮疹特点是什么？
>
> 　　　　3. 如何对该患者实施护理？

流行性斑疹伤寒（epidemic typhus）又称虱传斑疹伤寒（louse-borne typhus），是普氏立克次体以人虱为媒介引起的急性传染病。其临床特征为急性起病、持续高热、特殊皮疹及明显的中枢神经系统症状。自然病程 2 ~ 3 周。

### ▶ 病原学

普氏立克次体是一种革兰氏染色阴性的微小球杆菌，呈多形性。接种雄性豚鼠腹腔内引起发热，但无明显阴囊红肿，此点可与莫氏立克次体鉴别。

普氏立克次体对热、紫外线及一般消毒剂均敏感，56 ℃ 30 min 或 37 ℃ 5 ~ 7 h 均可灭活，对紫外线及一般消毒剂很敏感,干燥虱粪中可存活数月。

### 流行病学

#### (一)传染源

患者是本病的唯一传染源,潜伏期末即有传染性,病后第一周传染性最强。

#### (二)传播途径

人虱是传播本病的主要媒介,以体虱为主,头虱次之。虱粪中的立克次体偶可随尘埃经呼吸道、眼结膜感染。虱习惯生活在 29 ℃左右,当患者发热时可转移至健康人体而造成传播。

#### (三)人群易感性

人群普遍易感,青壮年多见,病后可获得持久免疫力,并可与地方性斑疹伤寒交叉免疫。

#### (四)流行特征

本病流行与人虱密切相关。以冬春季为多见,因气候寒冷,衣着较厚,且少换洗,故有利于虱的寄生和繁殖。战争、灾荒及卫生条件不良增加人虱繁殖的机会,易引起流行。

### 发病机制与病理变化

普氏立克次体侵入人体后,先在局部小血管内皮细胞内繁殖,细胞破裂立克次体释放入血形成立克次体血症,并侵入更多的内皮细胞。病原体死亡释放大量毒素可引起毒血症状。病程第 2 周出现变态反应,使血管病变加重。

病理变化的特点是增生性、坏死性、血栓性血管炎及血管周围炎性细胞浸润,从而形成斑疹伤寒结节。此种病变可遍及全身小血管。

### 临床表现

潜伏期为 5 ~ 21 日,一般为 10 ~ 14 日。

#### (一)典型

常急性起病,少数患者可有头痛、头晕、畏寒、乏力等前驱症状。

1. **发热**  起病多急骤,体温在 1 ~ 2 日内迅速上升至 39℃甚至以上,热型可为稽留热、弛张热或不规则热,发热持续约 2 周,于 3 ~ 4 日内降至正常。伴寒战、乏力、剧烈头痛、周身肌肉疼痛、面部及眼结膜充血等全身毒血症症状。

2. **皮疹**  为重要体征。90% 以上患者于第 4 ~ 6 日开始出疹。初见于胸背部,1 ~ 2 日内遍及全身,但面部通常无疹。皮疹初为鲜红色充血性斑丘疹,压之褪色,继而变为暗红色或瘀点。多孤立存在,不融合。皮疹持续 1 周左右消退,退后常遗留色素沉着或脱屑,但无焦痂。

3. **中枢神经系统症状**  较明显,出现早,且持续时间长。表现为剧烈头痛、头晕、耳鸣、听力减退,亦可有反应迟钝、谵妄、狂躁甚至昏迷,还可出现两手震颤、吞咽和呼吸困难、脑膜刺激征等。

4. **循环系统症状**  可有脉搏加快,合并中毒性心肌炎时,可表现为心音低钝、心律不齐、奔马律、低血压甚至循环衰竭。

5. **其他**  约90% 患者出现脾大,少数患者轻度肝大。可有咳嗽、胸痛、呼吸急促、恶心、呕吐、腹胀、便秘等呼吸道及消化道症状。

#### (二)轻型

散发的流行性斑疹伤寒多呈轻型。其特点为热程短、热度低,体温一般在 39 ℃;全身中毒症状轻,但全身酸痛,头痛仍较明显;很少有意识障碍及其他神经系统症状;无皮疹或有少量充血性皮疹,持续时间短,常于出疹后 1 ~ 2 日消退;肝、脾大少见。

### （三）复发型

部分患者因免疫因素或治疗不当，病原体潜伏在体内，在第一次发病后数年或数十年后再发病，称复发型斑疹伤寒。该型病程短，发热不规则，病情轻。外 - 斐反应常为阴性或低效价，但补体结合试验阳性且效价很高。

## ▶ 实验室及其他检查

### （一）血常规

白细胞总数多正常。中性粒细胞升高，嗜酸性粒细胞减少或消失，血小板减少。

### （二）血清学检查

1. **外 - 斐（Weil-Felix）反应（变形杆菌 $OX_{19}$ 凝集试验）** 凝集效价 1 ∶ 160 以上有诊断价值，双份血清效价递增 4 倍以上意义更大。第 5 病日即可出现阳性反应，病程第 2 ~ 3 周达高峰。本试验对斑疹伤寒诊断的阳性率 70% ~ 80%，但不能区分斑疹伤寒的型别，也不能排除变形杆菌感染。

2. **立克次体凝集反应** 用普氏立克次体与患者血清作凝集反应，特异性强，阳性率高。

3. **补体结合试验** 特异性强，与地方性斑疹伤寒患者血清不发生交叉反应，故可与之鉴别。

### （三）病原体检测

取发热期患者血液接种于雄性豚鼠腹腔，7 ~ 10 天豚鼠发热，取其睾丸鞘膜和腹膜刮片镜检，可在细胞质内查见立克次体。

### （四）脑脊液检查

有脑膜刺激征者，脑脊液中白细胞和蛋白质稍增高，糖一般在正常范围。

## ▶ 诊断要点

当地有斑疹伤寒流行或 1 个月内去过流行病区，有虱叮咬史及与带虱者接触史；出现发热、剧烈头痛、皮疹与中枢神经系统症状；外 - 斐反应效价较高（1 ∶ 160 以上）或呈 4 倍以上升高即可诊断。有条件也可做其他血清学试验。

## ▶ 治疗要点

1. **一般治疗** 更衣灭虱，卧床休息，保证足够水分及热量。

2. **病原治疗** 四环素、多西环素、氯霉素等对本病均有效，但需早期使用。

3. **对症治疗** 剧烈头痛等神经系统症状明显时，给予止痛剂和镇静剂；毒血症症状严重者，应用肾上腺皮质激素。

## ▶ 预防

灭虱是控制本病流行的关键，应采取以灭虱为中心的综合预防措施。

### （一）管理传染源

患者应剃发、灭虱、沐浴及更衣，灭虱后体温正常 12 日解除隔离，换下的衣服应灭虱、消毒。密切接触者医学观察 21 日，并彻底灭虱。

### （二）切断传播途径

加强卫生宣教，勤沐浴更衣，做好防虱、灭虱工作。应对患者及接触者进行灭虱。

### （三）保护易感人群

对疫区及新入疫区的人员应注射疫苗，常用鸡胚或鼠肺灭活疫苗，也可用 E 株活疫苗。疫苗注射只能减轻病情，不能完全防止斑疹伤寒发病。

▶ **护理**

**（一）主要护理诊断**

1. 体温过高：与立克次体感染有关。

2. 疼痛：与立克次体感染致中枢神经系统血管病变有关。

3. 皮肤完整性受损：与立克次体致皮肤血管病变有关。

4. 潜在并发症：中毒性心肌炎。

**（二）主要护理措施**

**1. 隔离与消毒**

（1）虫媒隔离：早期隔离患者，灭虱治疗。灭虱是控制流行及预防本病的关键。灭虱前工作人员应做好个人防护，戴好帽子、口罩，帽子应盖过发际，系紧帽子带。身穿三紧服装（领口、袖口、裤口要紧）或穿隔离衣、足穿高筒胶靴。患者入院后应尽快彻底灭虱，剃除身体所有毛发（女患者可留短发）、洗澡、更衣，剃下毛发包好后焚烧，24 h 后观察灭虱效果，必要时需重复灭虱。

（2）患者衣服可高压消毒或采用加热的方法灭虱，也可用化学药物如马拉硫磷、敌百虫、敌敌畏等喷洒，或用粉笔浸湿药液涂抹衣缝。

**2. 休息** 因持续高热，患者应严格卧床休息不少于 2 周。

**3. 饮食** 给予高热量、高蛋白、高维生素半流质饮食，保证足够水分，入量每日 3000 mL 左右，必要时静脉输液。

**4. 病情观察** 观察生命体征、神志、精神状态、皮疹等的变化，记录出入量。

**5. 对症护理** 高热时忌用大剂量退热剂，以防虚脱，忌用乙醇擦浴，可用冰袋及适量退热剂。头痛剧烈者可遵医嘱给予镇痛剂或镇静剂。皮疹者局部禁搔抓，保持皮肤和手的清洁，皮疹结痂后禁强行撕脱。

**6. 用药护理** 应用四环素治疗期间，向患者说明药物名称、用法、疗程及副作用等。本药不良反应主要是胃肠道反应，如恶心、呕吐、食欲减退、腹泻等，饭后服用可减轻不良反应。

▶ **健康教育**

1. **预防教育** 讲述做好防虱、灭虱工作及养成良好卫生习惯对预防斑疹伤寒的重要性，特别是在流行季节和疫区更为重要。注射疫苗可以减轻病情。

2. **疾病知识宣教** 讲述斑疹伤寒的疾病知识，遵医嘱服药，指导家属做好消毒灭虱工作。指导患者出院后需继续休息，避免劳累及注意增加营养，定期复诊。

（吴婧梅）

# 第二节　地方性斑疹伤寒

地方性斑疹伤寒（endemic typhus），又称蚤型斑疹伤寒或鼠型斑疹伤寒，是由莫氏立克次体引起，以鼠蚤为媒介所致的急性传染病。其临床特征与流行性斑疹伤寒近似，但病情较轻、病程较短，病死率极低。

音频：
流行性斑疹伤寒和地方性斑疹伤寒

▶ **病原学**

莫氏立克次体形态、大小、结构、化学组成、繁殖方式及生物学特性与普氏立克次体基本相同。只是莫氏立克次体毒力较小，感染发病的症状较轻，自然病死率很低，较少出现多形性。

### ▶ 流行病学

**1. 传染源**　家鼠为主要传染源。通过鼠蚤在鼠间传播，鼠感染后不立即死亡，而鼠蚤只在鼠死后才叮咬人而使人受感染。此外患者及牛、猪、马等也可能作为传染源。

**2. 传播途径**　主要通过鼠蚤叮咬传播。

**3. 人群易感性**　普遍易感，病后可获强而持久的免疫力，与流行性斑疹伤寒之间有交叉免疫。

**4. 流行特征**　属自然疫源性疾病，全球散发，多见于热带和亚热带。以晚夏和秋季谷物收割时发生者较多。

### ▶ 临床表现

潜伏期为 1～2 周，临床表现和流行性斑疹伤寒相似，但病情轻、病程短，一般 1～2 周。部分患者出现皮疹，且皮疹数量少。神经系统症状轻，少数患者脾大。

### ▶ 实验室及其他检查

**1. 血常规**　与流行性斑疹伤寒相似。

**2. 血清学检查**　外 - 斐反应中，变形杆菌 $OX_{19}$ 凝集的诊断意义与流行性斑疹伤寒相似。以莫氏立克次体作抗原与患者血清进行凝集反应、补体结合试验等可与流行性斑疹伤寒相鉴别。

**3. 病原体检测**　将发热期患者血液接种入雄性豚鼠腹腔内，接种后 5～7 天动物不仅发热，而且阴囊因睾丸鞘膜炎而肿胀，鞘膜渗出液涂片可见肿胀的细胞质内有大量的病原体。

### ▶ 诊断要点

本病临床表现无特异性，且病情较轻，易漏诊。

### ▶ 治疗要点

同流行性斑疹伤寒。

### ▶ 健康教育

1. 本病主要是灭鼠灭蚤，对患者及早隔离治疗。

2. 因本病多散发，故一般不需进行普遍预防接种。疫苗接种对象为灭鼠工作人员及与莫氏立克次体有接触的实验室工作人员。

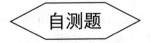

自测题

## 一、选择题

1. 流行性斑疹伤寒的病原体是

　A. 普氏立克次体　　　　B. 斑疹伤寒立克次体　　　　C. 恙虫病立克次体

　D. 贝纳柯克斯体　　　　E. 汉塞巴通体

2. 流行性斑疹伤寒的主要传播媒介是

A. 家鼠　　　　　　　　B. 鼠蚤　　　　　　　　C. 体虱

D. 患者　　　　　　　　E. 恙螨

3. 对流行性斑疹伤寒有诊断意义的实验室检查是

A. 血培养　　　　　　　B. 肥达反应　　　　　　C. 外 - 斐反应

D. 皮疹涂片革兰氏染色　E. 血常规

4. 地方性斑疹伤寒的首选药物是

A. 氯霉素　　　　　　　B. 红霉素　　　　　　　C. 四环素

D. 喹诺酮类　　　　　　E. 链霉素

5. 下列哪一项不符合地方性斑疹伤寒

A. 其病原为莫氏立克次体　B. 其病原为普氏立克次体　C. 鼠为主要传染源

D. 鼠蚤为传播媒介　　　　E. 发热病程一般为 9 ~ 14 天

## 二、思考题

1. 流行性斑疹伤寒和地方性斑疹伤寒的流行病学特点有何不同？

2. 典型流行性斑疹伤寒的主要临床表现有哪些？

3. 如何预防流行性斑疹伤寒？

（吴婧梅）

# 第三节　恙 虫 病

> **案例 4-3**　患者，女性，50 岁，农民，因畏寒，高热伴有头痛，乏力 4 天入院。
>
> 身体评估：T 39.7 ℃，P 100 次 / 分，R 20 次 / 分，BP 108/70 mmHg，面红，结膜充血，右腹股沟处见一椭圆形焦痂，黑色，周围有红晕，右腹股沟淋巴结肿大，皮肤有暗红色斑丘疹。
>
> 辅助检查：血常规白细胞 $4.0 \times 10^9$/L，中性粒细胞 86%，可见核左移；外 - 斐反应阳性。
>
> 问题：1. 患者目前最可能的诊断是什么？为确诊需要进一步做哪些检查？
>
> 　　　2. 写出其诊断依据。需要与哪些疾病鉴别？
>
> 　　　3. 如何进行护理？

音频：

恙虫病

　　恙虫病（tsutsugamushi disease）又名丛林斑疹伤寒（scrub typhus），是由恙虫病立克次体（又称东方立克次体）所引起的自然疫源性传染病。临床特征为突然起病、持续发热、焦痂或溃疡、淋巴结肿大及皮疹等。

## ▶ 病原学

　　恙虫病立克次体呈球形或球杆状，多成堆分布，大小不等。除特异性抗原外，它还具有与变形杆菌 $OX_k$ 株相同的抗原物质，可用外 - 斐（Weil-Felix）反应做血清学检查。病原体在体外抵抗力甚弱，不易在常温下保存，对各种消毒方法都很敏感，在 0.5% 苯酚溶液或加热至 56 ℃ 10 min 即死亡；对氯霉素、四环素和红霉素类均极敏感。

## 流行病学

### （一）传染源

鼠类是主要传染源。鼠类感染后常无症状而成为贮存宿主。人感染后虽可出现立克次体血症，但再被恙螨叮咬机会很少，人作为传染源的意义不大。

### （二）传播途径

恙螨是唯一的传播媒介。带病原体的恙螨叮咬人体是唯一的传播途径。恙螨有多种，我国最主要的是红恙螨和地理恙螨。其生活史包括卵、幼虫、稚虫、蛹和成虫。只有幼虫具有寄生性。当人在疫区田野、草地上工作或休息时，可因被传代受感染幼虫叮咬而感染。

### （三）人群易感性

人群普遍易感，以青壮年居多。农民、野外工作者发病率较高。

### （四）流行特征

由于鼠类及恙螨的繁殖受地理和气候影响较大，流行有明显的地区性和季节性。以东南亚为主要流行区。多为散发。我国南北流行季节有差异，南方多发生于夏秋季，见于 5 ~ 11 月，以 6 ~ 8 月为高峰，北方多发生于秋冬季，以 9 ~ 12 月为多，10 月为高峰。

## 发病机制与病理变化

病原体随恙螨叮咬侵入人体，先在局部繁殖，引起丘疹、焦痂或溃疡，继而直接或经淋巴系统进入血循环，产生立克次体血症，其后病原体在小血管内皮细胞和单核-吞噬细胞系统内生长繁殖，产生内毒素样物质，引起全身毒血症状和各脏器病变。基本病理变化与斑疹伤寒相似，为全身小血管炎、血管周围炎及单核吞噬细胞系统增生。

---

**知识链接**

**焦痂与溃疡**

被恙螨叮咬处的皮肤表面常出现一个或几个不痒的红色小丘疹，之后会演变成水疱，等水疱溃破坏死，几天后溃破的地方出现边缘隆起、外围红晕的溃疡，再过 1 ~ 2 天后中央结成黑痂，此即为临床上所说的"焦痂"。焦痂呈圆形或椭圆形，直径为 1 ~ 15 mm 不等，脱落后成不痛不痒的淡红色肉芽组织。在 65% ~ 98% 的患者私密部位可见到有焦痂。这是恙虫病最典型的证据，如果患者没有得到及时有效的治疗，拖延了时间，又没有确诊的话则会出现多器官功能衰竭。

---

## 临床表现

潜伏期 4 ~ 20 日，一般 10 ~ 14 日。

### （一）发热及中毒症状

起病急，体温在 1 ~ 2 天内升至 39 ~ 40 ℃甚至以上，呈弛张热型或不规则型，持续 1 ~ 3 周，常伴有畏寒、寒战、剧烈头痛、全身酸痛、疲乏思睡、恶心、呕吐、食欲缺乏、颜面潮红、眼结膜充血、畏光、失眠和咳嗽等。严重者可谵妄、重听及神志改变等。

### （二）焦痂与溃疡

焦痂与溃疡为本病特征，大多数患者发病初期被恙螨幼虫叮咬处出现红色丘疹，不久形成水疱，然后发生坏死和出血，随后结成黑色痂皮，形成焦痂。痂皮脱落后即成溃疡。多数患者只有 1 个焦痂或溃疡，少数 2 ~ 3 个，个别可达 10 个甚至以上。

音频：
恙虫病案例

**（三）淋巴结肿大**

全身表浅淋巴结肿大，近焦痂的局部淋巴结肿大尤为显著。一般大小如蚕豆至鸽蛋大，可移动，伴有疼痛及压痛，但不化脓，消散较慢，在恢复期仍可扪及。

**（四）皮疹**

多于病程第 5 ~ 6 日出现，多系暗红色充血性斑丘疹，轻症者无皮疹，重症者皮疹密集、融合，偶见出血疹，直径 2 ~ 5 mm，不痒，初见于躯干，向四肢发展，但面部很少，手掌、足底无疹。皮疹持续 3 ~ 7 日后消退，无脱屑，可有色素沉着。

**（五）肝脾大**

均为轻度，质软，表面光滑，无触痛。脾大占 30% ~ 50%，肝大占 10% ~ 20%。

## 并发症

经早期诊断，有效治疗，大多预后良好，但并发有支气管肺炎、心肌炎、心力衰竭、中毒性肝炎、脑炎、脑膜炎、肾衰竭或有 DIC 时，预后较差。

## 实验室及其他检查

**（一）血常规**

血白细胞总数减少或正常，重型患者或有并发症时可增多，分类常有中性粒细胞核左移、淋巴细胞数相对增多。

**（二）血清学检查**

1. **外 - 斐反应** 变形杆菌 $OX_K$ 凝集效价 1 ： 160 以上或早、晚期双份血清效价呈 4 倍以上升高者，有诊断意义。

2. **补体结合试验** 特异性强，阳性率高，但出现较晚，抗体效价 1 ： 10 为阳性。

3. **间接免疫荧光试验** 间接免疫荧光技术检测血清特异性 IgM 抗体阳性有早期诊断价值。

**（三）病原体分离及分子生物学检查**

取发热期患者血液接种小白鼠腹腔、鸡胚等培养分离病原体。也可用 PCR 法检测恙虫病立克次体 DNA，灵敏性高、特异性强。

## 诊断要点

1. **流行病学资料** 夏秋季节，发病前 3 周内在流行地区有野外作业史。

2. **临床表现** 有发热、焦痂、溃疡、局部淋巴结肿大，皮疹及肝脾大。

3. **实验室检查** 外 - 斐反应变形杆菌 $OX_K$ 凝集试验阳性有辅助诊断价值，小白鼠接种分离到病原体可明确诊断。

## 治疗要点

1. 多西环素、四环素对本病有特效，热退后剂量减半，再继续用 7 ~ 10 日，以免复发。

2. 高热者可用解热镇痛剂。

3. 重症患者可用肾上腺皮质激素，以减轻毒血症状。

4. 有心力衰竭者应绝对卧床休息，用强心药、利尿剂控制心力衰竭。

## 预防

**（一）管理传染源**

灭鼠，是消除传染源的重要环节。

**（二）切断传播途径**

对于恙螨孳生的环境，需定期除草、喷洒杀虫剂杀灭恙螨。

**（三）保护易感人群**

易感者要注意个人防护，在流行区野外活动时应扎紧领口、袖口、裤脚口，外露皮肤可涂避虫剂以防恙螨叮咬。目前仍无有效疫苗。

## ▶ 护理

**（一）主要护理诊断**

1. 体温过高：与恙虫病立克次体感染有关。

2. 组织完整性受损：与恙螨叮咬后导致焦痂或溃疡形成、皮疹有关。

3. 潜在并发症：支气管肺炎、心肌炎、出血、中毒性肝炎等。

**（二）主要护理措施**

基本同流行性斑疹伤寒。还应注意，①焦痂溃疡的处理：焦痂脱落前，应保持局部干燥清洁或涂以 20 g/L 龙胆紫（甲紫）后用无菌敷料覆盖，勿让患者自行剥落。焦痂脱落后，用 75% 的乙醇涂擦溃疡周围皮肤、用过氧化氢溶液、生理盐水涂擦溃疡面，然后用庆大霉素注射液湿敷创面，消毒包扎，以免继发感染。②淋巴结肿痛的处理：可局部热敷，并适当限制患者肢体活动，以减轻疼痛，促进吸收。

## ▶ 健康教育

开展预防恙虫病的卫生宣传工作。从事野外作业和流行地区工作者，在流行季节应加强个人防护，避免在草地上坐、卧、晒衣被，为防止恙螨叮咬，应束紧袖领及裤脚，可在外露的皮肤上涂抹 5% 邻苯二甲酸二甲酯等，如被叮咬应及时用乙醇消毒。注意改善环境卫生，清除杂草，消灭恙螨和鼠。患者出院后亦应注意休息和营养，以增强体质。

◁ 自测题 ▷

## 一、选择题

1. 对于恙虫病的描述，下列不正确的是
   A. 西伯利亚立克次体引起　　　B. 鼠类为主要传染源　　　C. 恙螨为传播媒介
   D. 用变形杆菌 $OX_K$ 凝集反应协助诊断　　　E. 病原治疗首选多西环素

2. 恙虫病的主要传染源是
   A. 鼠类　　　　　　　　B. 红恙螨　　　　　　　　C. 地理恙螨
   D. 恙虫病患者　　　　　E. 体虱

3. 恙虫病的主要传播途径是
   A. 经鼠类传播　　　　　B. 经恙螨传播　　　　　　C. 经土壤传播
   D. 经食物传播　　　　　E. 密切接触传播

4. 焦痂是下列哪种疾病的特征性临床表现
   A. 流行性斑疹伤寒　　　B. 破伤风　　　　　　　　C. 布氏杆菌病
   D. 恙虫病　　　　　　　E. 伤寒

5. 恙虫病在我国流行的高峰时间是
   A. 1～3 月　　　　　　　B. 4～8 月　　　　　　　　C. 6～8 月

D.9 ~ 11 月            E.11 月至次年 1 月

## 二、思考题

1. 恙虫病的流行病学特点有哪些？

2. 恙虫病的临床表现有哪些？

（吴婧梅）

## 第五章

# 钩端螺旋体感染性疾病

**学习目标**

1. 描述钩端螺旋体感染性疾病的临床表现。
2. 叙述钩端螺旋体感染性疾病的治疗要点。
3. 说出钩端螺旋体感染性疾病的传染源、传播途径及预防措施。
4. 应会对钩端螺旋体感染性疾病患者进行整体护理及健康教育。
5. 引入案例，激励学生努力学习、践行救死扶伤的神圣职责。

思政之光

## 第一节 钩端螺旋体病

**案例 5-1**

患者，男性，35岁，四川农民。因近4日来发热，体温达39℃，伴头痛、全身痛、乏力、食欲减退、腿软而来就诊。病前1个月一直在稻田里收割水稻。

身体评估：因持续发热，伴食欲减退、腹胀、腹泻1周入院。

患者1周前开始出现发热，体温39.3℃，神志清，双侧腹股沟各触及3个蚕豆大淋巴结，有压痛，双结膜充血，咽充血，心、肺、腹无异常，腓肠肌明显压痛。

实验室检查：

血常规：$11 \times 10^9$/L，中性粒细胞75%，淋巴细胞25%。

尿常规：尿蛋白（+），RBC 3～5/HP。

初步诊断：钩端螺旋体病。

**问题：** 1. 此患者诊断钩端螺旋体病的依据是什么？为确诊还应做什么检查？

2. 此患者属于钩端螺旋体病哪一期，哪一型？

3. 此患者应如何治疗？

钩端螺旋体病（leptospirosis）简称钩体病，是由各种致病性钩端螺旋体（简称钩体）引起的急性传染病，为人畜共患疾病。猪和鼠类是主要传染源，人主要因接触疫水而感染。早期以急性发热、全身酸痛、结膜充血、腓肠肌压痛、浅表淋巴结肿大为特征，重者引起肺、肝、肾、中枢神经系统和肺弥漫性出血等。如未能及时治疗，常可危及生命。

音频：
钩端螺旋体病

## ▶ 病原学

钩体为革兰氏阴性需氧菌，钩体呈细长丝状，有 12 ～ 18 个螺旋，一端或两端弯曲成钩状。钩体的抗原结构复杂、多样，目前世界上已发现 20 多群、200 多个血清型，其中以黄疸出血群、波摩那群、犬群和七日群分布最广。国内已发现 18 群和 75 个血清型，最常见的菌群亦为上述四种。其中以波摩那群分布最广，而以黄疸出血群毒力最强、临床表现最重。

钩体在含兔血清的柯氏（Korthof）培养基 28 ～ 30 ℃，约 1 周才能生长。耐湿，在水和湿土中可存活 1 ～ 3 个月。不耐干燥，干燥环境中抵抗力弱，易死亡；对一般消毒剂敏感，易被含氯石灰、肥皂水、70% 乙醇、稀盐酸和苯酚等杀死。

## ▶ 流行病学

### （一）传染源

最主要的传染源是野鼠。我国南方以黑线姬鼠为主要传染源，造成稻田型流行；北方以猪为主要的传染源，引起洪水型或雨水型流行。患者作为传染源的意义不大，因为人的尿液为酸性，不适于钩体生存。

### （二）传播途径

接触疫水是主要的传播方式，含有钩体的动物尿液污染水、土壤及植物，人接触这些污染物，钩体可以经皮肤、黏膜侵入人体。直接接触传播是通过接触患病动物的皮毛、排泄物、脏器等而被感染。也可通过进食被鼠尿污染的食物和水，经过口腔和食管黏膜感染。

### （三）人群易感性

人群普遍易感，病后仅对同型钩体产生较持久的免疫力，疫区常住人群常有一定的免疫力，外来人口较疫区居民易感，且病情较重。本病具有明显的职业特点，农民、牧民、渔民、屠宰工人、野外作业者及下水道工人等为易感人群。

### （四）流行特征

本病分布甚广，我国以长江流域及其以南地区、东南、西南地区多见。主要流行于夏秋季。青壮年农民、渔民与屠宰工人被感染的机会多，发病较多，农村地区的儿童发病亦较多。按主要流行特征可分为稻田型、雨水型和洪水型，可有短期流行或大流行。

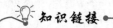

**知识链接**

**钩体病的其他传染源**

犬、牛、羊、马等均能长期带菌。其中犬的活动范围大，易造成较大范围污染，因此也是重要传染源，但犬带钩体毒力较低，所致钩体病较轻。

## ▶ 发病机制与病理变化

钩体自皮肤、黏膜侵入人体后，迅速经淋巴管和毛细血管进入血流而播散至全身，并在血液中繁殖，形成钩体败血症，引起早期的全身毒血症症状。多数患者内脏损害轻微，仅表现为单纯败血症。少数患者脏器损害严重，出现肺出血、黄疸、肾衰竭及脑膜脑炎等临床表现。在感染后 1 周左右，血中出现特异性抗体。随着血中抗体滴度增加，钩体的数量逐渐减少，最终消失。钩体病的病理变化是全身毛细血管的感染中毒性损伤，严重的血管损伤可以引起相应的组织脏器出血、坏死及炎症反应等。钩体病的突出特点是内脏器官功能障碍严重，而组织结构病变轻微，若及时治疗可迅速恢复，故本病具有较易逆转而完全恢复的特点。

▶ **临床表现**

潜伏期一般为 7 ~ 14 日（2 ~ 28 日）。整个病程可分为三期和 4 型。

**（一）早期（感染中毒期）**

起病后 1 ~ 3 日，表现为发热及全身毒血症症状。

1. **发热**　起病急骤，呈稽留热，体温高达 39℃，伴有畏寒、寒战、头痛和全身乏力。

2. **疼痛**　全身肌肉酸痛，尤以腓肠肌和腰背肌疼痛明显。

3. **结膜充血**　眼结膜充血，甚至出血。

4. **淋巴结肿大**　全身浅表淋巴结肿大、有压痛，以双侧腹股沟淋巴结为主，发病次日即可出现。

5. **其他**　可有咽痛、咳嗽、纳差等。部分患者可有肝、脾大及触痛。

**（二）中期（器官损伤期）**

起病 3 日后，部分病例出现明显脏器损害，分以下 5 型：

1. **流感伤寒型**　无明显器官损害，仅有感染中毒表现，是早期临床表现的延续，经治疗后症状逐渐缓解而痊愈，病程一般为 5 ~ 10 日。本型最多见。

2. **肺出血型**　初期表现与钩体败血症期类似，经 3 ~ 4 日后病情加重而出现不同程度的肺出血。轻者仅痰中带血或轻度咯血，肺部体征不明显或听到少量湿啰音。重者可出现肺弥漫性大出血，表现为心悸、烦躁、气促、呼吸与脉搏进行性增快、血痰增多，甚至大量咯血以至口鼻涌血，若抢救不及时，可因窒息、呼吸或循环衰竭而死亡。肺出血型是近年来非黄疸出血型钩体病常见的死亡原因。

导致肺弥漫性大出血的因素可能有：①病原菌的毒力强且侵入数量多；②患者的免疫功能低下；③患病后未能及时休息与治疗；④抗生素尤其是青霉素治疗后出现赫氏反应。

3. **黄疸出血型**　在病程 4 ~ 8 日后出现肝损害、出血倾向及肾损害。

（1）肝损害：表现为食欲减退、厌油、恶心、呕吐、黄疸进行性加重、食欲减退、恶心、呕吐、肝大、ALT 升高等，重度黄疸者可出现肝性脑病，发展为肝、肾衰竭而死亡。

（2）出血型：表现为皮肤黏膜瘀点瘀斑、鼻出血、咯血、便血、尿血等，严重者可因消化道大出血或肺大出血而死亡。

（3）肾损害：肾损害表现轻重不一，轻者仅有少量蛋白尿，重者可出现肾衰竭，表现为少尿、大量蛋白、管型尿以及尿毒症。急性肾衰竭是本型主要的死亡原因。

4. **脑膜脑炎型**　起病后 2 ~ 3 日出现头痛加重、呕吐、烦躁、脑膜刺激征阳性等脑膜炎表现，以及意识障碍、瘫痪、抽搐与昏迷等脑炎表现。严重者可出现脑水肿、脑疝和呼吸衰竭。脑脊液检查压力增高，白细胞计数多在 $500 \times 10^6$/L 以下，淋巴细胞为主，蛋白增加，糖正常或稍低，氯化物正常。仅表现脑膜炎症状者预后较好，脑膜脑炎患者病情重，预后较差。

5. **肾衰竭型**　钩体病患者都有不同程度的肾衰竭表现，常并发于重型黄疸出血型的患者，单独肾衰竭型者少见。

**（三）后期（恢复期或后发症期）**

多数患者在病程 10 日以后逐渐好转、痊愈。少数患者可在热退及其他症状消失后数日或数月再次出现症状及体征，称为钩体后发症，是由迟发型变态反应所致。常见有：后发热、眼后发症、反应性脑膜炎、闭塞性脑动脉炎。

▶ **实验室及其他检查**

**（一）常规检查**

1. **血常规**　白细胞总数和中性粒细胞轻度增高或正常。

2. **尿常规** 可有少量蛋白、红细胞、白细胞及管型。

（二）病原学检查

1. **钩体培养** 发病1周可采血液、脑脊液、尿液进行钩体培养。

2. **分子生物学检查** 用PCR法检测血清、脑脊液、尿中钩体DNA。

（三）血清学检查

可用显微凝集试验、酶联免疫吸附试验等检测血清特异性抗体。病后1周可出现阳性，效价1：400（++）以上，并逐渐升高，两周后的双份血清效价增加4倍以上有诊断意义。

（四）其他检查

心电图、肾功能、肝功能、脑脊液以及胸部X线片等。

## 诊断要点

1. **流行病学资料** 在流行地区、流行季节，病前3周内接触疫水史。

2. **临床表现** 急性起病，早期有三症状（发热、全身酸痛、肢体软弱无力），三体征（眼结膜充血、腓肠肌疼痛、浅表淋巴结肿大）。中期出现肺出血、黄疸出血、肝肾功能受损的表现等。

3. **实验室检查** 钩体的分离培养阳性及血清学检查特异性抗体阳性。

## 治疗要点

本病的治疗原则是"三早一就地"，即早发现、早诊断、早治疗、就地治疗。

（一）病原治疗

钩体对青霉素、庆大霉素等多种抗菌药物均敏感，早期抗生素治疗可以显著缩短病程，减轻内脏器官的损害。

青霉素G为首选药物，对钩体病的疗效很好，能够直接杀死病原体。常用剂量为40万U，肌内注射，每6～8h1次，疗程为5～7日或用至退热后3日。

部分钩体病的患者在青霉素首剂治疗后易发生赫氏反应，一般在青霉素首剂治疗后0.5～4h发生，是由于大量钩体被青霉素杀灭后释放毒素所致。患者出现突发寒战、高热，甚至超高热，头痛、脉速，继之大汗、体温骤降，出现低血压或休克等症状。赫氏反应一旦发生，应立即输液，可给予氢化可的松、异丙嗪、氯丙嗪静脉注射或静脉滴注，同时进行物理降温、强心、补液、升压等对症处理。经治疗于0.5～1h后消失。少数患者会因此病情加重，可迅速出现肺弥漫性出血，应高度重视。为避免发生赫氏反应，首剂不易过大，有人主张将青霉素首剂减为5万U肌内注射，4h后10万U，以后再逐渐增至常量。

青霉素过敏的患者可改用庆大霉素，剂量8万U，每8h1次，或用多西环素，疗程同青霉素。

（二）对症治疗

根据不同类型的临床表现，应注意做好相应的对症治疗。

1. **降温** 高热者，以物理降温为主。

2. **止血** 可酌情选用维生素K等止血药物治疗，必要时输入新鲜血。

3. **肺出血型** 有肺出血的表现者可给予镇静剂及止血药物治疗；注意保持呼吸道通畅，及时给予吸氧；有大出血趋势时，应及早应用激素治疗。

4. **黄疸出血型** 加强护肝、解毒以及止血等治疗（可参考"急性病毒性肝炎"的治疗）。肾功能障碍者注意维持水、电解质平衡，同时避免使用对肾有损害的药物。

5. **其他** 后发热和反应性脑膜炎可采用对症治疗；眼后发症应用阿托品散瞳；闭塞性动脉炎可早期使用大量青霉素联合肾上腺皮质激素进行治疗，同时给予血管扩张药物。

## ▶ 预防

### （一）管理传染源

疫区内应大力灭鼠，加强对猪、犬等家畜的管理，给予活菌菌苗预防，并定期检疫。

### （二）切断传播途径

加强疫水管理，做好环境卫生及消毒工作。牲畜饲养场所和屠宰场应做好环境卫生及消毒工作。加强个人防护，流行季节避免与疫水接触，避免在河塘涉水或洗澡。工作需要时，可穿长筒橡皮靴、戴橡皮手套等，防止皮肤破损，减少感染机会。

### （三）保护易感人群

1. **预防接种**　在流行前的1个月对易感者接种灭活的多价钩体菌苗。预防接种应每年皮下注射2次，间隔7～10日。成年人接种普通菌苗，第一次为1 mL，第二次为2 mL。浓缩菌苗剂量应为普通菌苗的一半。

2. **预防用药**　可口服多西环素（强力霉素）预防，每次200 mg，每周1次，或每日肌内注射青霉素80万～120万U，持续2～3日。

## ▶ 护理

### （一）主要护理诊断

1. 体温过高：与钩端螺旋体感染有关。

2. 疼痛：肌肉酸痛：与钩端螺旋体感染引起肌肉毛细血管损伤有关。

3. 躯体移动障碍：肌肉软弱无力：与钩端螺旋体感染引起肌肉毛细血管损伤有关。

4. 气体交换受损：与肺毛细血管损伤有关。

5. 潜在并发症：出血、窒息、肾衰竭、呼吸衰竭、循环衰竭。

### （二）主要护理措施

1. **隔离**　采取接触隔离。

2. **休息**　患者早期严格卧床休息，待症状、体征消失后可下床适当活动，活动量视体力恢复情况逐渐增加。

3. **饮食**　急性期一般应给予高热量、适量蛋白质、低脂、少渣、易消化的流质或半流质饮食，少量多餐。禁食粗糙及刺激性食物。如患者有严重的肝、肾功能损害，应限制蛋白质饮食，如严重肾损害应限制水、盐的摄入。鼓励多饮水，以补充足够的液体。

4. **病情观察**　①生命体征及意识状态；②有无皮肤、黏膜出血，有无腔道出血，出血的频率及量等；③有无肺大出血的先兆表现，如突发面色苍白、心慌、气促、烦躁不安等；④有无肝、肾功能受损的表现，如食欲减退、黄疸、氮质血症等；⑤记录24 h出入量；⑥及时了解肝和肾功能、出凝血时间、血常规等检查结果。

5. **对症护理**

（1）高热：钩体病一般不用退热剂，因其可使体温骤降而引起周围循环衰竭。具体其他措施参见第一章第七节中"发热的护理"相关内容。

（2）疼痛：肌肉疼痛较剧烈者，可用局部热敷，同时将肢体置于舒适体位。

（3）肺出血：①保持病房环境安静，护理操作集中进行，避免不必要的检查和搬动；②遵医嘱给予镇静剂、止血药、激素以及强心药等；③及时吸氧，并做好相应的护理；④保持患者呼吸道通畅，防止窒息，当发生急性弥漫性肺出血时，应立刻配合医生进行抢救；⑤肺大出血时患者可出现休克、呼吸或循环衰竭，或大量咯血而窒息，应做好急救准备，备好抢救药品及物品。

（4）患者发生肝、肾衰竭时应给予相应护理。

**6. 用药护理**　　患者在青霉素首剂治疗后可能会发生赫氏反应，用药后应注意观察并做好预防。①用药后应密切观察患者有无突发寒战、高热、心率及呼吸加快等表现；②首次治疗可从小剂量开始，以后逐渐增加至常规剂量；③可同时静脉滴注氢化可的松；④患者一旦发生赫氏反应，应立刻遵医嘱给予大量氢化可的松及足量的镇静剂，同时给予物理降温等。

### ▶ 健康教育

1. 进行预防教育，疫区内提倡大力灭鼠；加强对家畜和疫水的管理；做好个人防护工作；宣传预防接种的重要性并督促人们按时进行预防接种。

2. 讲述钩体病的有关知识，本病是一种急性传染病，主要因接触被钩体污染的水及土壤而感染发病，临床表现复杂多样，轻重悬殊，重则致死，因此患病后应尽早休息，及时给予治疗，对于并发症及时给予抢救处理。病愈后一般不留后遗症。

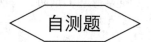

## 一、选择题

1. 钩体病的病原治疗应首选的药物是

　　A. 四环素　　　　　　　　B. 青霉素　　　　　　　　C. 庆大霉素

　　D. 链霉素　　　　　　　　E. 氯霉素

2. 国内目前钩体病引起死亡的主要临床类型是

　　A. 黄疸出血型　　　　　　B. 肺出血型　　　　　　　C. 脑膜脑炎型

　　D. 流感伤寒型　　　　　　E. 肾衰竭型

3. 患者，男性，32 岁。诊断"钩体病"，在病程第 3 日，出现面色苍白、心悸、烦躁不安伴少量咯血，处理错误的是

　　A. 嘱患者卧床休息　　　　B. 吸氧、给予镇静剂　　　C. 给予氢化可的松

　　D. 保持呼吸道通畅　　　　E. 立即给予抗休克治疗

## 二、思考题

1. 钩端螺旋体病的临床表现分几期？中期分几型？各期有何表现？

2. 钩端螺旋体病的治疗要点是什么？治疗中如何预防发生赫氏反应？

3. 钩端螺旋体病的传染源、传播途径是什么？如何预防？

4. 钩端螺旋体病的护理措施是什么？

（黄建梅）

# 第二节　莱　姆　病

患者，男性，28 岁，因发热、头痛 3 日，头痛加重伴呕吐 2 h 入院。

患者 10 日前左侧大腿被蜱叮咬后，局部皮肤出现米粒样大小红色丘疹，有灼热、瘙痒和疼痛感。3 日前出现发热伴头痛、乏力、全身肌肉酸痛。2 h 前头痛加重伴喷射样呕吐，呕吐物为胃内容物。

身体评估：T 40 ℃，P 32 次 / 分，R 40 次 / 分，BP 105/60 mmHg。意识清楚，急性病容。精神萎靡，眼结膜轻度充血及出血，左大腿蜱虫叮咬处可见充血性红斑，边缘略红，中心苍白。双侧腹股沟触及一肿大淋巴结，质韧，有触痛。双肺可闻及少许细小湿啰音。凯尔尼格征（＋），布鲁津斯基征（＋）。

辅助检查：血白细胞 12.5×10$^9$/L，中性粒细胞 80%，淋巴细胞 20%，尿蛋白（＋）。

胸部 X 线片示肺纹理增加，有散在点片状阴影。取红斑皮肤显微镜检查可见伯氏疏螺旋体。

**问题**：1. 患者可能的医疗诊断及诊断依据是什么？

2. 目前该患者处于疾病哪一期？如何治疗？

莱姆病（Lyme disease，LD）是由伯氏疏螺旋体引起的自然疫源性疾病。临床表现为发热，皮肤、神经、关节和心脏等多脏器、多系统损伤。病程长、致残率高。

## ▶ 流行病学

鼠类是主要传染源。通过虫媒传播，硬蜱为传播媒介。人群普遍易感，在林区及农村居住和工作的人感染机会多，故本病发生常与旅游、野营或狩猎有关。全年均可发病，青壮年发病率高。

## ▶ 临床表现

潜伏期为 3 ~ 20 日，平均为 9 日。典型病例的临床表现分 3 期：

### （一）第一期（皮肤损害期或早期）

莱姆病皮肤损害的三大特征是慢性游走性红斑、慢性萎缩性肢端皮炎和淋巴细胞瘤。60% ~ 80% 的患者以蜱叮咬处为中心出现慢性游走性红斑或丘疹，数日或数周后向周围扩展，形成一个大的圆形或椭圆形充血性皮损，外缘呈鲜红色，中心逐渐变白变硬，可有水疱或坏死。局部有灼热、痛、痒感。身体任何部位都可发生红斑，以腋下、腹部、大腿、腹股沟最常见，也可发生于非叮咬部位。本期内患者还可出现发热、头痛、呕吐、肌肉痛、关节痛、颈部轻度抵抗、浅表淋巴结肿大、肝脾大等症状。红斑一般在 3 ~ 4 周内消退。

### （二）第二期（感染扩散期或中期）

起病 2 ~ 4 周后可出现神经与心血管系统的损害。

**1. 神经系统损害表现**　主要为脑膜炎样表现，头痛、呕吐、颈强直、脑脊液呈浆液性改变。部分患者可有兴奋、睡眠障碍、谵妄等脑实质损害的表现。约半数患者会发生神经炎，最早、最常见的是面神经损害，表现为面肌麻痹，病损部位麻木、刺痛。听神经、动眼神经、视神经以及周围神经也可受累，出现相应的临床表现。

**2. 心血管系统损害**　表现为心音低钝、心动过速、房室传导阻滞等症状，通常持续数日至 6 周，可反复发作。

**（三）第三期（持续感染期或晚期）**

本期特点为在发病数月后出现关节损害，通常受累的是大关节，如膝、踝、肘关节等，表现为关节肿胀、疼痛、活动受限，呈游走性或反复发作，可伴体温升高等中毒症状。病变关节的滑膜、软骨、骨组织甚至韧带都可被破坏。除此以外还可出现其他器官如眼、肝以及泌尿系统等损害并引起相应临床表现。

### ▶ 实验室及其他检查

**1. 血常规**　白细胞总数多为正常，红细胞沉降率（血沉）增快。

**2. 病原学检查**　取患者皮肤、滑膜、淋巴结以及脑脊液等组织标本，用银染色或暗视野显微镜检查伯氏疏螺旋体，可迅速作出诊断。

**（四）血清学检查**

检测血清或脑脊液中的特异性抗体。

### ▶ 治疗要点

**1. 病原治疗**　应尽早应用抗螺旋体治疗，可防止慢性化。早期常用多西环素或阿莫西林、疗程 10 ~ 20 日。中期用头孢曲松，疗程 3 ~ 4 周。晚期关节炎患者用多西环素、阿莫西林联合治疗，疗程 30 日。

**2. 对症治疗**　高热及疼痛者，可用解热镇痛剂。症状严重、心肌损害或治疗后出现赫氏反应，可用肾上腺皮质激素。

### ▶ 预防

主要预防措施是做好个人防护，防止蜱叮咬。

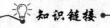知识链接

**生活小防护**

生活在有蜱地区者应该警惕莱姆病，特别是 4 ~ 10 月份，在户外活动之后应检查腹股沟、颈、背和膝后面蜱常躲藏的地方，清除蜱将阻止感染。家庭宠物户外活动后也应检查。亮颜色的衣服可引起蜱的注意。衣服袖口、长手套的开口应封闭。避免直接坐在地上。

## 自测题

## 一、选择题

1. 莱姆病的病原体是

　A. 细菌　　　　　　　　B. 病毒　　　　　　　　C. 立克次体

　D. 螺旋体　　　　　　　E. 原虫

2. 莱姆病出现神经系统的表现是在

　A. 第一期　　　　　　　B. 第一期和第二期　　　C. 第二期

D. 第二期和第三期　　　E. 第三期

3. 莱姆病采取的隔离方式是

　　A. 消化道隔离　　　B. 虫媒隔离　　　　C. 血液隔离

　　D. 皮肤接触隔离　　E. 体液隔离

## 二、思考题

1. 莱姆病临床分哪几期？各期主要的临床表现有哪些？

2. 莱姆病的传播途径是什么？如何有效预防该疾病？

（黄建梅）

第六章

# 原虫感染性疾病

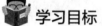

## 学习目标

1. 说出本章各种原虫感染性疾病的病原学特点。
2. 结合各种原虫感染性疾病的发病机制解释其临床表现。
3. 描述各种原虫感染性疾病的常用实验室及其他检查。
4. 解释各种原虫感染性疾病的治疗要点。
5. 结合各种原虫感染性疾病的流行病学制定预防措施。
6. 应会进行各种原虫感染性疾病患者的整体护理及健康教育。
7. 运用所学知识树立求真务实、坚持不懈的科学精神。

# 第一节 阿米巴病

> **案例 6-1**
>
> 患者，男性，48岁，因发热、腹痛、腹泻及果酱样黏液便3天来诊。
>
> 患者3天前与朋友于日本料理店进餐后出现发热、中腹部阵发性隐痛，每日排便7~8次，量中等，暗红色，混有黏液和血液，有腥臭味。
>
> 身体评估：T 38.7 ℃，R 22次/分，P 93次/分，BP 123/79 mmHg。神志清晰，中下腹有压痛，无反跳痛，肠鸣音9~10次/分。
>
> 血常规：白细胞增多，中性粒细胞增多。便常规：红细胞（++），脓细胞（++），外观果酱样，镜检发现阿米巴滋养体。
>
> 诊断：阿米巴痢疾。
>
> 问题：1. 该患者应采取的治疗原则是什么？
>
> 2. 该患者主要的护理诊断及其护理措施是什么？
>
> 3. 对此患者应如何治疗？
>
> 4. 对此患者应如何进行整体护理及健康教育？

阿米巴病（amebiasis）是由溶组织内阿米巴原虫感染人体所引起的一种寄生虫病。根据其病变部位和临床表现的不同，分为肠阿米巴病（阿米巴痢疾）和肠外阿米巴病（主要为阿米巴

思政之光

音频：
阿米巴病

肝脓肿）。

# 一、肠阿米巴病

肠阿米巴病（intestinal amebiasis）又称为阿米巴痢疾，是由溶组织内阿米巴感染所引起的肠道传染病。临床典型特征为腹痛、腹泻、黏液脓血便。病变部位多在近端结肠和盲肠。本病易复发，也可出现肠内、外并发症。

## 病原学

溶组织内阿米巴的生活史有滋养体和包囊两个期。

### （一）滋养体

**1. 小滋养体（肠腔型滋养体）** 直径 10～20 μm，伪足不明显，活动力不强，无侵袭力，不吞噬红细胞，寄生在结肠中，以宿主肠内容物为营养。小滋养体在一般情况下随食物下至横结肠后，由于成形粪便增加，水分被吸收，营养减少，滋养体逐渐停止活动，虫体团缩，并分泌一层较硬的外壁形成包囊，随粪便排出体外。

**2. 大滋养体（致病型滋养体）** 当机体抵抗力下降或肠壁受损时，小滋养体凭借机械运动和分泌溶组织酶的水解作用侵入肠壁组织，大量繁殖，体积增大，直径 20～60 μm，有明显伪足，活动力增强，称为大滋养体。大滋养体有致病力，从被破坏的组织中摄取营养，并有吞噬血中红细胞的能力。其抵抗力很弱，排出体外后，在室温下数小时内死亡。

### （二）包囊

圆形，直径 5～20 μm，碘液染色呈黄色，外周有透明的囊壁，内含 1～4 核，中央有核仁，成熟的包囊有 4 个核，具有感染性。包囊对外界抵抗力较强，能耐受人体胃酸作用和常用化学消毒剂，在粪便中和潮湿环境中能存活数周或数月，但对加热和干燥敏感，加热 50 ℃数分钟可杀灭。

## 流行病学

### （一）传染源

慢性、恢复期患者及无症状包囊携带者，粪便中持续排出包囊，为主要传染源。急性期患者多排出滋养体，不成为传染源。

### （二）传播途径

主要通过被包囊污染的食物、水、手等经口感染。苍蝇和蟑螂可携带包囊引起传播。水源污染可引起地方性流行。

### （三）人群易感性

人群普遍易感，婴儿与儿童发病机会相对较少。人体感染后产生无保护作用的特异性抗体，故重复感染多见。

### （四）流行特征

本病呈全球性分布，以热带、亚热带地区多见。地区经济卫生条件、生活饮食习惯与感染率密切相关。农村高于城市，成人高于儿童，夏秋季多见。我国多为散发。

## 发病机制与病理变化

经口摄入被溶组织内阿米巴包囊污染的食物和水进入消化道后，未被胃酸杀死的包囊进入小肠下段经碱性胰蛋白酶作用脱囊，发育成小滋养体寄生于结肠腔内。当机体免疫力下降时，小滋养体发育成大滋养体并侵入肠黏膜，吞噬红细胞和组织细胞，破坏肠壁，形成溃疡。滋养体亦可分泌具有肠毒素样活性的物质，引起肠蠕动增快、肠痉挛。出现腹痛、腹泻及黏液脓血便。

病变主要累及盲肠、升结肠及直肠。病变初期为浅表糜烂，继而形成小脓肿，破溃后形成口小底大的烧瓶样溃疡，并从中排出棕黄色坏死物质，临床出现痢疾样症状。溃疡不断深入可累及肌层和浆膜层并发肠出血和肠穿孔。

## 临床表现

潜伏期一般为3周，短者数日，长者可达1年。

### （一）无症状型肠阿米巴病（包囊携带者）

最常见，占90%以上，临床无症状，多次粪便检查发现阿米巴包囊。当被感染者的免疫力低下时，可转变为急性阿米巴痢疾。

### （二）急性肠阿米巴病

起病缓慢，全身中毒症状轻，多数患者无发热或仅有低热。以腹痛、腹泻开始，每日排便10次左右，粪便量中等，为黏液血便，呈暗红色果酱样，有腥臭味，含大量阿米巴滋养体。右下腹有压痛，病变累及直肠，可出现里急后重。症状持续数日后可自行缓解，但易复发或转为慢性。

### （三）暴发型肠阿米巴病

少见，多发生在感染严重、孕妇、儿童、体弱、营养不良者或接受激素治疗者。急性起病，全身中毒症状明显，寒战、高热、剧烈腹痛、腹胀，每日排便10次以上，粪便量多，呈黏液血性或洗肉水样，有奇臭，伴里急后重及腹部明显压痛。有不同程度的脱水、虚脱甚至出现休克，易并发肠出血和肠穿孔或腹膜炎。若不积极抢救，可在1~2周内因毒血症或并发症死亡。

### （四）慢性肠阿米巴病

急性肠阿米巴病患者的临床表现若持续存在2个月以上，则转为慢性。临床表现为食欲缺乏、消瘦、贫血、乏力、腹胀、腹泻，有时便秘与腹泻交替出现，胃肠功能紊乱。体检时肠鸣音亢进，右下腹压痛。粪便中可有包囊，急性发作时可发现滋养体。

## 并发症

### （一）肠内并发症

肠出血、肠穿孔、阑尾炎、直肠-肛门瘘、结肠肉芽肿等。

### （二）肠外并发症

阿米巴滋养体经血液或淋巴蔓延至肠外远处器官。阿米巴肝脓肿最常见，其他部位（如肺、脑、泌尿道）也可发生阿米巴病。

## 实验室及其他检查

### （一）血常规

白细胞总数一般正常、可轻度增高，并发细菌感染时白细胞总数和中性粒细胞均增高，少数患者嗜酸性粒细胞增多，慢性患者可有轻度贫血。

### （二）粪便检查

粪便呈暗红色果酱样，有腥臭味，含血及黏液。在新鲜粪便中找到活动的、吞噬红细胞的阿米巴滋养体，有确诊价值。粪便做涂片镜检见大量红细胞，少量白细胞和夏科-莱登结晶。慢性患者粪便镜检能发现圆形、有4个细胞核的包囊。粪便标本新鲜、保温保湿、室温30 min内送检，可提高检测率。

**（三）血清学检查**

单克隆或多克隆抗体检测粪便中溶组织内阿米巴滋养体抗原，灵敏度高、特异性强，检测阳性可作为确诊的依据。

**（四）乙状结肠镜或纤维结肠镜检查**

肠壁可见大小不等的散在溃疡，边缘整齐，表面覆有黄色脓液，溃疡间黏膜正常，取溃疡边缘部分涂片镜检及活检可见滋养体。

▶ 诊断要点

1. **流行病学资料**　是否进食可疑被污染食物，是否与慢性患者、恢复期患者有密切接触。
2. **临床表现**　有腹痛、腹泻、暗红色果酱样黏液血便、有腥臭味。
3. **实验室检查**　粪便镜检发现阿米巴滋养体、包囊是确诊依据。

▶ 治疗要点

**（一）一般治疗**

急性患者卧床休息，合理饮食，给予流质、半流质食物。严重腹泻患者可适当补液保持水、电解质平衡。慢性患者加强营养，增强体质，注意避免刺激性饮食。暴发型患者给予输液、输血等支持治疗。

**（二）病原治疗**

1. **硝基咪唑类**　是目前治疗肠内、外各型阿米巴病的首选药物，具有强大的阿米巴滋养体杀灭作用，包括甲硝唑、替硝唑、奥硝唑、塞克硝唑等。有一过性白细胞减少、眩晕、腹泻、共济失调等副作用。3个月内的妊娠期、哺乳期及血液病患者禁用。
2. **二氯尼特**　又名糠酯酰胺，是目前杀包囊最有效的药物。孕妇禁用。
3. **抗菌药物**　有巴龙霉素、喹诺酮类等抗生素。能抑制肠道共生细菌而影响阿米巴的生长繁殖。特别是合并细菌感染时更有效。

**（三）并发症治疗**

肠出血者及时止血、补液或输血。肠穿孔者及时进行外科手术，并用替硝唑和广谱抗生素控制感染。

▶ 预防

**（一）管理传染源**

彻底治疗急慢性患者和排包囊者。特别要注意检查和治疗从事饮食行业的排包囊者和慢性患者。消化道隔离至症状消失或粪便连续3次检查找不到滋养体或包囊。

**（二）切断传播途径**

加强粪便和水源的管理，注意饮食、饮水卫生，喝开水、吃熟食，餐前便后洗手，消灭蟑螂、苍蝇，做好卫生宣传工作。

**（三）保护易感人群**

严格执行食品卫生管理法及有关制度，对慢性腹泻者及时检查治疗。

▶ 护理

**（一）主要护理诊断**

1. 腹泻：与溶组织阿米巴感染所致肠道病变有关。
2. 疼痛：腹痛：与溶组织阿米巴感染所致肠道病变有关。
3. 营养失调：低于机体需要量：与肠道吸收功能下降有关

4. 潜在并发症：肠出血、肠穿孔等。

**（二）主要护理措施**

1. **隔离与消毒** 消化道隔离和接触隔离，患者含有包囊大便及其污染物用漂白粉消毒，消灭苍蝇、蟑螂。

2. **休息** 急性患者、暴发型患者应卧床休息。

3. **饮食** 给予流质或半流质易消化少渣饮食，如牛奶、米粉、米汤、蛋类等；避免粗纤维、生冷、辛辣刺激的食物，喝开水、吃熟食；病情稳定后给予高热量、高蛋白、高维生素的食物。

4. **病情观察** 密切观察生命体征，观察每日排便的性状、次数、量，及时发现肠出血；密切注意是否有突发的右下腹疼痛，腹肌紧张，压痛和反跳痛等肠穿孔表现；暴发型患者注意观察水和电解质紊乱情况及血压的变化，发现休克表现及时报告医生作出处理。

5. **腹痛** 对患者实施腹部热敷或遵医嘱予颠茄合剂或肌注阿托品等解痉药。

6. **腹泻** 保持肛周皮肤黏膜清洁，排便后用温水清洗肛周，每天用 1：5000 高锰酸钾溶液坐浴，局部可涂抹润滑油，减少刺激，保持床单清洁和干燥。

7. **用药护理** 甲硝唑应注意观察是否有恶心、腹泻、腹痛、头晕、口腔金属气味、白细胞降低等不良反应，妊娠 3 个月内和哺乳期禁用。

8. **正确采集标本** 采集新鲜的黏液、脓血部分的大便并及时送检以提高阳性率；气温低时，为防止阿米巴滋养体失去活力，便盆可用温水加热；为提高阳性率可反复多次送检粪便。

9. **心理护理** 了解患者的心理状况及动态变化，掌握沟通技巧；鼓励患者表达自己的感受并提出相关问题，对问题予以解释，解除患者思想顾虑，树立战胜疾病的信心。

▶ 健康教育

1. 进行预防教育，讲述加强饮食管理、粪便管理和注意个人卫生对预防肠阿米巴病的重要意义。

2. 宣教疾病的有关知识，向患者及家属介绍疾病的病因、传播途径、临床表现、治疗药物及不良反应等。告知消毒隔离知识，粪便标本采集的知识。

3. 出院指导，告知每月复查粪便 1 次，连续留检 3 次，以决定是否需要重复治疗。

## 二、阿米巴肝脓肿

阿米巴肝脓肿（amebic liver abscess）又称阿米巴肝病，是肠阿米巴病最常见的并发症。临床典型特征以长期不规则发热、消瘦、肝区疼痛、肝大为特点。部分患者可无肠阿米巴病的临床表现而单独发生。

▶ 发病机制

自原虫侵入到肝脓肿形成平均需要 1 个月以上。寄生在肠壁的溶组织内阿米巴大滋养体经门静脉、淋巴管或直接蔓延侵入肝。大滋养体大多数在肝很快被消灭，少数在肝内繁殖，导致小静脉炎和静脉周围炎。门静脉的静脉栓塞使组织缺血坏死，溶组织酶使组织液化形成肝脓肿。

肝脓肿的坏死灶位于中央，为液化的肝组织呈巧克力色，有肝腥味，内含红细胞、白细胞、脂肪、夏 - 莱二氏结晶等。脓肿壁上附着阿米巴大滋养体，未发现包囊。阿米巴肝脓肿不会发展为肝硬化。

## 临床表现

临床表现的轻重与脓肿的部位、大小和是否有继发感染有关。

起病大多缓慢，最初为低热、盗汗等，体温逐渐升高，可表现为弛张热或间歇热，常伴有食欲减退、恶心、呕吐、腹胀、腹泻、体重下降等。肝区疼痛是本病的主要症状，呈持续性钝痛，随深呼吸及体位变化而加重。脓肿多位于肝右叶顶部，从而刺激右侧膈肌，导致右肩疼痛、右下肺炎、胸膜炎等。脓肿亦可位于右肝下部，可引起右上腹或右腰部疼痛，体查可有肝大、边缘较钝及压痛、叩击痛。靠近肝包膜的脓肿较易发生破溃。

阿米巴肝脓肿长期病变患者可出现进行性消瘦、贫血、水肿等。

## 并发症

主要并发症为脓胸、肺脓肿、膈下脓肿、心包积液、心包压塞、腹膜炎和继发细菌感染等。

## 实验室及其他检查

### （一）血常规

急性期白细胞总数和中性粒细胞增多。慢性期大多正常，但血红蛋白降低。

### （二）粪便常规

粪便可找到阿米巴滋养体或包囊，有助于诊断，但阳性率不高。

### （三）肝穿刺检查

典型脓液呈棕褐色、黏稠、有腥臭味，若可以在脓液中找到滋养体或检测出其抗原，则可明确诊断。

### （四）影像学检查

B 超可以发现肝脓肿的部位、大小、数目，指导穿刺抽脓的方向和深度；X 线可见右侧膈肌抬高，运动受限，有胸腔积液；CT 或 MRI 可显示肝内占位性病变。

## 治疗要点

### （一）一般治疗

卧床休息，加强营养。

### （二）病原治疗

1. **甲硝唑** 首选药物，每次 400 ~ 800 mg，每日 3 次，连服 10 天。

2. **氯喹** 肝内浓度高，疗效较好。

### （三）肝穿刺引流

靠近体表，直径大于 3 cm 的脓肿，可在抗阿米巴药治疗后进行肝穿刺抽脓。

### （四）抗生素治疗

并发细菌感染者可选用敏感抗生素治疗。

### （五）外科治疗

肝脓肿破溃并发腹膜炎患者，内科治疗效果不好患者，可进行外科手术治疗。

## 预防

及时、彻底治疗肠阿米巴病及带包囊者。

▶ **护理措施**

**（一）主要护理诊断**

1. 体温过高：与肝组织坏死、脓肿形成有关。

2. 疼痛：腹痛：与肝脓肿有关。

3. 营养失调：低于机体需要量：与肝脓肿长期低热、消耗增多有关。

**（二）主要护理措施**

1. **隔离与消毒**　同肠阿米巴病。

2. **休息**　卧床休息为主，以减少体力消耗、利于疾病恢复。

3. **饮食**　高热量、高蛋白、高维生素、易消化饮食，如有贫血给予含铁丰富食物。

4. **病情观察**　观察体温变化及肝区疼痛情况，注意体重变化及血红蛋白检查，如有腹痛加重，腹肌紧张、压痛及反跳痛则可能发生脓肿破溃，应立即通知医生。

5. **疼痛**　取左侧卧位减轻肝区疼痛，剧烈疼痛者可遵医嘱给予止痛剂。

6. **肝穿刺抽脓的护理**

（1）术前准备：说明手术目的、方法及术中配合的注意事项，取得患者配合，减轻患者紧张和焦虑情绪。

（2）术中观察：抽脓过程注意患者的反应，记录脓液性质、颜色、气味和量，并立即送检标本。

（3）术后护理：术后 8 h 内严密观察患者的症状及生命体征，发现异常及时通知医生，嘱患者术后卧床休息 24 h。

▶ **健康教育**

1. **预防宣教**　彻底治疗肠阿米巴，才可以预防阿米巴肝脓肿。

2. **疾病知识**　告知患者疾病过程、检查及治疗措施，特别是肝穿刺抽脓是重要的措施之一，并介绍穿刺的注意事项，以利于患者配合。

〈 **自测题** 〉

## 一、选择题

1. 肠阿米巴病最常见的病变部位是

　　A. 盲肠、升结肠　　　　　B. 直肠、乙状结肠　　　　　C. 空肠、回肠

　　D. 盲肠、回肠　　　　　　E. 结肠、空肠

2. 肠阿米巴病最常见的肠外并发症是

　　A. 心包积液　　　　　　　B. 脑脓肿　　　　　　　　　C. 肝脓肿

　　D. 肺脓肿　　　　　　　　E. 胸腔积液

3. 阿米巴肝脓肿的确诊依据是

　　A. 肝大及有压痛　　　　　　　　　　B. 胸透右膈肌升高，活动受限

　　C. 肝区超声波检查肝内有液性暗区　　D. 有肠阿米巴病病史

　　E. 诊断性穿刺抽取棕褐色黏稠带腥臭味脓液

4. 患者，男，37岁，腹痛、腹泻半月，排便 4 ~ 8 次 / 天，量多，暗红色，有腥臭味，

肉眼可见血液及黏液，无发热，左下腹隐痛。粪便镜检：WBC ＋/HP，RBC ＋＋＋/HP。最可能的诊断是

A. 急性菌痢　　　　　B. 血吸虫病　　　　　C. 弯曲菌肠炎

D. 阿米巴痢疾　　　　E. 慢性非特异性溃疡性结肠炎

## 二、思考题

1. 阿米巴痢疾与细菌性痢疾如何鉴别？

2. 阿米巴病患者粪便采集的注意事项有哪些？

3. 阿米巴肝脓肿穿刺抽脓的护理要点是什么？

（刘杨武）

# 第二节　疟　疾

> **案例 6-2**
>
> 患者女性，39岁，因畏寒、发热5天来诊。
>
> 患者5天前开始反复间歇出现畏寒，继而发热，持续4～5 h后热退伴明显出汗。患者20多天以前出差至柬埔寨，露宿野外，被蚊虫叮咬多次。
>
> 身体评估：T 39 ℃，R 20次/分，P 90次/分，BP 120/85 mmHg。神志清楚，心肺检查无异常，右下腹有压痛，无反跳痛，肝、脾肋下未触及，肠鸣音5～7次/分。
>
> 辅助检查：血常规：白细胞$6.3×10^9$/L，中性粒细胞70%，淋巴细胞24%；血涂片：发现间日疟原虫滋养体。
>
> 诊断：疟疾。
>
> **问题：** 1. 患者反复间断出现畏寒发热的原因是什么？
>
> 　　　　2. 疟疾主要的传播途径是什么？如何预防与护理？
>
> 　　　　3. 对此患儿应如何治疗？
>
> 　　　　4. 对此患儿应如何进行整体护理及健康教育？

　　疟疾（malaria）是由疟原虫通过雌性按蚊叮咬感染传播的寄生虫病。临床上以反复发作的间歇性、周期性的寒战、高热、大汗、继之缓解为主要发病特征。

音频：
疟疾

## ▶ 病原学

　　感染人类的疟原虫有间日疟原虫、三日疟原虫、恶性疟原虫、卵形疟原虫4种。疟原虫的发育过程分疟原虫在人体内进行无性繁殖和在蚊体内进行有性繁殖2个阶段。4种疟原虫生活史基本相同，均有2个宿主：人为中间宿主，蚊为终末宿主。

　　**（一）疟原虫在人体内的发育**

　　1. **红细胞外期**　又称肝细胞内期。体内存在感染性子孢子的雌性按蚊在叮人吸血时，子孢子进入血液循环并快速到达肝，肝细胞内的子孢子进行裂体增值，发育变成成熟的裂殖体并

分裂产生大量裂殖子。肝细胞肿胀、破裂释放出裂殖子，吞噬细胞吞噬部分裂殖子，部分裂殖子侵入红细胞内，为红细胞内期。

2. **红细胞内期**　红细胞内的裂殖子进行无性繁殖（小滋养体、大滋养体、裂殖体、裂殖子），产生大量成熟的裂殖子胀破红细胞，释放裂殖子、疟色素及代谢产物进入血液，产生临床典型发作。裂殖子反复侵入红细胞，引起周期性发作。间日疟与卵形疟周期为48 h，三日疟为72 h，恶性疟为36 ~ 48 h。裂体增殖在红细胞内经过3 ~ 4代后，部分裂殖子发育成雌、雄配子体。配子体在人体内存活30 ~ 60日，雌性按蚊叮人吸血进入蚊体内继续发育。

**（二）疟原虫在蚊体内的发育**

1. **有性生殖**　雌按蚊胃内的雌、雄配子体发育成雌、雄配子，交配产生的合子发育成动合子，穿过蚊胃壁发育成卵囊。

2. **孢子增殖**　卵囊里孢子增殖产生成千上万个子孢子并进入雌按蚊的唾液腺，雌按蚊在叮咬人时进入人体。见图6-1。

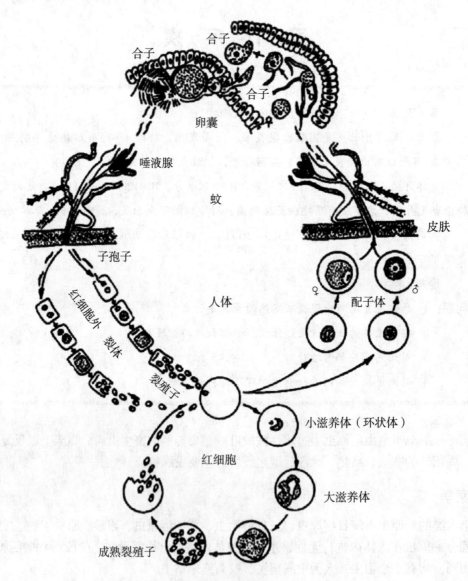

图 6-1　疟原虫生活史

## ▶ 流行病学

### （一）传染源

疟疾患者和无症状带疟原虫者。

### （二）传播途径

疟疾主要经具有传染性的雌性按蚊叮咬传播，我国以中华按蚊为主要传播媒介。少数病例可因输入带有疟原虫的血液或经母婴垂直传播后发病。

### （三）人群易感性

普遍易感，感染后可获得一定程度免疫力，但不持久，各型间无交叉免疫性。在疫区儿童和外来人口感染发病率较高。

### （四）流行特征

疟疾的流行主要具有地区性和季节性。主要流行在热带和亚热带，其次为温带。我国主要以间日疟流行为主，恶性疟次之。发病以夏秋季较多见。

## ▶ 临床表现

不同类型的疟疾潜伏期各异：间日疟和卵形疟为 13 ~ 15 日，三日疟为 24 ~ 30 日，恶性疟为 7 ~ 12 日。

### （一）典型发作

疟疾的典型症状为反复周期性的寒战、高热、大量出汗、继之缓解。临床上可分为以下4 期。

1. **前驱期**　仅部分患者有前驱症状，如头痛、乏力、全身肌肉酸痛、食欲减退、畏寒等。

2. **寒战期**　突然发病，患者先感到手脚和背部发冷，继而出现全身寒战、面色苍白、口唇指甲发绀，伴头痛、恶心呕吐。寒战期可持续 20 min 至 1 h。

3. **高热期**　体温迅速上升，可达 40 ℃，患者出现面色潮红、结膜充血、脉搏快速有力，伴头痛剧烈、全身酸痛乏力、心悸、口渴、烦躁不安，严重时可发生昏迷或抽搐，此期持续2 ~ 6 h。

4. **出汗期**　高热后，全身大量出汗，体温迅速下降，自觉症状明显缓解，但仍感明显乏力、口干，持续 30 min 至 1 h 后进入间歇期。间日疟、卵形疟间歇期为 2 天，三日疟间歇期为3 天，恶性疟间歇期为 36 ~ 48 h。反复多次发作后患者可出现贫血、肝脾大、体弱等现象。

### （二）凶险发作

1. **脑型疟**　脑型疟是恶性疟的严重临床类型，亦偶见于间日疟，病情凶险，病死率较高。以谵妄和昏迷为主要临床特征，大多数患者有高热、脑膜刺激征阳性表现，严重者可发生脑水肿、呼吸衰竭甚至死亡。

2. **超高热型**　起病急，主要表现为持续高热，体温可达 42 ℃，患者继之出现谵妄、昏迷、抽搐，可在数小时内死亡。

除脑型疟和超高热型外，还有胃肠类型等，但较少见。

### （三）输血后疟疾

由输入带有疟原虫的血液引起，潜伏期 7 ~ 10 天，长者 30 天。症状与蚊传疟疾相似，但因无肝细胞内繁殖阶段，只有红细胞内期疟原虫，所以治疗后一般无复发。

### （四）复发与再燃

疟疾复发见于病愈后 3 ~ 6 个月，是由肝细胞内的迟发型子孢子在体内经休眠后再次侵入红细胞内引起的发作。只见于间日疟和卵形疟。

疟疾再燃多见于病愈后 1 ~ 4 周，是由血液中残存的疟原虫引起，4 种疟疾均有发生的可能性。

### ➤ 并发症

主要是黑尿热，为恶性疟的严重并发症之一。由于并发急性血管内溶血，患者主要表现为突发寒战、高热、腰痛、酱油色尿（血红蛋白尿）、肝脾大、急性贫血、黄疸等。严重者可导致急性肾衰竭。

### ➤ 实验室及其他检查

**（一）血常规**

白细胞计数正常或减少，单核细胞可增多。多次发作后红细胞计数和血红蛋白计数下降。

**（二）疟原虫检查**

血涂片染色查找到疟原虫，是确诊疟疾的最可靠方法。应当在寒战或发热初期采血。骨髓穿刺涂片染色的阳性率高于血液涂片。

**（三）血清学检查**

检测血清特异性抗体，因特异性抗体在感染后 3 ~ 4 周才出现，故该检查适用于流行病学调查、回顾性诊断等。

### ➤ 诊断要点

1. **流行病学资料** 在疫区有居住史或旅游史，存在疟疾发作史，或有输血史。
2. **临床表现** 根据典型的周期性寒战、高热、出汗及肝、脾大和贫血等即可诊断。
3. **实验室检查** 病原学检查血涂片找到疟原虫是确诊依据。

### ➤ 治疗要点

首先病原治疗，杀死红细胞内期及外期的疟原虫以控制发作和防止复发。

**（一）病原治疗**

1. **控制发作**

（1）氯喹：是目前控制发作的首选药物，其可迅速杀灭红细胞内滋养体和裂殖体。主要适用于间日疟、三日疟和无抗药性的恶性疟患者。成人用法为：首次口服氯喹 1 g（0.6 g 基质），6 ~ 8 h 后口服 0.5 g（0.3 g 基质），第 2、3 天每天口服 0.5 g（0.3 g 基质）。头晕、恶性食欲减退、腹痛等为主要不良反应。药物过量可出现房室传导阻滞、心动过缓和血压下降。

（2）青蒿素及其衍生物：常用双氢青蒿素，成人口服 60 mg/d，每天 1 次，首次加倍，连服 5 ~ 7 天，儿童按年龄递减。

2. **防止复发及传播** 磷酸伯氨喹啉简称伯喹，主要能杀死肝细胞内疟原虫，起到防止复发和病因预防作用；同时还可以杀死各种疟原虫的配子体，起到防止传播作用。

**（二）凶险疟疾治疗**

快速、足量、静脉给予高效的抗疟疾药。常用磷酸咯萘啶、青蒿素、盐酸甲氟喹等。

**（三）对症治疗**

1. **典型疟疾** 高热予以降温，摄入不足可予以静脉输液，贫血予以补充铁剂治疗。

2. **凶险疟疾**

（1）高热惊厥：除给予物理降温外，可给肾上腺皮质激素，必要时镇静解痉治疗。

（2）脑水肿：20% 甘露醇脱水治疗。

（3）呼吸衰竭：给予脱水剂和呼吸兴奋剂或使用呼吸机。

（4）黑尿热：马上停用奎宁及伯喹，给予激素、利尿、碱化尿液等治疗。

## ▶ 预防

### （一）控制传染源

积极治疗疟疾患者和带虫者。对带虫者一般在春季或流行高峰前 1 ~ 2 个月进行抗复发治疗。

### （二）切断传播途径

采取灭蚊措施。使用杀蚊药物杀灭按蚊及其幼虫，并彻底清除有积水和杂草等蚊子孳生场所。

### （三）保护易感人群

采取防蚊措施。使用蚊帐，安装纱门纱窗。暴发流行区、高疟区人群可给予口服乙胺嘧啶预防，同时可涂抹驱蚊药防蚊叮咬。

## ▶ 护理

### （一）主要护理诊断

1. 体温过高：与疟原虫感染有关。

2. 疼痛：头痛：与高热有关。

3. 潜在并发症：颅内压增高、惊厥发作、呼吸衰竭。

### （二）主要护理措施

1. 虫媒隔离。

2. **休息** 卧床休息，减少患者体力消耗。

3. **饮食** 急性发作期给予高热量的流质或半流质饮食，呕吐不能进食患者给予静脉输液补充营养。贫血患者给予高蛋白、高铁饮食。

4. **病情观察** 密切观察体温变化，防止高热引起惊厥；密切观察皮肤黏膜颜色及血红蛋白，注意有无贫血表现；密切监测生命体征，特别注意有无头痛、呕吐、抽搐及意识障碍等凶险发作表现。

5. **对症护理**

（1）寒战、高热：寒战时注意保暖；高热时予以物理降温，必要时使用阿司匹林药物降温；出汗时及时清理汗液更换衣物防止受凉，补充体液防止虚脱。

（2）凶险发作：有惊厥、昏迷患者保持呼吸道通畅，协助医生处理高热、脑水肿、呼吸衰竭等，注意昏迷患者护理。

（3）黑尿热：严格卧床休息到症状消失。保证足够液体入量3000 ~ 4000 mL/d，每日尿量不少于1500 mL，贫血严重者给予输血处理。

6. **用药护理** 遵医嘱用药，密切观察不良反应。服用氯喹存在恶心、呕吐等胃肠道不良反应及房室传导阻滞、心动过缓、血压下降等心血管不良反应。服用伯喹等药物有溶血反应的可能，发现后要及时通知医生并停药。

## ▶ 健康教育

1. 进行预防教育，教育群众防蚊、灭蚊的重要意义，搞好环境卫生，清理积水和杂草，装好纱门纱窗，外出时在身体暴露部位涂抹驱蚊药水。

2. 讲述疟疾的有关知识，如疟疾的传染源、传播途径、临床表现、治疗措施、药物不良反应等。患者治疗后定期随访，如有复发及时到医院就诊。疟疾高发区要宣传预防用药的重要性。强调服用药物根治疟疾的重要性。

自测题

## 一、选择题

1. 下列哪项不是疟疾的途径传播
   A. 虫媒            B. 输血            C. 空气
   D. 母婴            E. 胎盘

2. 寄生人体的疟原虫有几种
   A. 1种            B. 2种            C. 3种
   D. 4种            E. 5种

3. 控制疟疾发作的首选药物是
   A. 氯喹            B. 青蒿素          C. 伯喹
   D. 奎宁            E. 磷酸咯萘啶

4. 寄生在人体的疟原虫最常见的是
   A. 三日疟原虫      B. 间日疟原虫      C. 卵形疟原虫
   D. 恶性疟原虫      E. 四日疟原虫

5. 疟疾患者，男，35岁，经氯喹治疗后，体温正常，患者出院3周后再次出现寒战、高热、大汗，患者否认再到疟疾流行区，最可能的诊断是
   A. 再次感染疟原虫  B. 疟疾再燃        C. 疟疾近期复发
   D. 疟疾远期复发    E. 疟原虫产生耐药性

## 二、思考题

1. 疟原虫的生活史分几个阶段？
2. 典型的间日疟临床表现分几期？各期有何特点？
3. 为何不同种类疟原虫引起的疟疾临床发作时间不同？
4. 对于疟疾有诊断价值的实验室检查是什么？
5. 疟疾如何预防？
6. 疟疾的主要护理诊断及主要护理措施有哪些？

（刘杨武）

## 第七章

# 蠕虫感染性疾病

思政之光

### 学习目标

1. 说出蠕虫感染性疾病的病原学特点。
2. 列举蠕虫感染性疾病的常见并发症。
3. 复述蠕虫感染性疾病的常用实验室及其他检查。
4. 归纳各种蠕虫感染性疾病的治疗要点。
5. 结合蠕虫感染性疾病的流行病学特征制订其预防措施。
6. 应会进行蠕虫感染性疾病的整体护理及健康教育。
7. 实例引证、学思践悟，牢固树立爱国爱党信念。

## 第一节 日本血吸虫病

**案例 7-1**

患者，男，40 岁，湖北咸宁人。因发热 10 余日，伴腹泻、腹痛入院。

患者近 10 日来发热，体温最高达 40 ℃，伴腹泻、腹痛，每日排便 3 ~ 5 次，为稀水样便。发病 2 个月前曾在家附近河塘多次下河捕鱼、游泳。

身体评估：T 39.5 ℃，P 92 次 / 分，R 20 次 / 分，BP 130/80 mmHg，急性病容，无黄疸，下肢皮肤可见荨麻疹，腋窝及腹股沟可触及数个淋巴结，约黄豆大小，腹软，肝右肋下 1 cm、剑突下 3 cm，脾未触及。

辅助检查：血白细胞 $14.5 \times 10^9$/L，中性粒细胞 60%，淋巴细胞 20%，嗜酸性粒细胞 30%。

**问题：** 1. 患者可能的医疗诊断及诊断依据是什么？

2. 对患者如何治疗和护理？

3. 该病主要的预防措施是什么？

日本血吸虫病（schistosomiasis japonica）是日本血吸虫寄生于人体门静脉系统引起的疾病。由皮肤接触含有尾蚴的疫水而感染。主要病变为虫卵沉积于肝和肠壁引起虫卵肉芽肿。急性期患者有发热、腹泻或脓血便、肝大与压痛、嗜酸性粒细胞显著增多。慢性期以肝大、脾大或慢性腹泻为主。晚期则以门静脉周围纤维病变为主，可发展为肝硬化，伴明显门静脉高压、

视频：
日本血吸虫病

巨脾、腹水等。有时会发生血吸虫病异位损害。

目前公认可寄生于人体的血吸虫有 5 种，即日本血吸虫、曼氏血吸虫、埃及血吸虫、间插血吸虫和湄公血吸虫。据世界卫生组织统计，目前全球约 6 亿人受血吸虫感染威胁，全球每年有超过 2 亿血吸虫病患者需接受治疗。日本血吸虫病流行于中国、菲律宾与印度尼西亚。2015年，中国血吸虫患者数为 7.72 万人，比 2004 年的 84.25 万人下降了 90.84%。

### ▶ 病原学

日本血吸虫成虫为雌雄异体，常合抱在一起，寄生于人体或其他哺乳动物的门静脉系统，主要在肠系膜下静脉。存活时间一般为 4 ～ 5 年，长者达 20 年。雌、雄成虫在血管内交配产卵，一条雌虫每天可产卵 1000 个左右。大部分虫卵滞留于宿主的肝及肠壁内，部分虫卵从肠壁穿破血管，随粪便排出体外，入水，在适宜温度下孵化为毛蚴。毛蚴遇中间宿主钉螺时，钻入钉螺体内发育繁殖，经母胞蚴和子胞蚴 2 代发育，7 ～ 8 周后发育成尾蚴从螺体逸出，每日数条至数百条不等。当人、畜接触含有尾蚴的疫水时，尾蚴很快从皮肤或黏膜处钻入体内，随血液循环流经肺抵达肝，约 1 个月在门静脉系统发育为成虫，逆血流移行至肠系膜下静脉内产卵，完成其生活史（图 7-1）。

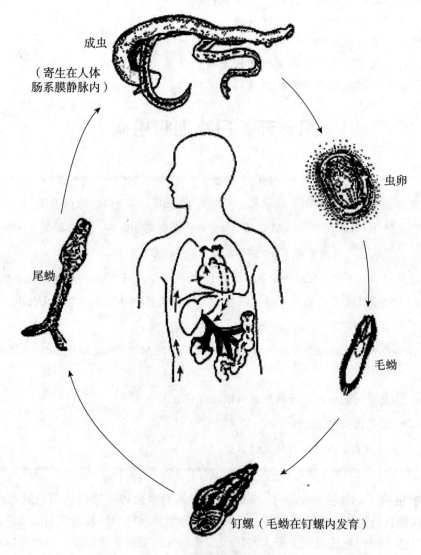

成虫
（寄生在人体
肠系膜静脉内）

虫卵

尾蚴

毛蚴

钉螺（毛蚴在钉螺内发育）

**图 7-1　血吸虫生活史**

在日本血吸虫生活史中，人是终末宿主，钉螺是唯一的中间宿主，除人外，尚有牛、猪、羊、犬等40余种哺乳动物是保虫宿主。

## 流行病学

### （一）传染源

患者和保虫宿主是主要传染源。在湖沼地区，耕牛也是重要的传染源。

### （二）传播途径

由皮肤、黏膜接触含尾蚴的疫水而感染，饮用含尾蚴的生水可自口腔黏膜侵入。传播途径必须具备三个条件：虫卵随粪便入水，水中有钉螺孳生，人、畜接触疫水。

### （三）人群易感性

人群普遍易感，以男性青壮年农民、渔民为多，夏秋季感染机会最多，感染后可以获得一定免疫力，但仍可多次重复感染。

### （四）流行特征

血吸虫病流行于我国长江沿岸及以南地区。疫情以湖沼区最为严重，流行区与钉螺分布区域相同。

---

**知识链接**

**血吸虫病流行情况**

据湖北江陵西汉古尸的研究表明，血吸虫病在我国已有2100多年的历史。在我国主要分布于长江流域江苏、浙江、安徽、江西、湖北、湖南、广东、广西、福建、四川、云南及上海12个省、自治区、直辖市。经过几十年大规模综合防治，取得了很大成绩。近年来，已有上海、浙江、福建、广东及广西5个省区市达到传播阻断标准，其余7个省已达到传播控制标准，血吸虫流行范围也大幅度缩小。

---

## 发病机制与病理变化

### （一）发病机制

血吸虫发育过程中的尾蚴、童虫、成虫、虫卵及其代谢产物均可引起宿主的免疫反应和病变，但由虫卵特别是成熟虫卵引起的肉芽肿最为重要。

1. **尾蚴引起的病变** 尾蚴钻入皮肤后，能引起毛细血管扩张充血和细胞浸润，局部出现红色丘疹，称为"尾蚴性皮炎"。

2. **童虫引起的病变** 童虫移行入肺时，可引起肺组织点状出血和白细胞浸润而使患者咳嗽、痰中带血等，严重时可出现"出血性肺炎"，在患者感染后1~2周内出现，并很快消失。

3. **成虫引起的病变** 成虫表面具有抗原性，可激发宿主产生相应抗体，直接作用于新入侵的童虫，发挥一定的保护作用。成虫的肠道及器官的代谢产物和分泌物作为循环抗原，可与相应抗体形成免疫复合物出现于血液或沉积于器官，引起免疫复合物病变。

4. **虫卵引起的病变** 日本血吸虫病主要的病理变化是由虫卵引起的，带有毛蚴的虫卵头腺分泌可溶性虫卵抗原，通过卵壳微孔缓慢释放，使T淋巴细胞致敏。当已致敏的T淋巴细胞再次遇到同类抗原时，会释放出多种淋巴因子，并吸引大量的嗜酸性粒细胞和吞噬细胞等到虫卵的周围，形成虫卵肉芽肿。随着毛蚴的衰老、死亡以及钙化等过程，形成慢性虫卵结节。晚期虫卵结节内的纤维化加剧，最后形成纤维瘢痕组织。由于肝的广泛纤维化而引起门静脉高压和脾功能亢进等表现。

## （二）病理变化

血吸虫病的病理改变以肝与结肠最显著。①早期肝大，表面可见粟粒状黄色虫卵结节，晚期肝门静脉及其周围纤维增生，形成肝硬化，引起门脉高压症、巨脾、脾功能亢进。②结肠病变主要在直肠、乙状结肠与降结肠，急性期有黏膜充血、水肿，黏膜下层有堆积的虫卵结节，破溃后形成浅表溃疡，可排出脓血便；慢性期由于纤维组织增生，肠壁增厚，引起息肉样增生与结肠狭窄。异位损害指虫卵或成虫寄生于门静脉系统以外的脏器引起的病变，以肺和脑较为多见。肺部病变为间质性虫卵肉芽肿伴周围肺泡炎性浸润。脑部病变主要为顶叶与颞叶的虫卵肉芽肿，多发生在感染后 6 个月至 1 年。

## ▶ 临床表现

血吸虫病的临床表现复杂多样，按病程和主要临床表现分为以下 4 型：

### （一）急性血吸虫病

在接触疫水后数小时至 2 ~ 3 日内，尾蚴侵入皮肤处可出现尾蚴性皮炎，2 ~ 3 日自行消退。潜伏期长短不一，80% 患者为 30 ~ 60 日，平均 40 日，起病较急，多见于初次重度感染者，临床上以发热等全身症状为主。

1. **发热**　患者均有发热，热度的高低、期限与感染程度成正比。体温一般为 38 ~ 40 ℃，热型以间歇热、弛张热最常见，一般无明显毒血症症状，热退后自觉症状良好。重症可有缓脉，可以出现贫血、消瘦、营养不良及恶病质，甚至死亡。

2. **消化道症状**　发热期间，多伴有食欲减退、腹痛、腹泻，每日排便 3 ~ 5 次，初为稀水便，而后出现脓血、黏液，热退后腹泻次数减少。危重患者出现高度腹胀、腹水、腹膜刺激征。经治疗热退后 6 ~ 8 周，上述症状可显著改善或消失。

3. **过敏反应**　荨麻疹较常见。此外还可出现血管神经性水肿，全身淋巴结轻度肿大、红斑等。血中嗜酸性粒细胞显著增多，对诊断具有重要参考价值。

4. **肝脾大**　90% 以上患者肝大，伴有压痛，尤以肝左叶更显著，50% 以上患者有轻度脾大。

5. **其他**　半数以上患者有咳嗽、气喘、胸痛等症状，重症患者甚至可迅速发展为肝硬化。急性血吸虫病病程一般不超过 6 个月，经杀虫治疗后，患者常迅速痊愈，如不治疗，则可发展为慢性或晚期血吸虫病。

### （二）慢性血吸虫病

在流行区占绝大多数。主要发生于急性期症状消退而未经治疗或疫区反复轻度感染而获得部分免疫力者。慢性血吸虫病病程可 10 ~ 20 年甚至更长。轻者大多无症状，仅在粪便检查或因其他疾病就诊时发现虫卵，或体检时发现肝大。部分患者表现为腹痛、腹泻，每日排 2 ~ 3 次稀便，偶尔带血。重者有脓血便，伴里急后重。早期可有肝大，晚期发生肝硬化，伴脾大。下腹部可触及大小不等的包块，是由增厚的结肠系膜、大网膜及肿大的淋巴结粘连缠结所致。

### （三）晚期血吸虫病

主要指血吸虫性肝硬化及门静脉高压，根据其主要临床表现分为以下几种类型：

1. **巨脾型**　最为常见，是晚期血吸虫病肝硬化门脉高压的主要表现。脾大显著，下缘可达盆腔，表面光滑，质地坚硬，常伴有脾功能亢进表现。

2. **腹水型**　腹水是晚期血吸虫病肝功能失代偿的表现，约占25%。患者腹部膨隆，感觉腹胀、乏力，常见腹壁静脉曲张，并伴有贫血、消瘦、下肢水肿等表现，常因并发消化道出血、肝性脑病、感染而死亡。

3. **侏儒型**　较少见。自幼反复感染本病引起发育障碍，表现为身材矮小、面容苍老、生长发育低于同龄人、第二性征缺乏，但智力多正常。

4. **结肠肉芽肿型**　以结肠病变为突出表现。患者腹痛、腹泻，或腹泻与便秘交替出现，有时出现水样便、血便、黏液脓血便，有时出现腹胀、肠梗阻。左下腹可触及肿块，有压痛。结肠镜下可见黏膜苍白、增厚、充血、水肿、溃疡或息肉、肠狭窄。

### （四）异位血吸虫病

1. **肺血吸虫病**　多见于急性血吸虫病患者。为虫卵沉积引起的肺间质性病变，表现为轻度咳嗽与胸部隐痛，痰少，肺部体征不明显，部分可闻及干、湿啰音。

2. **脑血吸虫病**　多见于病程早期，以青壮年为多，急性患者表现为脑膜脑炎症状，如意识障碍、脑膜刺激征、瘫痪、抽搐、锥体束征等。慢性型主要症状为癫痫发作，尤以局限性癫痫多见。

### ▶ 实验室及其他检查

#### （一）血常规

急性期白细胞总数和嗜酸性粒细胞显著增高，白细胞总数多在（10 ~ 30）×10⁹/L。嗜酸性粒细胞一般占 20% ~ 40%，最多可达 90%。慢性期嗜酸性粒细胞可有轻度或中度增加。晚期则因脾功能亢进，出现红细胞、白细胞和血小板减少。

#### （二）粪便检查

从粪便中检查出虫卵和孵化的毛蚴可作为急性期血吸虫病的诊断依据。一般急性期检出率较高。

#### （三）肝功能检查

急性血吸虫病患者血清中球蛋白明显增高，血清 ALT、AST 轻度增高。晚期血清白蛋白明显降低，常有白蛋白与球蛋白比例倒置现象。

#### （四）免疫学检查

免疫学检查包括血吸虫抗原皮内试验（IDT）、环卵沉淀试验（COPT）、酶联免疫吸附试验（ELISA）、间接血凝试验（IHA）等，测定体内特异性抗体，阳性提示血吸虫感染，但不能区分过去感染与现症患者，并有假阳性、假阴性等。单克隆抗体检测特异性高，可作为疗效判断参考，是目前免疫学诊断发展的趋势。

#### （五）直肠黏膜活检

通过直肠或乙状结肠镜，自病变处取米粒大小黏膜，在显微镜下压片检查有无虫卵，这种方法一般能检获的虫卵大部分是远期变性虫卵。

#### （六）肝影像学检查

1. **B 型超声波检查**　可判断肝纤维化的程度。

2. **CT 扫描**　可显示肝包膜增厚、钙化的特异图像。重度肝纤维化可表现为龟背样图像。

### ▶ 治疗要点

#### （一）病原治疗

目前治疗血吸虫病的首选药物是吡喹酮，其原理是对血吸虫各个发育阶段均有不同程度的杀灭效果，适用于各期各型血吸虫病患者。

1. **急性血吸虫病**　成人总剂量为 120 mg/kg，儿童 140 mg/kg，6 日分次服完，其中的 50% 必须在前 2 日服完。体重超过 60 kg 者按 60 kg 计。

2. **慢性血吸虫病**　成人总剂量为 60 mg/kg，儿童体重在 30 kg 以内者按 70 mg/kg，30 kg 以上者按成人剂量，2 日内分 4 次服完。

3. **晚期血吸虫病**　如患者一般情况好，肝功能尚佳，总量可按 40 ~ 60 mg/kg，2 日分次服完，每日分 2 ~ 3 次服。若肝功能较差、年老体弱或有并发症者，可按总量 60 mg/kg，3 日内分次服完。巨脾型者必要时可行手术治疗。

**4. 预防性服药** 接触疫水后 15 日口服蒿甲醚 6 mg/kg，以后每 15 日 1 次，连服 4 ~ 10 次，或在接触疫水后 7 日口服青蒿琥酯 6 mg/kg，顿服，以后每 7 日 1 次，连服 8 ~ 15 次。

**（二）对症治疗**

急性期血吸虫病患者高热、中毒症状严重，应给予降温、补液，保证水、电解质平衡；慢性及晚期血吸虫病患者应加强营养，改善体质，采用综合治疗方法，及时治疗并发症；对巨脾型患者，可考虑手术；侏儒症时可短期、间歇、小量给予性激素和甲状腺激素制剂。

## 预防

**（一）管理传染源**

对流行区的患者、病畜每年进行普查、普治，一般选择冬季非流行季节集中进行。

**（二）切断传播途径**

消灭钉螺是预防的关键因素，采用以改造环境灭螺为主、药物灭螺为辅的原则。保护水源，改善用水。粪便进行无害化处理，防止人、畜粪便污染水源。

**（三）保护易感人群**

尽量避免与疫水接触，流行区应禁止下水游泳、捕捉鱼虾等。下水劳动时，应涂擦防护剂或用药物浸渍衣裤，做好个人防护措施。

## 护理

**（一）主要护理诊断**

1. 体温过高：与血吸虫感染有关。

2. 腹泻：与虫卵沉积引起急性结肠炎有关。

3. 营养失调：低于机体需要量：与进食减少、机体营养代谢障碍有关。

4. 体液过多：与血吸虫性肝硬化有关。

5. 潜在并发症：上消化道出血、肝性脑病。

**（二）主要护理措施**

1. **隔离与消毒** 采取接触隔离。对患者粪便进行无害化处理，防止患者粪便直接入水。

2. **休息** 急性期患者及晚期肝硬化伴有腹水的患者均需卧床休息；有消化道出血者绝对卧床休息，头偏向一侧；慢性期患者应适当休息。

3. **饮食** 急性期患者应给予高热量、高蛋白、高维生素、易消化饮食。伴有腹泻者饮食要求同细菌性痢疾患者。若有消瘦、贫血等表现可遵医嘱给予输血、血制品等支持治疗。晚期肝硬化有腹水者应给予低盐饮食。发生肝性脑病者应暂停蛋白质饮食。

4. **病情观察**

（1）急性血吸虫病：密切观察体温的变化；每日排便次数、粪便的性状；皮疹部位、形态；肝、脾的大小，肝功能情况等。

（2）晚期血吸虫病：主要表现为肝硬化和肝功能失代偿，患者可有腹水，应观察患者的体重、腹围、下肢水肿情况、肝和脾的大小、肝功能变化情况。注意观察患者有无上消化道出血、肝性脑病以及感染等并发症的表现。

5. **对症护理**

（1）高热：监测患者体温、热型。可采用物理降温，如乙醇擦浴、冰袋冷敷等措施。对持续高热物理降温效果不明显者，遵医嘱用药物降温。

（2）腹泻：观察患者排便次数及每次排便的量、性状、颜色等，记录出入量，评估有无脱水和电解质平衡紊乱表现，肛周皮肤有无破损、疼痛。必要时给予静脉补液及口服补液，注意保持肛周清洁及内裤、床单清洁干燥。

（3）腹水：患者出现腹水时应严格控制钠盐的摄入，给予无盐或低盐饮食；定期测量腹围、体重，准确记录患者24 h出入量；遵医嘱给予利尿治疗；大量腹水患者应抬高床头，采用半坐卧位，以改善患者的呼吸困难。

（4）消化道出血、肝性脑病：其护理措施参考本书"病毒性肝炎"的部分。

**6. 用药护理**　根据医嘱准确及时用药，注意观察药物治疗效果。吡喹酮毒性小，部分患者有头晕、头痛、恶心、呕吐、腹痛、腹泻、乏力等表现，一般数小时后消失，不需处理。但是如果剂量过大或过量，可引起严重心律失常，应指导患者按时、按量服用。

▶ **健康教育**

1. 进行预防教育，讲解血吸虫病的预防知识，如感染途径、对人体的危害以及预防措施，宣传疾病普查、普治的重要意义。重点工作是消灭钉螺，避免接触疫水以及做好个人防护工作。

2. 讲述疾病知识及预后，确诊后应积极治疗。对晚期血吸虫病患者，指导和帮助患者及家属掌握肝硬化的相关知识，按医嘱治疗，提高自我护理的能力，预防并减少肝硬化并发症的反复发作。

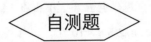
自测题

## 一、选择题

1. 下列预防血吸虫病的措施，哪一项叙述不正确
   A. 普查普治患者和病牛
   B. 大力消灭钉螺
   C. 严禁粪便污染水源
   D. 避免接触疫水，以防毛蚴侵入人体
   E. 必须接触疫水者采取防护措施

2. 指导血吸虫病患者的自我保健，下列哪一项不妥
   A. 注意休息，避免劳累
   B. 尽可能多用保肝药物
   C. 注意适宜营养，改善体质
   D. 注意保暖，防止感冒
   E. 避免饮酒，尽量少吸烟

3. 下列对于血吸虫的描述错误的是
   A. 日本血吸虫唯一的传染源是患者
   B. 钉螺是日本血吸虫必需的唯一中间宿主
   C. 日本血吸虫病人群普遍易感
   D. 血吸虫病的病理改变以肝与结肠最显著
   E. 日本血吸虫成虫为雌雄异体

4. 男，20岁，1个月前放暑假，与同学数人到鄱阳湖旅游，他一人曾下水游泳1次，前日突起畏寒、发热，体温波动在37～40 ℃，以夜间为甚，伴有腹泻，3～5次/天。体查：体温39.5 ℃，左下腹压痛，肝在肋下1.5 cm，剑突下3 cm，质中，触痛，脾肋下未扪及，ALT 178 U/L，血象：WBC $15 \times 10^9$/L，嗜酸粒细胞0.30。该患者最可能的诊断是
   A. 日本血吸虫病
   B. 蛲虫病
   C. 钩虫病
   D. 蛔虫病
   E. 姜片虫病

## 二、思考题

1. 急性血吸虫病的临床表现有哪些？具有诊断价值的检查项目是什么？
2. 为预防血吸虫病，如何对人群进行健康教育？

（陈玉红）

# 第二节 钩 虫 病

> **案例 7-2**
>
> 患者，女性，40 岁。发热、咳嗽 5 个月入院。
>
> 患者 5 个月前出现低热、咳嗽、少痰，有时痰中带血。近 1 个月逐渐出现气促、头晕、乏力、食欲减退，偶有黑便。患者常年赤足劳作，半年来手指、脚趾处间断出现红色丘疹、小出血点。
>
> 身体评估：T 36.5 ℃，P 96 次 / 分，R 25 次 / 分，BP 120/70 mmHg。精神不振，面色苍白，手指、脚趾处间断出现红色丘疹、小出血点。心肺检查无异常。
>
> 辅助检查：血常规：白细胞 $5.8 \times 10^9$/L，血红蛋白 97 g/L，中性粒细胞 70%，淋巴细胞 30%。粪便检查：粪便隐血试验（++），钩虫虫卵（+++）。
>
> **问题：** 1. 患者可能的医疗诊断是什么？
>
> 2. 该疾病如何治疗？如何预防？

钩虫病（ancylostomiasis）是由十二指肠钩口线虫和（或）美洲板口线虫寄生于人体小肠所引起的疾病。临床上以贫血、营养不良、胃肠功能失调、劳动力下降为主要表现。轻者可无症状，严重者可致心功能不全或儿童发育障碍。

视频：
钩虫病

### ▶ 病原学

钩虫病的病原体有十二指肠钩口线虫（简称十二指肠钩虫）和美洲板口线虫（简称美洲钩虫）两种，成虫呈灰白色，雌虫较雄虫长。十二指肠钩虫呈 C 形，美洲钩虫呈 S 形。

钩虫成虫寄生于小肠上段，其虫卵随粪便排出，在温暖、潮湿、疏松土壤中 1～2 日后孵出杆状蚴，再经 1 周左右发育为感染性丝状蚴。丝状蚴生命力强，可生存数周，多存在于潮湿泥土中，亦可随雨水或露水爬至植物的茎、叶上，当人体皮肤或黏膜与之接触时，即可侵入人体，经微血管或淋巴管，随血流经右心至肺，穿破肺微血管进入肺泡，沿支气管上移至咽喉部，随宿主吞咽活动经食管进入小肠上部，再经 2 次蜕皮发育为成虫，成熟后产卵。自丝状蚴钻入皮肤至成虫产卵需 4～7 周。钩虫成虫寿命可长达 5～7 年，但大多数成虫在 1～2 年内排出体外。

### ▶ 流行病学

钩虫感染遍及全球，尤以热带和亚热带地区最普遍。我国华东、华北地区以十二指肠钩虫为主，华南、西南地区以美洲钩虫为主。农村感染率为 30%～40%，明显高于城市。

**（一）传染源**

传染源主要为钩虫病患者及带虫者。

**（二）传播途径**

钩虫的主要感染方式是丝状蚴从皮肤侵入。农民赤足下田劳作，接触污染的土壤时遭受感染。亦可生食含有丝状蚴的蔬菜经口腔黏膜侵入而感染。住宅附近被钩蚴污染，是儿童感染的主要途径。

**（三）人群易感性**

任何年龄与性别均可感染，但以青壮年农民感染率为高，而且可多次重复感染，夏、秋季多见。

▶ **发病机制**

**（一）幼虫引起的损害**

钩虫丝状蚴钻入皮肤处，可引起钩蚴性皮炎，感染 24 h 后，大多幼虫穿过肺微血管到达肺泡，可引起肺间质和肺泡的点状出血与炎症。严重感染者可产生支气管肺炎（图 7-2）。

**（二）成虫引起的损害**

钩虫成虫以口囊和钩齿、切齿咬附在小肠黏膜上，吸食血液，且不断更换吸附部位，并分泌抗凝血物质，故被钩虫咬吸的黏膜不断渗血，引起慢性失血和血浆蛋白丢失。长期严重贫血和缺氧可引起心肌脂肪变性，心脏扩大，甚至并发心功能不全。组织缺铁与其他营养素的缺乏可引起指甲扁平、反甲、毛发干燥脱落及食管和胃黏膜萎缩。儿童严重感染可引起生长发育障碍。

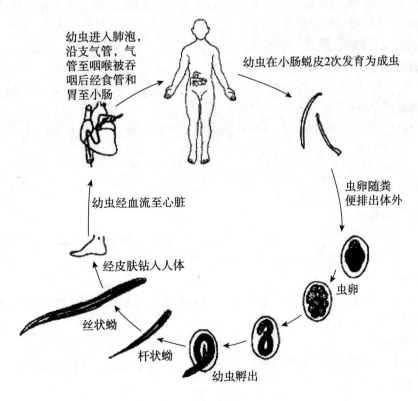

**图 7-2 钩虫生活史**

▶ **临床表现**

钩虫感染后是否出现症状与感染程度、宿主的营养状况和免疫功能有关。粪便中有钩虫卵而无明显症状的钩虫感染者多见。

**（一）幼虫引起的症状**

1. **皮炎**　丝状蚴侵入部位的皮肤出现丘疹、小出血点或疱疹，奇痒，俗称"粪毒"，常见于手指或足趾间、足缘、下肢皮肤或臀部，如无继发感染可于数日内消失。

2. **呼吸系统症状**　感染后1周左右，由于大量钩蚴移行至肺部，患者可出现低热、咽喉发痒、声音嘶哑、咳嗽、小量咳痰，有时痰中带血丝。也有的患者可出现哮喘发作。肺部检查可听到干啰音或哮鸣音。呼吸系统症状可持续数周至1个月。

**（二）成虫引起的症状**

1. **消化系统症状**　患者大多于感染后1～2个月逐渐出现上腹部疼痛、食欲减退、腹泻、消瘦等症状。可有食生米、泥土等异食症。

2. **贫血**　是钩虫病的主要症状。在重度感染后3～5个月逐渐出现进行性贫血，表现为头晕、眼花、耳鸣、劳动后心悸与气促、记忆力减退、表情淡漠或脸色蜡黄等症状。长期严重贫血可发生贫血性心脏病，表现为心脏扩大、心率增快、心前区收缩期杂音，甚至发生心功能不全。重症贫血常伴有低蛋白血症，出现下肢或全身水肿。

▶ **实验室及其他检查**

**（一）血液检查**

1. **血常规**　常有不同程度小细胞低色素性贫血。网织红细胞正常或轻度增高，白细胞大多数正常，嗜酸性粒细胞可轻度增多。

2. **血清铁**　浓度显著降低，一般在9 μmol/L以下。

**（二）骨髓象**

红细胞系统增生活跃，红细胞发育多停滞于幼红细胞阶段，中幼红细胞显著增多。

**（三）粪便检查**

粪便隐血试验阳性。直接涂片可查见钩虫卵，用钩虫幼虫培养法可孵出丝状蚴，有确诊意义。

▶ **治疗要点**

**（一）病原治疗**

常应用苯咪唑类药物，如阿苯达唑（肠虫清），成人剂量为400 mg，一次顿服，隔10日重复一次。该类药物为广谱驱虫药，对多种肠道线虫感染均有效。

**（二）局部治疗**

钩虫幼虫皮炎在感染后24 h内可采用左旋咪唑或15%噻苯达唑软膏涂擦患处，有止痒、消炎及杀死皮内钩虫幼虫的作用。

**（三）对症治疗**

补充铁剂可纠正贫血。严重钩虫病贫血患者常伴有营养不良，除补充铁剂外，还应补充蛋白质及维生素等营养物质。

▶ **预防**

**（一）管理传染源**

在钩虫感染率高的地区定期开展大规模普查、普治工作，及时进行驱虫治疗，以控制传染源。

**（二）切断传播途径**

加强粪便管理，推广粪便无害化处理。改革施肥与耕作方法，尽量采用机械操作耕种，防止钩虫幼虫从皮肤侵入。

**（三）加强个人防护**

下田劳动尽可能穿鞋或局部涂擦 1.5% 左旋咪唑硼酸乙醇液或 15% 噻苯达唑软膏等，避免赤足与污染土壤密切接触，防止钩虫幼虫从皮肤侵入。

▶ **护理**

**（一）主要护理诊断**

1. 活动无耐力：与钩虫所致贫血有关。

2. 营养失调：低于机体需要量：与钩虫在肠道寄生引起慢性失血有关。

3. 皮肤完整性受损：与钩虫引起皮肤损伤有关。

**（二）主要护理措施**

1. **隔离和消毒** 采取接触隔离。患者的呕吐物、排泄物及污染物品应及时消毒后弃去，并对患者内裤及手足进行消毒处理。

2. **休息** 根据贫血程度决定其活动量，严重贫血者需卧床休息。

3. **饮食** 应给予高蛋白、高热量、高维生素、易消化及含铁丰富的饮食。驱虫期间给予半流质饮食，忌用油类及粗纤维食物。

4. **病情观察** 应密切观察：①皮疹及皮肤瘙痒情况，有无皮肤破损和继发感染；②患者呼吸系统症状、消化系统症状，有无明显消化道出血所致黑便等；③贫血所引起的症状及体征、治疗效果如血红蛋白增加情况等。

5. **对症护理**

（1）对皮肤瘙痒明显者可给予左旋咪唑涂敷或阿苯达唑软膏涂擦，有止痒消炎作用。嘱患者避免搔抓，预防继发感染。如继发感染，可局部涂擦抗生素类软膏。

（2）重度贫血患者生活不能自理，应加强生活护理，满足患者基本需要。因患者机体抵抗力差，应特别注意口腔、皮肤护理，以防感染。

6. **用药护理**

（1）苯咪唑类药物不良反应轻微，少数患者可出现头晕、腹部不适、腹泻等症状，应告知患者上述症状不影响治疗，可自行缓解。

（2）应用铁剂治疗贫血时，应注意：①加服维生素 C 有利于铁剂吸收；②禁饮茶、咖啡和牛奶；③口服液体铁剂时应用吸管，防止牙齿变黑；④注意胃肠道反应，如饭后 30 ~ 40 min 服用可避免铁剂对消化道的刺激，减轻胃肠道反应；⑤如在服铁剂期间粪便呈黑褐色为正常现象，不必惊慌；⑥贫血纠正后，仍需坚持服药 2 ~ 3 个月，以彻底治疗贫血。

▶ **健康教育**

1. 进行预防教育，宣传普查、普治及加强粪便管理的意义，并做好个人防护，防止钩虫幼虫从皮肤侵入。

2. 介绍钩虫病的症状、贫血原因、服用抗钩虫药及铁剂的剂量、疗程，嘱患者坚持服药，并请家属监督。如感染较重应按医嘱进行重复治疗。本病纠正贫血后患者症状可减轻或消失，预后良好。

3. 驱虫后半个月左右应复查粪便虫卵，以判定疗效。

## 自测题

### 一、选择题

1. 钩虫具有感染力的是
   A. 成虫        B. 虫卵        C. 丝状蚴
   D. 杆状蚴        E. 六钩蚴

2. 钩虫病的传染源是
   A. 钩虫病患者及带虫者        B. 猪        C. 鼠
   D. 家禽        E. 猿猴

3. 自丝状蚴钻入皮肤至成虫产卵需要
   A. 1～3周        B. 3～4周        C. 4～5周
   D. 4～7周        E. 5～8周

4. 钩虫病贫血属于
   A. 巨幼红细胞性贫血        B. 再生障碍性贫血        C. 低色素、小细胞性贫血
   D. 溶血性贫血        E. 地中海贫血

5. 患者，女，50岁，发热、咳嗽3月余入院，患者3个月前无明显诱因出现发热、咳嗽，有时痰中带血。患者常年赤足劳作，下肢皮肤间断出现丘疹，有小出血点，未予注意，应考虑该患者为
   A. 麻疹        B. 钩虫病        C. 日本血吸虫病
   D. 棘球蚴病        E. 囊尾蚴病

### 二、思考题

1. 钩虫病的临床表现是什么？
2. 钩虫病患者应用铁剂治疗时应注意哪些问题？

（陈玉红）

# 第三节 并殖吸虫病

**案例 7-3**

患者男性，33岁。近3周来畏寒、发热，体温在38℃以下，伴腹痛、腹泻，大便每日3～5次，糊状，近2周来咳嗽、咳痰，有时痰中带血，有时痰呈铁锈色。半年前有生食溪蟹史。

身体评估：T 38℃，急性病容，右下肺可闻及少许湿啰音，肝在肋下1 cm。

实验室检查：血白细胞$23 \times 10^9$/L，中性粒细胞55%，淋巴细胞15%，嗜酸性粒细胞30%。

X线胸片：示右下肺有大小不等、边缘不清的片状阴影。

初步诊断：并殖吸虫病。

**问题：** 1. 该患者的特征性症状是什么？

2. 请你说出该患者诊断并殖吸虫病的依据。

3. 为进一步确诊还应做哪些检查？

并殖吸虫病（paragonimiasis）是由并殖吸虫寄生于人体所引起的自然疫源性寄生虫病。临床表现主要有咳嗽、胸痛、咳铁锈色痰及皮下结节等。因病变主要在肺部，故又称肺吸虫病（lung fluke infection）。

音频：
并殖吸虫病

## 病原学

目前世界上报告并殖吸虫近50种，在我国致病的主要有两种，即卫氏并殖吸虫和斯氏并殖吸虫，二者的生活史和形态基本相同。并殖吸虫成虫雌雄同体。卫氏并殖吸虫虫体肥厚，呈卵圆形，红褐色，有口、腹吸盘各一个。虫卵呈金黄色，椭圆形。斯氏并殖吸虫虫体呈长条形，两端较尖。

卫氏并殖吸虫成虫通常寄生在人或动物肺部，虫卵随终宿主的痰排出或被吞下后随粪便排出，入水后在适宜温度下需3周左右发育成熟，孵出毛蚴，毛蚴钻入第一中间宿主淡水螺体内，经胞蚴、雷蚴的发育增殖，2～3个月形成尾蚴。尾蚴从螺体内逸出再侵入第二中间宿主淡水蟹或蝲蛄体内形成囊蚴，人或动物因食用含有活囊蚴的淡水蟹或蝲蛄而感染。囊蚴在小肠经过消化液作用，幼虫脱囊而出，穿过肠壁进入腹腔，在移行过程中虫体逐渐发育成为童虫。大部分童虫再穿过横膈，经过胸腔而进入肺，发育为成虫产卵（图7-3）。

幼虫还可侵入其他器官如脑等，引起异位寄生。自囊蚴进入人体至肺部成虫产卵需2～3个月。卫氏并殖吸虫成虫主要寄生于终宿主的肺组织，以宿主的血液及组织液为食物，能存活6～20年。斯氏并殖吸虫不能适应人体内环境，在人体内不能发育成熟及产卵，囊蚴进入人体后，只能以童虫形式在人体内移行，以形成游走性皮下结节与渗出性胸膜炎为主要表现。

## 流行病学

本病流行于世界各地，国内约有22个省、市、自治区发现有并殖吸虫和并殖吸虫病的存在，因此应引起重视。

**（一）传染源**

卫氏并殖吸虫病的主要传染源是患者，患者可通过痰、粪便将虫卵排入水中。斯氏并殖吸虫在人体内不能成熟产卵，故患者不是主要传染源，而猫、狗等是主要传染源。

**（二）传播途径**

人因生食、半生食或醉食（加酒）含囊蚴的蟹和蝲蛄或饮用含囊蚴的水而感染（图7-3）。

**（三）人群易感性**

人群对本病普遍易感，国内报告发病以儿童与青少年多见，尤其多见于学龄儿童。

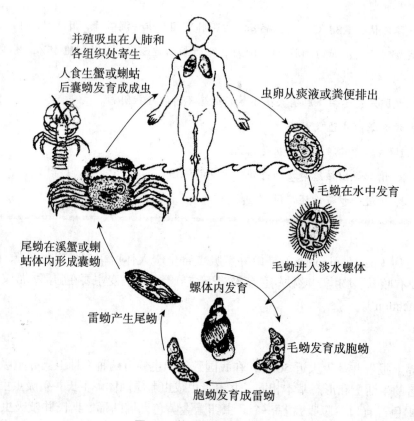

并殖吸虫在人肺和各组织处寄生

人食生蟹或蝲蛄后囊蚴发育成成虫

虫卵从痰液或粪便排出

毛蚴在水中发育

毛蚴进入淡水螺体

尾蚴在溪蟹或蝲蛄体内形成囊蚴

螺体内发育

雷蚴产生尾蚴

毛蚴发育成胞蚴

胞蚴发育成雷蚴

**图 7-3　并殖吸虫生活史**

▶ **发病机制与病理变化**

成虫与童虫主要依赖其收缩运动及其腺体所分泌的产物破坏人体组织。

1. **童虫所致病变**　囊蚴被人食入后，在小肠内幼虫破囊而出，并可穿透肠壁进入腹腔，在腹腔内移行，损害腹腔内组织器官，产生广泛的腹腔炎症和粘连，多数童虫又可穿过膈面到达胸腔而引起胸腔炎症。童虫在移行过程中逐渐发育为成虫，最后进入肺形成囊肿。

2. **成虫所致病变**　成虫常固定在一定部位，但也可游走移动，波及较多脏器，如可达皮下形成皮下结节。较为严重的是虫体从纵隔上移，沿颈内动脉上升，经破裂孔进入颅腔，侵入脑组织。但斯氏并殖吸虫的颅内损害为童虫侵入所致。虫体的代谢产物及其产生的异性蛋白，可使人体发生过敏反应。

3. 虫卵对人体组织仅有机械性或异物刺激作用，引起周围结缔组织增生和炎症反应。

▶ **临床表现**

潜伏期3～6个月。

### （一）全身症状

轻重不一，主要有低热、乏力、消瘦、食欲缺乏等症状。少数患者可有全身荨麻疹、哮喘等过敏症状。全身症状在斯氏并殖吸虫患者中多见。

### （二）呼吸系统症状

肺是卫氏并殖吸虫最常寄生的部位。主要引起的症状有咳嗽、咳痰和咯血。先为干咳，随病程进展痰量渐增，并带有血液，每日痰量 50 ～ 100 ml。以后转为铁锈色或棕褐色痰，烂桃样血痰为本病最典型的症状。铁锈色痰可持续数年。血痰中可找到虫卵。有时可有大量咯血，达数百毫升。部分患者尚有胸痛，并出现胸腔积液，胸水量一般不多，常呈草黄色或血性。斯氏并殖吸虫病以胸腔积液多见，仅少数患者偶见痰中带血丝，无铁锈色痰，痰中找不到虫卵。

### （三）腹部症状

以腹痛、腹泻最常见，或伴恶心、呕吐及血便等。腹痛以下腹多见，轻重不一，轻者仅感腹部不适，重者似急腹症，但腹肌紧张并不显著，偶可扪及结节或肿块。当囊肿向肠腔穿破时，可排出棕褐色黏稠脓血便，其中可找到虫卵。斯氏并殖吸虫常侵犯肝，导致肝大及肝功能异常，严重者可发生肝坏死。

### （四）皮下结节或包块

卫氏并殖吸虫病约有 20% 的患者有皮下结节，以下腹部至大腿间为多，直径 1 ～ 6 cm，位置较深，表面皮肤正常，大者质较软，不能移动，小者较硬，能移动，无明显压痛，结节内可发现成虫或虫卵。斯氏并殖吸虫病有 50% ～ 80% 的患者发生皮下包块，呈游走性，以胸、腹部为多，可有轻微压痛。

### （五）神经系统症状

多见于儿童和青壮年的严重感染者，可分为脑型及脊髓型两种。脑型可出现颅压增高的症状，如头痛、呕吐、视力模糊等。也可出现脑组织破坏性症状，如瘫痪、失语、偏盲等。脊髓型少见。

## ▶ 实验室及其他检查

### （一）血常规
白细胞增高，嗜酸性粒细胞增加。

### （二）痰液检查
痰液镜检可见嗜酸性细胞及夏 - 雷晶体。

### （三）虫卵检查
自痰液、粪便、胸水或腹水中检查虫卵，如查到虫卵可确诊。

### （四）脑脊液检查
脑脊液型患者的脑脊液中白细胞数增加，并可见嗜酸性粒细胞，蛋白轻度增加，偶可找到虫卵。

### （五）免疫学检查
皮内实验阳性率可达 95%，对诊断帮助很大，但与血吸虫病、华支睾吸虫病有交叉反应。酶联免疫吸附试验（ELISA）等血清免疫学实验敏感性高、特异性强，对临床诊断有重要意义。

### （六）活体组织检查
皮下结节或包块病理检查可见到虫卵，成虫或嗜酸性肉芽肿。

### （七）X 线检查
卫氏并殖吸虫患者肺部 X 线检查可见炎性浸润及囊肿阴影等，有重要的诊断价值。

▶ **诊断要点**

1. **流行病学资料** 居住或到过流行区，吃过生的或未煮熟的淡水蟹、蝲蛄，或有饮疫水史，都有感染本病的可能。

2. **临床表现** 长期咳嗽、胸痛、咳铁锈色痰或伴胸腔积液；腹痛、腹泻；游走性皮下结节或包块均应考虑本病。如有头痛、癫痫或瘫痪等，应考虑脑型并殖吸虫病的可能。

3. **实验室检查** 痰液、粪便及各种体液或对结节、包块做活体组织检查找到虫卵、成虫可确定诊断。免疫学检查如皮内试验、血清学检查均有辅助诊断价值。

▶ **治疗要点**

**（一）病原治疗**

吡喹酮对卫氏及斯氏并殖吸虫病均具有良好疗效，并有不良反应轻、疗程短、服用方便等优点，是目前治疗并殖吸虫病最理想的药物。剂量为每日 75 mg/kg，分 3 次口服，连服 2 ~ 3 日。脑型患者宜治疗 2 个疗程。也可用硫氯酚（别丁）。

**（二）对症治疗**

咳嗽、咯血者应镇咳、止血。颅内压增高者应给予脱水治疗。

**（三）手术治疗**

有明显肠粘连、肠梗阻或脑脊髓型的压迫症状经病原治疗及对症治疗不能奏效者，可考虑手术治疗。

▶ **预防**

**（一）管理传染源**

彻底治疗患者及病畜，调查及管理动物传染源。

**（二）切断传播途径**

在流行区进行广泛宣传，不生食或半生食蟹、蝲蛄，不饮生水，厨房用具要生熟分开，是控制本病流行的最有效措施。勿随地吐痰与大便，防止痰、粪便污染水源，设法杀灭中间宿主也有利于切断传播途径。

▶ **护理**

**（一）主要护理诊断**

1. 清理呼吸道无效：与呼吸道分泌物增多有关。

2. 有窒息的危险：与咯血有关。

3. 腹泻：与并殖吸虫侵犯肠道有关。

**（二）主要护理措施**

1. **病情观察** ①观察咳嗽的严重程度、痰色、痰量，如有咯血时注意观察有无窒息表现，记录咯血量；②观察腹痛部位、性质，腹泻次数、量、大便性状；③神经系统症状，如颅内压增高表现等。

2. **咳嗽、咳痰的护理** ①做好祛痰工作，使痰液及肺坏死组织排出体外，如可采用翻身、拍背及雾化吸入方法将痰稀释，助痰排出；②给予充足水分，以保证呼吸道黏膜湿润，有利于排痰，并保证环境有适宜的湿度。

3. **咯血的护理** 小量咯血时应嘱患者安静休息，避免紧张情绪，必要时给小剂量镇静剂或止咳剂，咯血常可自行停止。咯血较多时，患者应采取患侧卧位，轻轻将气管内积血咯出，并按医嘱给以静脉滴入垂体后叶素，以收缩小动脉和毛细血管，使肺血流量减少，促进止血。还应密切观察病情变化，防止窒息。咯血窒息是患者死亡的主要原因，需给以紧急处理，措施为：①保持呼吸道通畅，立即取头低脚高 45° 的俯卧位，轻拍背部迅速排出气道和口咽部的血块，也可用器械吸引；②高浓度氧气吸入；③必要时使用呼吸兴奋剂。

**4. 腹泻的护理** 见本教材"细菌性痢疾"的护理。

**5. 神经系统症状的护理** 如有颅内压增高表现者进行脱水治疗，予以相应护理。

**6. 药物治疗的护理** 护士应向患者说明治疗药物名称、剂量、疗程及可能出现的不良反应等。吡喹酮的不良反应轻微。

▶ **健康教育**

1. 广泛宣传并殖吸虫病的感染来源及预防措施，提高人民群众对本病的认识，改变其不良的饮食习惯，尤其应加强对儿童的教育，不生食或半生食蟹、蝲蛄，不饮生水。并教育群众不随地吐痰及大便，防止感染者痰及粪便污染水源。

2. 讲述本病的疾病知识，特别是咯血窒息的预防，并告之患者治疗药物、疗程及预后等。本病预后与患者所患虫种、寄生部位及感染程度有关，一般患者预后较好，但脑型及脊髓型预后较差，可致残疾。

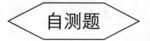

自测题

## 一、选择题

1. 并殖吸虫的主要传染源是

    A. 人、猫、狗         B. 淡水虾、蟹         C. 淡水螺

    D. 淡水鱼         E. 昆虫

2. 人感染并殖吸虫是通过

    A. 生吃或半生吃含并殖吸虫活毛蚴的淡水螺    B. 并殖吸虫尾蚴钻入人体皮肤

    C. 生吃或半生吃含并殖吸虫活囊蚴的蟹、蝲蛄    D. 生吃或半生吃鱼、虾

    E. 生吃或半生吃含并殖吸虫活胞蚴的淡水螺

3. 预防并殖吸虫病的最重要措施是

    A. 治疗患者         B. 不接触疫水         C. 不生吃或半生吃蟹、蝲蛄

    D. 不生吃或半生吃淡水螺    E. 不接触病兽、病畜

4. 并殖吸虫病最典型的临床特征是

    A. 咳脓痰         B. 咳泡沫痰         C. 咳血痰

    D. 咳烂桃样血痰         E. 咳黏液痰

5. 并殖吸虫病临床表现错误的是

    A. 可有低热、乏力、消瘦等全身症状    B. 有咳嗽、咳痰和咯血

    C. 可有腹痛、腹泻    D. 皮下结节或包块以卫氏并殖吸虫多见

    E. 严重感染者可出现神经系统症状

## 二、思考题

1. 卫氏并殖吸虫病的临床表现特点是什么？

2. 卫氏并殖吸虫病的病原治疗药物是什么？

3. 如何预防并殖吸虫病？

（朱青芝　黄　新）

# 第四节　华支睾吸虫病

> **案例 7-4**
>
> 患者女性，48岁。因近3个月来反复肝区痛、腹胀、食欲缺乏、乏力，腹泻、稀便，每日2～3次，近2周来低热而入院。
>
> 5个月前曾进食过生鱼片。
>
> 身体评估：T 37.6 ℃，一般状况尚可，肝肋下 2.0 cm，剑突下 4.0 cm，中等硬度，有轻度触痛，脾未触及。
>
> 实验室检查：
>
> 血常规：白细胞 $13×10^9/L$，中性粒细胞 46%，淋巴细胞 16%，嗜酸性粒细胞 38%。
>
> 粪便沉淀集卵法找华支睾吸虫虫卵（+）。
>
> 初步诊断：华支睾吸虫病。
>
> **问题**：1. 此患者发病与病史中提供的什么资料有关？
>
> 　　　　2. 此患者诊断华支睾吸虫病依据是什么？
>
> 　　　　3. 华支睾吸虫病健康教育的重点是什么？

**音频：**
**华支睾吸虫病**

　　华支睾吸虫病（clonorchiasis sinensis）是由华支睾吸虫寄生于人体内胆管引起的寄生虫病，亦称肝吸虫病。人因进食未煮熟的带囊蚴的淡水鱼、虾而被感染，临床表现主要有肝大、上腹隐痛、疲乏及精神不振等。严重感染可导致胆管炎、胆囊炎、胆石症及肝硬化。

## 病原学

　　华支睾吸虫成虫雌雄同体，虫体扁平，形似葵花子仁，褐红色，有吸盘，虫卵是人体寄生虫卵中最小的一种，略似电灯泡形，卵壳呈黄色，卵内有一成熟的毛蚴。

　　成虫主要寄生于肝内中、小胆管，产卵后虫卵随胆汁进入肠道，随粪便排出体外，含有虫卵的粪便在池塘或溪沟中被淡水螺（第一中间宿主）所吞食，虫卵在螺体内孵化为毛蚴，经胞蚴和雷蚴阶段发育成尾蚴，然后逸出螺体，侵入淡水鱼或虾（第二中间宿主）体内后形成囊蚴。当人和猫、狗等哺乳动物进食含有囊蚴而未经煮熟的鱼或虾后，囊蚴外壳被胃酸及胰蛋白酶溶化，在十二指肠内幼虫脱囊逸出，经胆道进入肝，在肝内胆管中寄生，发育成成虫并产卵。从感染囊蚴至成虫成熟排卵约需1个月（图7-4），成虫寿命20～30年。

## 流行病学

　　目前我国24个省、市、自治区均有本病的发生和流行。

### （一）传染源

　　已感染华支睾吸虫的人和哺乳动物（猫、狗）为主要传染源。

（二）传播途径

由于进食未经煮熟含有华支睾吸虫囊蚴的淡水鱼或虾而感染，饮用被囊蚴污染的生水也可被感染（图 7-4）。

（三）人群易感性

人群普遍易感，并可重复感染，各地感染率高低与生活习惯、饮食嗜好有密切关系。

▶ 发病机制与病理变化

发病与否及病变程度取决于感染的轻重和病程的长短。当胆管内有大量成虫寄生，且持续时间较长时，因成虫的机械刺激及代谢产物的作用，使胆管上皮细胞脱落，继而呈腺瘤样增生，胆管壁增厚，胆管周围淋巴细胞浸润和纤维组织增生，由于胆管上皮增生、管腔变窄和虫体阻塞胆管，可引起胆汁淤滞，胆管成圆柱状或囊状扩张，胆管阻塞可继发细菌性胆管炎、胆囊炎。虫卵，死亡的虫体，脱落的胆管上皮，炎性渗出物、细菌等可构成结石的核心，形成胆石症，肝细胞可呈继发性营养不良、脂肪变性及萎缩，由于肝细胞损害和纤维化而形成肝硬化。部分原发性肝癌、胆管上皮癌可能与华支睾吸虫感染有一定关系。

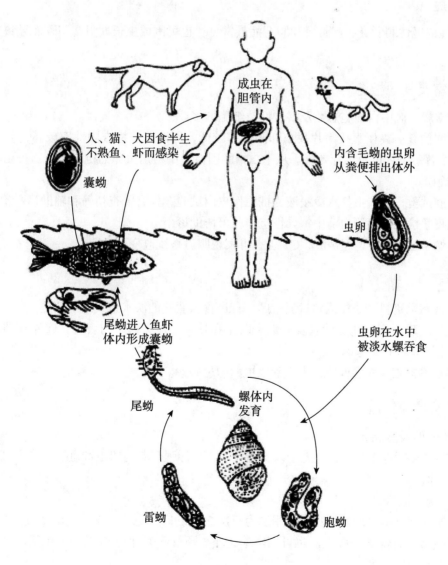

图 7-4　华支睾吸虫生活史

### 临床表现

潜伏期 1～2 个月。

**（一）急性华支睾吸虫病**

有寒战、高热、肝区隐痛、食欲缺乏、厌油腻食物、轻度腹泻等。体征：可有轻度黄疸、肝轻度肿大，胆囊区有压痛。

**（二）慢性华支睾吸虫病**

感染轻者多无症状，仅在粪便检查时发现虫卵。感染较重者有肝区隐痛、食欲缺乏、乏力、腹泻、腹胀、恶心等。并可有头晕、失眠、疲乏、精神不振、心悸、记忆力减退等神经衰弱的症状。体征：有肝大（尤以左叶明显），少数出现脾大。偶可因大量成虫阻塞胆总管而出现胆绞痛及阻塞性黄疸。

慢性反复感染的严重病例可有肝硬化及门脉高压表现。严重感染的儿童可出现营养不良和生长发育障碍，甚至引起侏儒症。

### 并发症

以急性或慢性胆囊炎、胆管炎和胆石症最常见。也可因成虫长期阻塞胆管而导致胆汁性肝硬化。

### 实验室及其他检查

1. **血常规** 血中白细胞总数及嗜酸性粒细胞增多。

2. **虫卵检查** 粪便直接涂片找虫卵阳性率较低，用浓缩法检查阳性率较高，并可作虫卵计数，以了解感染程度及治疗效果。从十二指肠引流液中检出虫卵的机会较大。查出华支睾吸虫卵即可确诊。

3. **皮肤试验** 以成虫盐水冷浸液为抗原作皮内试验，仅有普查初筛和辅助诊断价值。

4. **免疫学检查** 检测血清中特异性抗体，可协助诊断。

5. **影像学检查** B 型超声波、CT 检查可发现胆道系统改变。

### 诊断要点

1. **流行病学资料** 居住或到过流行区，有进食未煮熟的淡水鱼或虾的病史。

2. **临床表现** 有消化道症状及肝大（以左叶肿大明显）为主的表现，或伴有神经衰弱症状、胆道系统症状时应考虑本病的可能。

3. **实验室检查** 粪便或胆汁中查到该虫卵即可确诊。

### 治疗及护理要点

**（一）一般及支持治疗**

重度感染伴营养不良者，应先予以支持疗法，如加强营养、纠正贫血等，待全身情况改善后再行驱虫治疗。

**（二）病原治疗**

吡喹酮为治疗本病的首选药物，用法为每次 25 mg/kg，每日 3 次，连服 2 日。3 个月后能达到较高的虫卵阴转率（97%）。也可用阿苯达唑（肠虫清）。护士应向患者说明药物名称、剂量、疗程及不良反应等。

**（三）并发症治疗**

如并发胆囊炎、胆管炎、胆石症时，除驱虫外应加用抗菌药物，必要时手术治疗。护士应协助医生做好术前准备。

## ▶ 预防

### （一）管理传染源

对流行区居民进行普查、普治，如粪便虫卵阳性，可进行驱虫治疗。加强对动物传染源的管理，对猫、狗等家畜不喂食生鱼、虾，有条件者可进行驱虫治疗。

### （二）切断传播途径

进行卫生宣传，不吃未经煮熟的鱼、虾是最有效的措施；妥善处理粪便，防止粪便污染水源。

## ▶ 健康教育

1. 进行感染来源及预防措施教育，重点是教育群众不吃未经煮熟的鱼、虾，以防感染本病。流行区居民应接受普查、普治。对猫、狗等家畜也不应喂食生鱼、虾。

2. 发现感染本病后应及早进行治疗，向患者说明治疗方案及药物不良反应。轻症患者及并发胆道疾病患者经治疗后预后良好。

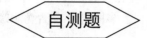

## 一、选择题

1. 华支睾吸虫在人体的主要移行途径是
   A. 囊蚴经口食入，在十二指肠脱囊，进入血管，随血流经心、肺后入肝
   B. 囊蚴经口食入，在十二指肠脱囊，沿胆总管入肝
   C. 囊蚴经口食入，在十二指肠脱囊，穿肠壁，经腹腔入肝
   D. 囊蚴经口食入，在十二指肠脱囊，经血流入肝
   E. 囊蚴经口食入，在胃内脱囊，向下沿胆总管入肝

2. 华支睾吸虫对人体的主要损害是
   A. 小肠炎　　　　　　　B. 肝受损　　　　　　　C. 胃溃疡
   D. 腹腔广泛性炎症　　　E. 胰腺坏死

3. 华支睾吸虫囊蚴主要寄生在淡水鱼的
   A. 鳞　　　　　　　　　B. 肠道　　　　　　　　C. 鳃
   D. 肌肉　　　　　　　　E. 鳍

4. 华支睾吸虫病的传染源有
   A. 患者　　　　　　　　B. 带虫者　　　　　　　C. 保虫宿主
   D. 淡水鱼　　　　　　　E. 淡水螺

## 二、思考题

1. 我国南北方华支睾吸虫感染方式如何？
2. 华支睾吸虫卵有哪些特征？
3. 简述华支睾吸虫病的主要临床表现及常用治疗方法。

（金秀珍）

# 第五节　肠绦虫病

> **案例 7-5**
>
> 患者，男性，30 岁，因腹痛，粪便中发现白色带状物入院。
>
> 患者 5 日前出现上腹部隐痛、恶心，无腹泻及便秘，排便时发现有白色带状节片。
>
> 患者既往体健，2 个月前曾在牧民家进食半熟猪肉。
>
> 身体评估：T 36.5 ℃，P 80 次 / 分，R 18 次 / 分，BP 120/80 mmHg。神志清楚，发育正常，体格检查无异常。
>
> 辅助检查：粪便可见白色的肠绦虫节片。
>
> **问题：** 1. 患者可能的医疗诊断及诊断依据是什么？
>
> 　　　　 2. 该病的主要预防措施是什么？
>
> 　　　　 3. 如何对患者实施护理？

音频：
肠绦虫病

肠绦虫病（intestinal taeniasis）是由各种绦虫寄生于人体小肠所引起的一类肠道寄生虫病。常见者为猪带绦虫病和牛带绦虫病。人多因进食含活囊尾蚴的猪肉或牛肉而被感染。

## 病原学

在我国肠绦虫病的病原体以猪带绦虫（又称猪肉绦虫）和牛带绦虫（又称牛肉绦虫）最常见。

猪带绦虫由头节、颈节和体节（链体）三部分组成，其链体的妊娠节片中充满虫卵。猪带绦虫的终宿主是人，中间宿主主要是猪，人也可成为其中间宿主。其成虫寄生于人的小肠，虫卵和妊娠节片可随粪便排出人体外。虫卵被猪吞食后，经消化液的作用，在十二指肠内孵出六钩蚴。六钩蚴钻破肠壁，随血液及淋巴循环散布到全身，最后主要在骨骼肌内发育为囊尾蚴。成熟的囊尾蚴约米粒大小，外有乳白色、半透明的囊膜，内含液体及内陷的头节。含囊尾蚴的猪肉俗称"米猪肉"或"豆肉"。当人食入含有活囊尾蚴的猪肉后，经消化液的作用，囊壁被破坏，囊尾蚴伸出头节，吸附于肠壁，经 10 ~ 12 周发育为成虫。绦虫的生活史见图 7-5。

牛带绦虫的形态、结构及生活史与猪带绦虫相似。不同的是牛带绦虫的中间宿主是牛，人只能成为其终宿主。

## 流行病学

### （一）传染源

患者是猪带绦虫病和牛带绦虫病的唯一传染源。

### （二）传播途径

经口传播。猪带绦虫病和牛带绦虫病主要因食入生的或未煮熟的含有囊尾蚴的猪肉或牛肉而感染，亦可经被囊尾蚴污染的食物或手而传播（图 7-5）。

### （三）人群易感性

人群普遍易感。以青壮年为多，男多于女。

### （四）流行特征

呈世界性分布。在我国，猪带绦虫病主要见于东北、华北等进食猪肉较多的地区，且多为散发。牛带绦虫病主要见于华北、西北、西南等少数民族地区，常可呈地方性流行。

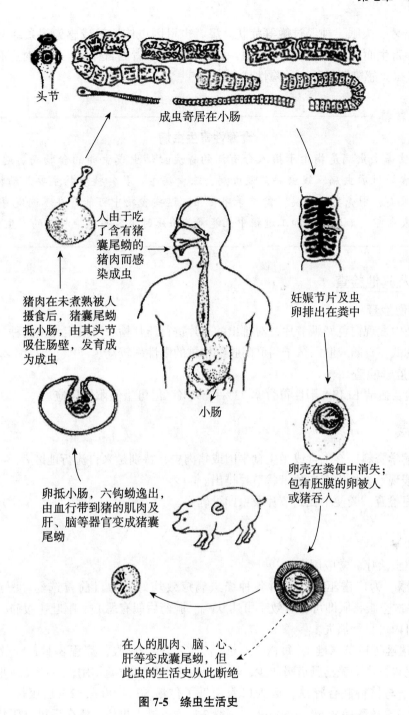

图 7-5 绦虫生活史

## ▶ 发病机制

囊尾蚴进入人体小肠后，在消化液的作用下，伸出头节，以其小钩和（或）吸盘钩挂和（或）吸附在小肠黏膜上，引起局部损伤及炎症，少数甚至可穿透肠壁引起腹膜炎。虫体可干扰肠管运动，引起腹部不适、腹痛等。虫体扭转或多条绦虫寄生偶可导致不全性肠梗阻。

## ▶ 临床表现

潜伏期为 2 ~ 3 个月。自食入囊尾蚴至成虫发育成熟需 2 ~ 3 个月。

大部分猪带绦虫病与牛带绦虫病患者可无自觉症状，而仅以粪便中发现白色带状妊娠节片为最初的唯一症状。部分患者可有上腹隐痛、恶心、食欲改变等消化道症状，少数患者可有乏力、消瘦、磨牙、失眠、神经过敏等症状。患者也可因虫体扭转或感染多条绦虫而引起肠梗阻，或因虫体寄生而出现营养不良或贫血。猪带绦虫病患者因自体感染而同时患有囊虫病者可占 2.5% ~ 25%。感染期越长，危险性越大。

**知识链接**

### 食源性寄生虫病

食源性寄生虫病是指由于摄入含有活的寄生虫幼虫或虫卵的食物而引起的一类疾病，包括食源性原虫病、线虫病、吸虫病、绦虫病等。其传播食物主要是动物性食物，如鱼类、贝类、甲壳类、蛙类、禽类等肉食品。这些食物中可能存在不同发育阶段的寄生虫幼虫或虫卵，如生吃或加工过程中未能将其杀死时很容易感染相应的寄生虫。

### ▶ 实验室及其他检查

#### （一）粪便检查

患者粪便中发现白色妊娠节片，对排出的节片进行压片检查可确定绦虫的种类。粪便检查虫卵的阳性率低，直肠或肛门拭子与肛门胶纸粘拭的阳性率较高。

#### （二）免疫学检查

皮内试验及血清 ELISA 阳性符合率 73% ~ 95%，但可呈假阳性反应。

### ▶ 诊断要点

1. **流行病学资料** 有生食或半生食牛肉或猪肉史，特别是来自流行地区者。
2. **临床表现** 粪便中有白色带状节片排出。
3. **实验室检查** 粪便中找到节片及虫卵可确诊。

### ▶ 治疗要点

主要为驱虫治疗。常应用：

1. **吡喹酮** 为广谱驱虫药，对各种绦虫病疗效均好，为目前首选药。驱虫可按 15 ~ 20 mg/kg，一次空腹顿服即可，有效率可达 95%。服药后偶有恶心、呕吐、腹痛、头昏、乏力等不适，数日内可自行消失。

2. **甲苯达唑（甲苯咪唑）** 每次 300 mg，2 次 / 日，口服，疗程 3 日，疗效可达 100%，多能使虫体完整排出。该药肠道吸收少，不良反应少，但有致畸作用，孕妇及幼儿禁用。

3. **南瓜子与槟榔联合疗法** 成人口服南瓜子仁粉 50 ~ 90 g，2 h 后服槟榔煎剂，再过 30 min 后服 50% 硫酸镁液 50 ~ 60 mL，一般 3 h 内可排出虫体。用药后可有恶心、呕吐、腹痛等不适。

**知识链接**

### 南瓜子与槟榔合用治疗绦虫病

早在 20 世纪 30 年代国内有人提倡用南瓜子或槟榔煎剂治疗绦虫病，新中国成立初期著名寄生虫学家冯兰教授提出南瓜子和槟榔合用，通过临床试验研究显示，其治疗疗效肯定，并一直沿用至今。具体方法：成人口服南瓜子仁粉 50 ~ 90 g（亦可直接嚼服生南瓜子），1 ~ 2 h 后服槟榔煎剂，再过 30 min 后服 50% 硫酸镁 50 ~ 60 mL，一般 3 h 内可排出虫体。

▶ 预防

### （一）管理传染源

在流行区开展普查普治，对绦虫病患者进行绦虫治疗，加强粪便管理，防止猪与牛感染。

### （二）切断传播途径

加强肉类检疫，禁止出售含囊尾蚴的肉类。加强个人饮食卫生，不吃未煮熟的猪肉和牛肉，生熟炊具要分开，生吃的蔬菜、水果等要洗净、消毒，饭前、便后要洗手等。

▶ 护理

### （一）主要护理诊断

1. 疼痛：与绦虫寄生于小肠引起胃肠功能紊乱有关。

2. 营养失调：低于机体需要量：与绦虫长期寄生导致消化、吸收功能障碍有关。

3. 潜在并发症：肠梗阻、阑尾炎。

### （二）主要护理措施

1. **隔离** 消化道隔离。

2. **休息** 症状明显者需卧床休息。

3. **饮食** 鼓励患者多进高热量、高蛋白、营养丰富的饮食，以保证足够的营养摄入。

4. **病情观察** ①粪便中有无节片，或有无节片自肛门逸出；②有无恶心、呕吐、腹痛、腹泻等消化道症状；③有无剧烈头痛、癫痫、视力障碍、皮下结节等不同部位囊虫病的表现；④测量身高、体重，注意有无结膜苍白、皮肤弹性下降等营养不良或贫血的表现；⑤及时了解血常规、粪便检查等结果。

5. **驱虫治疗护理** 本病的主要治疗是驱虫治疗。在驱虫过程中必须做好以下护理：

（1）熟悉不同品种驱绦虫药的作用、不良反应、服用方法，以及驱虫过程中的注意事项等，并向患者做好解释及药物疗效、不良反应的观察与记录。

（2）驱猪带绦虫前，应先给予氯丙嗪或多潘立酮，以防止患者恶心、呕吐时将虫卵反流入胃和十二指肠，产生自身感染而导致囊虫病。

（3）驱虫时应保持排便通畅，必要时可用泻药，以利于虫体或虫卵及时排出，当虫体部分排出时切忌拉断，可用温热水坐浴使全部虫体自然排出。

（4）驱虫后应留 24 h 全部粪便，检查有无头节排出。如未找到头节也不一定表示失败，因为可能头节当日未排出或头节已被破坏不易辨认。治疗后半年内仍无节片排出，虫卵转阴，可确定已治愈，否则应复治。

▶ 健康教育

1. 开展预防绦虫病的卫生宣教，尤其在流行区，宣传教育的重点是改变不良饮食习惯，生熟食物应分开处理，不吃生猪肉或牛肉。并教育患者注意卫生，防止虫卵污染水、食物及手而感染自身或他人。

2. 进行疾病知识教育，如疾病的流行病学特征、临床表现、治疗要点及预防等，指导患者配合治疗。

⬖ 自测题 ⬖

## 一、选择题

1. 链状带绦虫的卵内含有

   A. 尾蚴        B. 毛蚴        C. 卷曲幼虫

   D. 六钩蚴        E. 胞蚴

2. 驱猪带绦虫最常用、疗效最好的中药方剂是

   A. 南瓜子和仙鹤草        B. 龙胆草和石榴皮        C. 南瓜子和槟榔

   D. 狼牙和雷丸        E. 南瓜子和石榴皮

## 二、思考题

1. 对肠绦虫病患者病情观察的内容有哪些？

2. 对肠绦虫病患者进行驱虫治疗时，应注意哪些问题？

3. 肠绦虫病主要的预防措施是什么？

（金秀珍）

# 第六节　囊尾蚴病

> **案例 7-6**
>
> 患者，女性，50 岁，因头痛、乏力、癫痫发作 1 日入院。
>
> 患者 1 日前突然出现全身肌肉强直性抽搐，伴意识丧失，持续 1 ~ 2 min 后转为间断性抽搐伴昏睡，数分钟后苏醒，诉头痛、全身乏力。患者有肠绦虫病史。
>
> 身体评估：T 36.8 ℃，P 84 次 / 分，R 20 次 / 分，BP 120/70 mmHg。神志清楚，心肺检查无异常。
>
> 辅助检查：血白细胞 $12 \times 10^9$/L，血红蛋白 122g/L，中性粒细胞 68%，淋巴细胞 30%，嗜酸性粒细胞 2%。颅脑 CT 示右侧脑实质内可见一圆形囊性病灶，其内可见偏心结节。
>
> **问题：** 1. 患者可能的医疗诊断及诊断依据是什么？
>
>        2. 护理该患者时，应注意哪些问题？

**音频：**
囊尾蚴病

　　囊尾蚴病（cysticercosis）又称囊虫病，是由猪带绦虫的幼虫（囊尾蚴）寄生于人体各组织器官所致的疾病，为较常见的人畜共患病。囊虫主要寄生在皮下组织、肌肉和中枢神经系统，因寄生部位不同及感染程度不同，导致其临床表现及病情轻重有明显差异，其中以脑囊虫病最为严重。

## 病原学

猪囊尾蚴在人体寄生引起囊虫病。人经口感染猪带绦虫虫卵后，在胃与小肠经消化液作用，孵出六钩蚴。六钩蚴穿破肠壁，随血液和淋巴循环到达全身各组织器官，在组织内经 3 周可长出头节，再经 9～10 周发育为囊尾蚴。囊尾蚴结节因寄生部位不同而形态各异。在皮下和肌肉内，因受肌纤维挤压而呈椭圆形，脑实质内多呈圆形。

## 流行病学

### （一）传染源

猪带绦虫病患者是囊虫病的唯一传染源。

### （二）传播途径

主要由含虫卵的粪便污染蔬菜、食物、水及手等而经口感染。亦可因体内有猪带绦虫寄生，肠内虫卵反流入胃或十二指肠而发生自体内感染，或经污染的手食入自体排出的虫卵而发生自体外感染。

### （三）人群易感性

普遍易感，青壮年多见。男多于女，农民居多。近年来儿童和城市居民患病率有所增加。

### （四）流行特征

散发为主，是我国北方主要的人畜共患的寄生虫病。其分布及流行特征与猪带绦虫病相同。

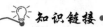
知识链接

**我国囊虫病的流行趋势**

2004 年的全国人体中药寄生虫病调查报告显示，山西省成为全国囊虫病感染率最高的省份，福建省次之。某些省份的感染率急剧上升。全国平均感染率从 1992 年的 0.011%，上升至 2004 年的 0.58%。这可能与生活水平提高，在外就餐机会较多以及养殖的发展等有关。

## 发病机制与病理变化

囊尾蚴寄生于人体，引起局部组织的炎症反应，表现为炎症细胞浸润、纤维结缔组织增生，囊尾蚴被纤维组织包裹而形成包囊，囊尾蚴死亡后逐渐钙化。其临床表现和病理变化取决于囊虫寄生的部位、数目、囊虫的死活及组织反应性。

寄生于脑部的囊虫，以大脑皮质最多，多数病例脑内仅有 1～2 个囊虫。囊虫在脑内主要引起占位性病变及颅内压增高。若累及运动区，可引起癫痫发作；经脑脉络膜丛进入脑室系统及蛛网膜下腔，可引起脑脊液循环阻塞，产生脑积水；脑内大量囊尾蚴寄生，可产生广泛脑组织破坏及炎症改变。颅内压增高明显者可引起脑疝。

寄生于皮下组织及肌肉者，主要表现为皮下结节。眼部的囊尾蚴常寄生于玻璃体、眼球肌肉、眼结膜下等处，引起视力障碍。

## 临床表现

潜伏期为 3 个月至数年，5 年内居多。大多数被感染者在临床上无明显症状。

### （一）脑囊虫病

脑囊虫病约占囊虫病患者总数的 2/3，常同时伴有皮下及肌肉囊虫病。按囊虫寄生部位的不同可分为以下 4 型：

1. **脑实质型** 最常见，占脑囊虫病的 80% 以上。囊虫常寄生于大脑皮质邻近运动中枢区，因而以癫痫最常见。约半数患者表现为单纯大发作，发作频率较低，多在 3 个月以上，部分患者甚至若干年才发作一次。弥漫性脑实质受累者常引起器质性精神病，亦可因脑组织破坏或皮质萎缩导致痴呆。

2. **脑室型** 因囊虫常游离或带蒂附着于脑室壁，导致脑脊液循环受阻，出现活瓣综合征。当患者有转头等体位改变时，颅内压突然升高，因而出现剧烈头痛、呕吐，甚至脑疝，并有强迫体位。

3. **软脑膜型** 主要为慢性脑膜炎及蛛网膜下腔粘连的表现，如头痛、呕吐、颈项强直等。因颅底粘连，可影响脑神经，表现为视力、听力障碍，耳鸣、眩晕、共济失调、面神经麻痹等。

4. **混合型** 以上各型混合存在，以脑实质型与脑室型混合存在最多见。患者精神症状最重。另外，还可因囊虫侵入椎管压迫脊髓而出现截瘫表现。

### （二）皮下组织及肌肉囊虫病

约 2/3 的囊虫患者有皮下或肌肉囊虫病。患者皮下可扪及圆形或椭圆形的结节，为坚韧实体，有弹性，可自由移动，以躯干、头部多见，四肢较少，数目自数个至数百个不等。结节可分批出现，亦可逐渐消失。囊虫数目少时可无症状，或仅有局部酸胀感。大量囊虫寄生于肌肉，可出现假性肌肥大，肌肉体积增加，但活动无力。

### （三）眼囊虫病

囊尾蚴常寄生于玻璃体和视网膜下。寄生于玻璃体者感觉眼前有黑点或黑影晃动，寄生于视网膜者可影响视力。

## ▶ 实验室及其他检查

### （一）血常规

大多正常，嗜酸性粒细胞多无明显增多。

### （二）粪便检查

粪便中发现绦虫卵或妊娠节片，可作为诊断本病的重要参考。

### （三）脑脊液检查

软脑膜型及弥漫性脑部病变者可见脑脊液压力增高，脑膜炎者可有细胞数及蛋白质轻度升高。

### （四）免疫学检查

用 ELISA 法或间接血凝试验法等检测患者血清或脑脊液中特异性 IgG 抗体，有较高的特异性和敏感性。

### （五）影像学检查

X 线检查可发现颅内及肢体软组织内的囊虫钙化阴影。颅脑 CT 扫描及 MRI 对脑囊虫病有重要的诊断价值。

### （六）病原检查

取皮下结节做活检，是重要的确诊依据。

▶ 治疗要点

**（一）病原治疗**

1. **阿苯达唑（丙硫咪唑）**　本药是目前治疗脑囊虫病的首选药物，其疗效确切、作用温和、不良反应轻。每日 15～20 mg/kg，分 2 次服用，10 日为 1 个疗程。严重的脑型患者可改为每日 18 mg/kg，14 日为 1 个疗程，可重复 2～3 个疗程。

2. **吡喹酮**　本药作用强、效果好，但杀灭囊虫时引起的组织反应大，适合于单纯皮下肌肉囊虫病患者。每日 40～60 mg/kg，分 3 次口服，连服 3 日，必要时 2～3 个月后重复 1 个疗程。

**（二）对症治疗**

有颅内压增高者，应先每日静脉滴注 20% 甘露醇 250 mL（内加地塞米松 5 mg），连续 3 日后，再开始病原治疗。疗程中可常规应用地塞米松和甘露醇，以防止颅内压增高的发生或加重。癫痫发作频繁者，可酌情选用地西泮（安定）、苯妥英钠或异戊巴比妥钠等药物。发生过敏性休克者用 0.1% 肾上腺素 1 mg 皮下注射（小儿酌减），同时用氢化可的松加入葡萄糖液中静脉滴注。

**（三）手术治疗**

对眼囊虫病或脑囊虫病者，应先行手术摘除囊尾蚴，再给予杀虫药治疗，以防止杀虫后局部炎症反应加重视力障碍或脑室孔堵塞。

▶ 预防

**（一）管理传染源**

彻底根治猪带绦虫病患者。加强粪便管理，提倡生猪圈养。做好猪肉的检疫工作，禁止出售"米猪肉"。

**（二）切断传播途径**

注意养成良好的饮食卫生习惯，如生吃的蔬菜、水果等要洗净消毒，饭前便后要洗手等。

▶ 护理

**（一）主要护理诊断**

1. 有受伤的危险：与囊虫寄生于大脑引起癫痫发作有关。

2. 潜在并发症：颅内压增高、视力下降、失明、痴呆。

**（二）主要护理措施**

1. **隔离**　采取接触隔离。

2. **休息**　囊虫病患者需住院治疗，服药期间应绝对卧床休息。

3. **病情观察**　①对脑囊虫病患者应注意观察有无癫痫先兆及癫痫发作的情况，有无颅内压增高的表现；②对皮下及肌肉囊虫病患者应观察皮下结节的部位、数目及其局部表现，有无肌肉软弱无力等；③了解有关的免疫学、影像学及病原学等辅助检查结果。

4. **对症护理**　①有癫痫发作者，可遵医嘱酌情给予镇静剂，并做好患者的安全护理（详见"乙型脑炎"的护理）；②有颅内压增高者，应按医嘱给予脱水治疗，并做好相应护理。

5. **用药护理**　用药前向患者说明病原治疗药物的用法、疗程及可能出现的不良反应。脑型患者首选药物为阿苯达唑，其不良反应有头痛、皮疹、低热、视力障碍及癫痫等，个别患者可出现过敏性休克及脑疝等严重反应，应加强监护，并做好抢救准备工作，及时发现病情变化并及时处理。

**6. 脱水治疗的护理** 有颅内压增高者，病原治疗前及治疗中均需进行脱水治疗，应注意脱水剂治疗原则及不良反应。

**7. 检查及手术治疗的护理** 对疑有囊虫堵塞脑室孔者，药物治疗的局部反应大，可加重脑室孔的堵塞，宜选用手术治疗。眼囊虫病者禁止杀虫治疗，因活虫被杀死后引起的炎症反应会加重视力障碍，甚至失明，必须手术治疗。本病在治疗前常需做各种检查，如眼底、脑脊液、X线、CT、MRI 等，以明确囊虫的部位、数目，有无颅内压增高及其严重程度等。进行各种检查前，应向患者说明检查目的、过程及注意事项，以取得患者的理解与合作，减轻焦虑及恐惧情绪。有脑室梗阻及眼囊虫病者，应先行手术摘除囊尾蚴，然后再给予抗囊虫病药物，以免病情加重，也需向患者说明手术目的。

▶ 健康教育

1. 宣传预防知识，主要宣传积极根治猪带绦虫病、加强家畜及粪便管理、注意饮食卫生的重要性。

2. 进行疾病知识教育，指导患者自我监测，如有头痛、头晕、抽搐等表现，应及时报告医护人员。目前，囊虫病多以实施多疗程驱虫治疗为主，患者应规则治疗，以求根治。

3. 有癫痫发作者，应坚持服用抗癫痫药物，控制症状后逐渐减量，维持 1～2 年才能停药。

◇ 自测题 ◇

## 一、选择题

1. 人患囊尾蚴病的原因是因误食
   A. 六钩蚴　　　　B. 猪带绦虫囊尾蚴　　　　C. 猪带绦虫卵
   D. 牛带绦虫卵　　　E. 牛带绦虫囊尾蚴
2. 囊尾蚴在人体最常见寄生的部位是
   A. 脑　　　　B. 皮下　　　　C. 肌肉
   D. 眼　　　　E. 肺
3. 治疗囊尾蚴病常用药物是
   A. 槟榔、南瓜子　　B. 吡喹酮　　　　C. 葡萄糖酸锑钠
   D. 海群生　　　　E. 甲硝唑

## 二、思考题

1. 囊虫病的传染源和传播途径是什么？
2. 囊虫病的主要临床表现是什么？
3. 囊虫病的病情观察内容有哪些？

（金秀珍）

# 第七节　棘 球 蚴 病

**案例 7-7**

患者，男性，35 岁，牧民。肝区不适、肝大 2 个月入院。

患者 2 个月前劳累后出现右上腹部胀满不适、乏力，于当地医院 B 超检查结果示肝有囊肿，肝功能检查正常，疑为"包虫病"。患者家中一直牧养有羊、牛、牧羊犬。

身体评估：T 37.2 ℃，P 90 次 / 分，R 20 次 / 分，BP 140/78 mmHg。神志清楚，发育正常，营养中等，巩膜无黄染，稍感腹胀，肝右肋下 5 cm 质软，脾未及。

辅助检查：B 超检查：肝右叶可见 5 cm×7 cm 囊性液性暗区，内见散在光点。

**问题：** 1. 患者可能的医疗诊断是什么？

2. 对患者应如何护理？

3. 如何对患者进行健康教育？

棘球蚴病（echinococcosis）又称包虫病，是由棘球绦虫的幼虫寄生于人体组织所致的人兽共患寄生虫病。在我国流行的棘球蚴病主要为细粒棘球蚴病和泡型棘球蚴病。临床上常以肝棘球蚴病多见，其次是肺棘球蚴病，脑、骨及其他器官偶尔也可被侵犯。

## 一、细粒棘球蚴病

细粒棘球蚴病（echinococcosis granulosa）又称囊型包虫病，是人体感染细粒棘球绦虫的幼虫（棘球蚴）所致的疾病。棘球蚴主要寄生于肝，其次为肺。

### ▶ 病原学

细粒棘球绦虫成虫体长 3 ~ 6 mm，由头节、颈节、幼节、成节和孕节片各一节组成。孕节的子宫内充满虫卵，虫卵为圆形，棕黄色，有辐射纹，内含六钩蚴，对外界抵抗力较强，在蔬菜和水果中不易被化学消毒剂杀死，煮沸方可杀死。

细粒棘球绦虫的终宿主主要是犬，中间宿主主要是牛、羊、骆驼等，人若摄入虫卵也可以成为中间宿主。虫卵随犬粪便排出体外，污染其皮毛、畜舍、牧场、蔬菜以及水源等，被中间宿主吞食后经消化液的作用，在十二指肠内孵出六钩蚴。六钩蚴穿入肠壁的末梢静脉，随血流入肝，经 3 ~ 5 个月发育成囊状的棘球蚴。中间宿主的内脏被犬等终宿主吞食后，囊中的头节在小肠内经 3 ~ 10 周发育为成虫，完成其生活史（图 7-6）。

### ▶ 流行病学

#### （一）传染源
传染源主要是感染细粒棘球绦虫的犬。

#### （二）传播途径
人与受染的犬密切接触，虫卵污染手然后经口感染。也可因食入被虫卵污染的食物或水而感染。在干燥多风的地区虫卵也可随风播散，所以有经呼吸道感染的可能（图 7-6）。

#### （三）人群易感性
人群普遍易感，患病后可获得一定的免疫力。

音频：
棘球蚴病

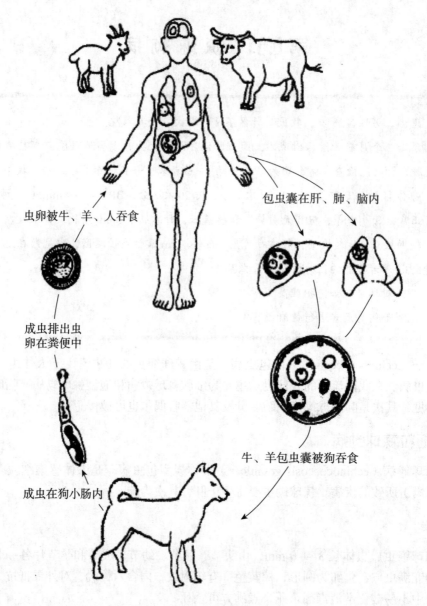

虫卵被牛、羊、人吞食

成虫排出虫卵在粪便中

成虫在狗小肠内

包虫囊在肝、肺、脑内

牛、羊包虫囊被狗吞食

**图 7-6　细粒棘球绦虫生活史**

### （四）流行特征

本病广泛分布于世界各地，牧区和半牧区是主要流行区域。我国以新疆、甘肃、宁夏、青海、四川、内蒙古、西藏等地为主要流行区。患者多为青壮年农牧民，多数在儿童期感染，青壮年发病。

### ▶ 发病机制与病理变化

虫卵经口进入胃肠，在十二指肠内孵化成六钩蚴钻入肠壁，部分可被局部免疫细胞包围消灭，部分进入肠系膜静脉而达门静脉系统，多数停留在肝，少数在肺，其余可在脑、脾、肾、肌肉等组织内形成囊肿。棘球蚴有内外两囊，内囊的液体是透明的，内含少数蛋白质及大量头节和子囊。外囊为宿主组织的炎症反应和结缔组织增生所形成的一层纤维包膜，两者间仅有轻度粘连。肝棘球蚴囊一般较大，内囊液可达数百至数千毫升，囊液可渗透囊壁吸收入血循环发生过敏反应。

## 临床表现

潜伏期为 10 ~ 20 年，甚至更长时间。病情轻重及临床表现与其寄生部位、囊肿大小及并发症有关。

### （一）肝棘球蚴病（肝包虫病）

肝棘球蚴病最常见，肝棘球蚴囊肿多位于肝右叶并接近于肝表面，表现为肝区不适、隐痛或胀痛，可触及无痛性包块。如果肝棘球蚴囊肿位于肝门，可引起梗阻性黄疸或门静脉高压症。肝棘球蚴病的并发症主要是继发感染和囊壁破裂，两者常互为因果。破入腹腔、胸腔，可引起弥漫性腹膜炎、胸膜炎及过敏反应，甚至可发生过敏性休克。合并感染时，出现与肝脓肿或膈下脓肿相似的症状。

### （二）肺棘球蚴病（肺包虫病）

肺棘球蚴病多好发于右肺的下中叶。早期多无自觉症状，常于胸部透视检查时发现。随着肺棘球蚴囊的不断增大，逐渐出现胸痛、咳嗽以及咯血等症状。当肝棘球蚴囊穿破支气管时，患者表现为突发的阵发性呛咳、呼吸困难、咯血，咳出大量囊液，少数患者可由于大量囊液溢出和堵塞而发生窒息。咳出囊液后可逐渐自愈。若囊液引流不畅还可继发感染，表现为发热、咳脓痰等。

## 实验室及其他检查

### （一）血常规

白细胞计数大多正常，嗜酸性粒细胞可有轻度升高。

### （二）痰液检查

肺棘球蚴病患者可咳出粉皮样囊壁，痰检可有头节或小钩。

### （三）免疫学检查

1. **皮内试验** 此试验操作简便、快捷，阳性率可达 90%，但有假阳性或假阴性反应。结核病、猪囊尾蚴病、并殖吸虫病可有假阳性。

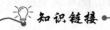

知识链接

**皮内实验方法**

取棘球蚴液 0.1 ~ 0.2 mL 于前臂内侧皮内注射，阳性者可于 15 ~ 30 min 出现局部丘疹明显增大、周围红晕、可有伪足，为速发反应。丘疹 2 h 后消退。12 ~ 24 h 后出现皮肤红肿及皮下硬结，为延迟反应。

2. **血清学检查** 可采用间接血凝试验、酶联免疫吸附试验等检测血清抗体。

### （四）影像学检查

肝 B 超检查是诊断肝棘球蚴病的主要方法，可确定其位置、大小以及数目。CT 扫描对肝、肺、脑、肾棘球蚴病的诊断有重要意义。

## 治疗要点

### （一）手术治疗

目前以手术切除棘球蚴为主。手术前后应服用阿苯达唑，减低囊内压力，以便手术，同时还可消灭原头蚴，防止播散和复发。术中应避免囊液外溢，以免引起过敏反应。

### （二）药物治疗

对有手术禁忌证或术后复发不能进行手术的患者，可进行药物治疗。目前常用药物为阿苯

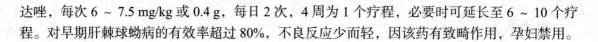

达唑，每次 6 ~ 7.5 mg/kg 或 0.4 g，每日 2 次，4 周为 1 个疗程，必要时可延长至 6 ~ 10 个疗程。对早期肝棘球蚴病的有效率超过 80%，不良反应少而轻，因该药有致畸作用，孕妇禁用。

## 预防

### （一）管理传染源

宣传养犬的危害性，对流行区的犬进行普查普治，可定期预防服药，如吡喹酮15 ~ 25 mg/kg，1 次顿服。病畜的尸体要深埋或焚毁，防止被犬吞食，避免犬粪中虫卵污染水源。

### （二）切断传播途径

注意饮食、饮水卫生和个人防护，重视饲料卫生与畜舍清洁。

### （三）保护易感人群

避免与犬密切接触，尤其是儿童。

## 护理

### （一）主要护理诊断

潜在并发症：继发感染、过敏性休克、窒息。

### （二）主要护理措施

1. **隔离**　主要采取接触隔离。

2. **休息**　症状明显时卧床休息。

3. **饮食**　给予高热量、高蛋白及高维生素、易消化的饮食。

4. **病情观察**　①腹部包块的部位、大小、有无触痛、质地以及表面情况等；②有无发热、肝区疼痛等继发感染的表现；③肺棘球蚴病的表现，如胸痛、咳嗽、咳痰、痰中含有粉皮样物质以及肺部体征的变化等；④有无呼吸困难、血压下降等过敏性休克表现。

5. **对症护理**　根据各型棘球蚴病所表现的症状及时给予相应的护理。

6. **做好抢救准备**　患者可由于囊壁破裂而出现过敏性休克以及窒息等严重的并发症，应事先做好抢救的准备，如床边应备有肾上腺素、吸氧和吸痰装置等。

7. **用药护理**　熟悉常用治疗药物的用法、用量以及疗程。及时观察药物疗效及不良反应。向患者说明早期、足量和足疗程服药的重要性，并指导患者按时服药。

8. **手术前后的护理**　术前主要是药物治疗的护理以及术前的准备工作。术后应做好手术切口的护理，并注意观察有无感染和过敏性休克的表现。

## 健康教育

1. 加强预防教育，主要是预防犬类的感染；并加强个人卫生、饮水卫生、饮食卫生。

2. 加强疾病知识教育，做好细粒棘球蚴病的发生、病情进展、治疗以及预后等相关知识的宣传教育，早期发现、早期药物治疗，可避免手术。对不能手术的患者，应教育其按疗程坚持服药。

### 二、泡型棘球蚴病

泡型棘球蚴病（alveolar echinococcosis）又称泡型包虫病，是人体感染多房棘球绦虫的蚴虫（泡球蚴）而引起的疾病。泡球蚴主要寄生于肝，可产生浸润增殖性病变，肺、脑等也可受累。

## 病原学

多房棘球绦虫的形态与生活史和细粒棘球绦虫相似，但泡球蚴生发层位于囊壁外层，为蜂窝状或海绵状的多个小囊泡，内含胶冻样液体，在肝内浸润生长而无包膜。人肝病变中罕有原头蚴存在。

### ▶ 流行病学

　　本虫主要以野犬（四川）、红狐（宁夏）、狼、猫等为终宿主，以啮齿动物如田鼠等为中间宿主，人因摄入其虫卵也可成为中间宿主。本病患者大多为青壮年农牧民以及野外狩猎者，男多于女。通过接触犬、狐等直接感染，或因误食被虫卵污染的食物或水间接感染。

### ▶ 临床表现

　　本型棘球蚴病病情呈缓慢进行性发展，潜伏期一般在 20 年以上。早期多无自觉症状，晚期患者可有右季肋部隐痛或肿块、食欲下降、腹胀、胆绞痛、消瘦，多有肝大，质地坚硬、表面可扪及结节。也可有黄疸、腹水、脾大和门脉高压征象。肝衰竭和脑转移是死亡的主要原因。

### ▶ 治疗要点

　　泡型棘球蚴病早期应采取手术切除病灶及周围肝组织或肝叶切除。手术不易根治，需联合使用阿苯达唑，每日 10 mg/kg，分 2 次口服。疗程根据病变大小而定，一般为 2 年或更长。

### ▶ 护理措施

　　同细粒棘球蚴病。

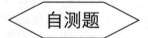
自测题

## 一、选择题

1. 使人和动物患包虫病的主要传染源是

　　A. 狗　　　　　　　　　　B. 牛　　　　　　　　　　C. 羊

　　D. 马　　　　　　　　　　E. 猪

2. 包虫病最常见的临床类型是

　　A. 脑包虫病　　　　　　　B. 肺包虫病　　　　　　　C. 肌肉包虫病

　　D. 肝包虫病　　　　　　　E. 骨骼包虫病

## 二、思考题

1. 肝棘球蚴病的临床表现是什么？
2. 如何结合细粒棘球蚴病的流行病学制订预防措施？
3. 肝棘球蚴病如何治疗？

（金秀珍）

## 附录一

# 常用消毒方法

| 物品类别 | 物品名称 | 消毒方法 |
|---|---|---|
| 病室环境 | 病室空气 | 1. 甲醛溶液熏蒸，12.5 ~ 25 mL/m³，12 h |
| | | 2. 过氧乙酸熏蒸，1 g/m³（肝炎 3g/m³），1 h |
| | | 3. 紫外线照射（先除尘），功率 30 W，每方位 30 min（有效照射距离 2 m） |
| | 门窗、墙面、地面、家具 | 1. 3% ~ 5%煤酚皂溶液擦洗 |
| | | 2. 0.5% 过氧乙酸溶液擦洗 |
| | | 3. 0.5% ~ 1.5%（肝炎 3%）漂白粉澄清液擦洗 |
| | 门窗、家具把套 | 1. 0.2% ~ 0.4% 过氧乙酸溶液浸湿 |
| | | 2. 84 消毒液浸湿 |
| | | 3. 3% ~ 5% 煤酚皂溶液浸湿 |
| | | 注意：每天多次，保持湿润 |
| 病室用物 | 衣服、被单 | 1. 高压蒸汽消毒后洗净 |
| | | 2. 在肥皂水内煮沸 15 ~ 30 min 后洗净 |
| | | 3. 0.4% 过氧乙酸溶液浸泡 20 min 后洗净 |
| | | 4. 甲醛溶液熏蒸，80 mL/m³，6 h 或 125 mL/m³，3 h |
| | | 5. 环氧乙烷熏蒸 400 ~ 1000 g/m³ |
| | 褥垫、棉絮、枕芯、绒毯 | 1. 日光照射，6 h |
| | | 2. 环氧乙烷熏蒸，400 g/m³，12 h |
| | | 3. 甲醛溶液熏蒸，80 mL/m³，6 h |
| | | 注意：物品敞开，定期翻动，有污物应刷净后再熏蒸 |
| | 平车、担架、轮椅 | 1. 0.2% ~ 0.4% 过氧乙酸溶液擦拭，作用 30 ~ 60 min |
| | | 2. 3% 煤酚皂溶液擦拭，作用 30 ~ 60 min |
| 日常用物 | 食具、药杯、茶壶、漱口杯 | 1. 0.5% 优氯净 30 ~ 60 min 浸泡后洗净 |
| | | 2. 84 消毒液浸泡 30 min 后洗净 |
| | | 3. 0.2% ~ 0.5% 过氧乙酸溶液浸泡 30 min 后洗净 |
| | | 4. 煮沸 15 ~ 30 min 消毒 |
| | | 5. 高压蒸汽消毒 |
| | | 注意：餐具去残渣，水冲净后再浸泡 |

续表

| 物品类别 | 物品名称 | 消毒方法 |
|---|---|---|
| 日常用物 | 书信、杂志、报纸、钱币、饭菜票 | 1. 日光照射，6 h<br>2. 高压蒸汽消毒<br>3. 环氧乙烷熏蒸<br>4. 过氧乙酸浸泡<br>注意：作废者焚烧 |
| | 面盆、痰杯、痰盂、便器 | 1. 3% 漂白粉澄清液浸泡，1 h<br>2. 1% ~ 3% 煤酚皂溶液浸泡，1 h<br>3. 84 消毒液浸泡，30 min<br>4. 紫外线照射（正反面都要照射），30 min<br>5. 痰杯可煮沸 15 min 或高压蒸汽消毒 |
| 医疗用具 | 压舌板 | 1. 84 消毒液浸泡，30 min<br>2. 0.1% ~ 0.2% 过氧乙酸溶液浸泡或擦拭<br>3. 1% 漂白粉澄清液浸泡，30 min<br>4. 环氧乙烷熏蒸<br>5. 煮沸 15 min 消毒 |
| | 体温计 | 1. 0.5% 过氧乙酸溶液浸泡，30 min<br>2. 75% 乙醇浸泡，30 min<br>3. 0.1% 苯扎溴铵溶液浸泡，30 min<br>注意：使用前擦干药液，用后先擦净再置于消毒液中 |
| | 血压计、听诊器、手电筒、热水袋、冰袋 | 1. 环氧乙烷熏蒸<br>2. 甲醛溶液熏蒸<br>3. 2% ~ 3% 煤酚皂溶液擦拭<br>4. 0.1% 苯扎溴铵溶液擦拭<br>5. 0.5% 过氧乙酸溶液擦拭<br>6. 84 消毒液擦拭 |
| | 玻璃搪瓷类 | 1. 高压蒸汽消毒<br>2. 煮沸 15 min 消毒<br>3. 搪瓷类用 0.2% 过氧乙酸溶液或 84 消毒液浸泡 1 ~ 2 h 清洗消毒备用（即先浸泡，再清洗，最后消毒） |
| | 金属制品类 | 1. 0.1% ~ 0.5% 苯扎溴铵溶液浸泡，30 min<br>2. 环氧乙烷熏蒸<br>3. 高压蒸汽消毒<br>4. 煮沸消毒<br>注意：加亚硝酸钠防锈 |
| 皮肤 | 手或污染部位 | 1. 0.2% ~ 0.5% 过氧乙酸溶液浸泡 1 ~ 2 min 后流水冲洗<br>2. 2% 煤酚皂溶液浸泡，1 ~ 2 min<br>3. 肥皂流动水洗刷，1 ~ 2 min<br>4. 0.2% 优氯净浸泡，2 min |
| 排泄物 | 尿 | 每 1 L 尿液加 5 ~ 10 g 漂白粉干粉，搅匀加盖静置 2 h |

续表

| 物品类别 | 物品名称 | 消毒方法 |
| --- | --- | --- |
| 排泄物 | 脓液、痰 | 1. 脓液或痰 1 份加干漂白粉 5 份，搅匀加盖静置 2 h |
| | | 2. 脓液或痰加等量 0.5% 过氧乙酸，搅匀加盖静置 30 ~ 60 min |
| | | 3. 痰可置于纸盒内焚烧 |
| | 粪便 | 1. 1 份粪便加 2 份 0.1% ~ 0.2% 过氧乙酸，搅匀加盖静置 2 h |
| | | 2. 1 份粪便加 2 份 10% ~ 20% 漂白粉乳剂，搅匀加盖静置 2 h |
| 其他 | 敷料 | 1. 煮沸 30 min 消毒 |
| | | 2. 高压蒸汽消毒 |
| | | 3. 焚烧 |
| | 残余食物 | 煮沸 30 min 消毒后倒入便池 |
| | 垃圾、空纸盒 | 焚烧 |
| | 空药瓶 | 煮沸消毒后做废品处理 |

# 主要传染病的潜伏期、隔离期及
# 接触者检疫观察时间

| 病名 | 最短、最长潜伏期及常见潜伏期 | 隔离期 | 接触者检疫观察时间 |
|---|---|---|---|
| 流行性感冒 | 数小时~3天，一般1~2天 | 退热后2天 | 在大流行发生时，集体单位应检疫 |
| 麻疹 | 6~21天，一般11天 | 出疹后5天解除隔离 | 医学观察21天，被动免疫者延长至28天 |
| 水痘 | 10~24天，一般13~17天 | 至脱痂为止，但不得少于发病后2周 | 医学观察24天 |
| 流行性腮腺炎 | 8~30天，一般18天 | 从发病开始至临床症状消失为止 | 一般不检疫，集体儿童检疫21天 |
| 病毒性肝炎 | 甲型2~6周<br>乙型6周~6个月<br>丙型2~20周<br>丁型与乙型有关<br>戊型10~60天 | 甲型自发病日起，不少于30天（如病情未好转，应继续隔离）<br><br>乙型隔离至临床痊愈 | 密切接触者进行医学观察45天；托幼机构出现肝炎患者，在30天内不接受新儿童；HBsAg阳性幼儿另设专门机构 |
| 脊髓灰质炎 | 3~35天，一般9~12天 | 不少于发病后40天 | 密切接触者医学观察20天 |
| 流行性出血热 | 5~46天，一般14天 | 急性症状消失为止 | 不检疫 |
| 流行性乙型脑炎 | 4~21天，一般10~15天 | 体温退至正常为止 | |
| 狂犬病 | 10天~1年以上，一般为1~2月 | 病程中隔离治疗 | 不检疫 |
| 艾滋病 | 数月~2年 | 隔离观察 | 检疫，一般禁止入境 |
| 白喉 | 1~7天，一般2~5天 | 症状消失后，2次鼻咽分泌物连续培养阴性或症状消失30天后解除隔离 | 医学观察7天 |
| 百日咳 | 2~21天，一般7~10天 | 发病后40天或出现痉咳后30天 | 医学观察21天 |
| 猩红热 | 1~12天，一般2~5天 | 特殊治疗6天后解除隔离 | 医学观察7天 |
| 流行性脑脊髓膜炎 | 2~10天，一般2~3天 | 症状消失后3天，但不少于发病后7天 | 医学观察7天 |

续表

| 病名 | | 最短、最长潜伏期及常见潜伏期 | 隔离期 | 接触者检疫观察时间 |
|---|---|---|---|---|
| 伤寒 | | 伤寒 3 ~ 35 天，一般 7 ~ 14 天 | 体温正常后 15 天或症状消失，大便培养 2 次阴性 | 医学观察 15 天 |
| 副伤寒 | | 副伤寒 3 ~ 6 天，一般 8 ~ 10 天 | | |
| 霍乱 | | 数小时 ~ 7 天，一般 1 ~ 3 天 | 腹泻停止后 2 天，大便隔日培养连续 3 次阴性 | 隔离 5 天，进行医学观察与 3 次粪检，进行交通及海港检疫 |
| 细菌性痢疾 | | 数小时 ~ 7 天，一般 1 ~ 2 天 | 临床症状消失后 1 周，或 3 次粪便培养阴性解除隔离 | 医学观察 7 天 |
| 炭疽 | | 12 h ~ 12 天，一般 1 ~ 3 天 | 隔离治疗至溃疡愈合为止，其他型患者临床痊愈后解除隔离 | 接触者医学观察 12 天 |
| 鼠疫 | | 数小时 ~ 8 天，一般 3 ~ 5 天 | 腺鼠疫隔离至淋巴肿完全消失；肺鼠疫在临床症状消失后痰检查 3 次阴性解除隔离 | 9 天 |
| 布鲁菌病 | | 7 ~ 21 天，一般 14 天 | 临床症状消失后解除隔离 | 不检疫 |
| 钩端螺旋体病 | | 3 ~ 28 天，一般 7 ~ 13 天 | 症状消失痊愈 | 不检疫 |
| 流行性斑疹伤寒 | | 5 ~ 21 天，一般 10 ~ 14 天 | 彻底灭虱，体温正常 12 天后解除隔离 | 灭虱后医学观察 15 天 |
| 阿米巴痢疾 | | 2 天 ~ 1 年，一般 7 ~ 14 天 | 症状消失，大便连续 3 次找不到滋养体及包囊 | |
| 疟疾 | 恶性疟 | 7 ~ 15 天，一般 12 天 | 不检疫，住室内应防蚊、灭蚊 | 不检疫 |
| | 间日疟 | 10 ~ 20，一般 13 ~ 15 天 | | |
| | 三日疟 | 14 ~ 45 天，一般 21 ~ 30 天 | | |
| | 卵圆疟 | 潜伏期可长达 6 个月 | | |

# 自测题参考答案

## 第一章 总 论

### 一、选择题

1. C  2. B  3. A  4. D  5. E  6. C  7. D

## 第二章 病毒感染性疾病

### 一、选择题

第一节
1. A  2. B  3. D  4. C  5. A

第二节
1. B  2. C  3. C  4. E  5. E

第三节
1. D  2. D  3. A  4. E  5. A

第四节
1. C  2. E  3. B  4. C

第五节
1. D  2. A  3. C  4. B  5. E  6. E

第六节
1. B  2. B  3. B  4. A  5. C  6. C  7. C  8. D  9. E

第七节
1. C  2. A  3. A  4. D  5. E  6. B

第八节
1. D  2. B  3. C  4. B  5. D

第九节
1. B  2. D  3. A  4. D  5. B

第十节
1. C  2. B  3. B  4. D  5. C

第十一节

1. A    2. A    3. B    4. D    5. B

# 第三章　细菌感染性疾病

第一节

1. A    2. B    3. B    4. E    5. D    6. C

第二节

1. E    2. B    3. B    4. C    5. D

第三节

1. D    2. B    3. A

第四节

1. E    2. B    3. C

第五节

1. A    2. D    3. E    4. E

第六节

1. C    2. E    3. A    4. C

第七节

1. E    2. C    3. B    4. A

第八节

1. A    2. A    3. D    4. B

第九节

1. B    2. A    3. D    4. D

第十节

1. B    2. B    3. E    4. C    5. E

# 第四章　立克次体感染性疾病

第二节

1. A    2. C    3. C    4. C    5. B

第三节

1. A    2. A    3. B    4. D    5. C

# 第五章　钩端螺旋体感染性疾病

第一节

1. B    2. B    3. E

第二节

1. D    2. C    3. B

## 第六章 原虫感染性疾病

**第一节**

1. A    2. C    3. E    4. D

**第二节**

1. C    2. D    3. A    4. B    5. C

## 第七章 蠕虫感染性疾病

**第一节**

1. D    2. B    3. A    4. A

**第二节**

1. C    2. A    3. D    4. C    5. B

**第三节**

1. A    2. C    3. C    4. D    5. D

**第四节**

1. B    2. B    3. D    4. A

**第五节**

1. D    2. C

**第六节**

1. C    2. A    3. B

**第七节**

1. A    2. D

# 中英文专业词汇索引

## A

阿米巴病（amebiasis） 160

阿米巴肝脓肿（amebic liver abscess） 164

## B

白喉（diphtheria） 127

百日咳（pertussis） 131

被动免疫（passive immunization） 12

变异性（variability） 3

丙型肝炎病毒（hepatitis C virus，HCV） 22

并殖吸虫病（paragonimiasis） 185

病毒性肝炎（viral hepatitis） 21

布鲁菌病（brucellosis） 117

## C

肠阿米巴病（intestinal amebiasis） 161

肠绦虫病（intestinal taeniasis） 194

传播途径（route of transmission） 4

传染病（communicable diseases） 1

传染性非典型肺炎（infectious atypical pneumonia） 56

传染源（source of infection） 4

磁共振成像（magnetic resonance imaging，MRI） 9

丛林斑疹伤寒（scrub typhus） 146

## D

地方性（endemicity） 5

地方性斑疹伤寒（endemic typhus） 144

丁型肝炎病毒（hepatitis D virus，HDV） 22

毒力（virulence） 3

## F

发热（fever） 6

放射免疫测定（radioimmunoassay，RIA） 9

非特异性免疫（nonspecific immunity） 3

肥达试验（Widal test） 90

肺吸虫病（lung fluke infection） 185

复发（relapse） 6

## G

感染（infection） 1

高致病性禽流感（highly pathogenic avian influenza，HPAI） 66

隔离（isolation） 12

庚型肝炎病毒（hepatitis G virus，HGV） 22

钩虫病（ancylostomiasis） 180

钩端螺旋体病（leptospirosis） 151

## H

华支睾吸虫病（clonorchiasis sinensis） 190

恢复期（convalescent period） 6

获得性免疫缺陷综合征（acquired immunodeficiency syndrome，AIDS） 49

霍乱（cholera） 106

## J

季节性（seasonal） 5

棘球蚴病（echinococcosis） 203

计算机断层扫描（computerized tomography，CT） 9

甲型肝炎病毒（hepatitis A virus，HAV） 22

## K

恐水症（hydrophobia） 45

狂犬病（rabies） 45

## L

莱姆病（Lyme disease，LD） 157

流行性（epidemicity） 5

流行性斑疹伤寒（epidemic typhus） 141

流行性感冒（influenza） 62

流行性脑脊髓膜炎（epidemic cerebrospinal meningitis） 112

流行性腮腺炎（epidemic mumps） 78

流行性乙型脑炎（epidemic encephalitis B） 32

## M

麻疹（measles） 69

麻疹黏膜斑（koplik spots） 70

酶联免疫吸附试验（enzyme linked immunosorbent assay，ELISA） 9

免疫复合物（immune complex，IC） 39

## N

囊尾蚴病（cysticercosis） 198

疟疾（malaria） 167

## P

帕氏线（Pastia's line） 123

泡型棘球蚴病（alveolar echinococcosis） 206

## Q

前驱期（prodromal period） 6

潜伏期（incubation period） 6

侵袭力（invasiveness） 2

## R

人免疫缺陷病毒（human immunodeficiency virus，HIV） 49

日本血吸虫病（schistosomiasis japonica） 173

肉毒中毒（botulism） 103

## S

伤寒（typhoid fever） 87

肾综合征出血热（hemorrhagic fever with renal syndrome，HFRS） 38

虱传斑疹伤寒（louse-borne typhus） 141

手足口病（hand-foot-mouth disease，HFMD） 82

输血传播病毒（transfusion transmitted virus，TTV） 22

数量（quantity） 3

水痘（chickenpox） 74

## T

特异性免疫（specific immunity） 3

## W

戊型肝炎病毒（hepatitis E virus，HEV） 22

## X

细菌性痢疾（bacillary dysentery） 94

细菌性食物中毒（bacterial food poisoning） 100

细粒棘球蚴病（echinococcosis granulosa） 203

消毒（disinfection） 15

猩红热（scarlet fever） 122

## Y

严重急性呼吸综合征（severe acute respiratory syndrome，SARS） 56

恙虫病（tsutsugamushi disease） 146

乙型肝炎病毒（hepatitis B virus，HBV） 22

易感者（susceptible person） 4

疫源地消毒（disinfection of epidemic focus） 15

预防性消毒（preventive disinfection） 15

**Z**

再燃（recrudescence） 6

症状明显期（period of apparent manifestation） 6

中东呼吸综合征（Middle East respiratory syndrome，MERS） 61

主动免疫（active immunization） 11

# 主要参考文献

1. 李兰娟，任红. 传染病学. 8 版. 北京：人民卫生出版社，2013
2. 吴光煜. 传染病护理学. 3 版. 北京：北京大学医学出版社，2014.
3. 陈瑞领. 传染病护理学. 西安：第四军医大学出版社，2015.
4. 徐小元，段钟平. 传染病学. 4 版. 北京：北京大学医学出版社，2015.
5. 李金成，蒋乐龙. 传染病学. 2 版. 北京：北京大学医学出版社，2016.
6. 尤黎明，吴瑛. 内科护理学. 6 版. 北京：人民卫生出版社，2017.
7. 李六亿，邵丽丽. 医院隔离技术规范. 中华医院院感学杂志，2009，19（13）：1612-1616.